现代肿瘤诊疗新进展

XIANDAI ZHONGLIU ZHENLIAO XINJINZHAN

主 编 王 磊 张 坤 董亮亮 贾晓鹏 胡志萍

科学技术文献出版社
SCIENTIFIC AND TECHNICAL DOCUMENTATION PRESS
·北 京·

图书在版编目（CIP）数据

现代肿瘤诊疗新进展 / 王磊等主编. — 北京 : 科学技术文献出版社, 2018.5
ISBN 978-7-5189-4417-0

Ⅰ. ①现… Ⅱ. ①王… Ⅲ. ①肿瘤—诊疗 Ⅳ. ①R73

中国版本图书馆CIP数据核字(2018)第098991号

现代肿瘤诊疗新进展

策划编辑：曹沧晔　责任编辑：曹沧晔　责任校对：赵　瑗　责任出版：张志平

出 版 者　科学技术文献出版社
地　　址　北京市复兴路15号　邮编 100038
编 务 部　(010) 58882938，58882087（传真）
发 行 部　(010) 58882868，58882874（传真）
邮 购 部　(010) 58882873
官方网址　www.stdp.com.cn
发 行 者　科学技术文献出版社发行　全国各地新华书店经销
印 刷 者　济南大地图文快印有限公司
版　　次　2018年5月第1版　2018年5月第1次印刷
开　　本　880 × 1230　1/16
字　　数　382千
印　　张　12
书　　号　ISBN 978-7-5189-4417-0
定　　价　148.00元

前　言

近年来，随着人们对健康的愈加关注以及许多关于肿瘤诊治的新理论、新知识的不断涌现，使肿瘤临床诊疗与创新的发展愈加迅速。我们工作在临床一线的广大医务人员急需更多地了解和掌握有关肿瘤诊治的新理论、新观点、新技巧，以便更加出色地完成肿瘤疾病相关的医疗工作。为此，我们组织编写了此书，希望能对广大同仁有所帮助。

本书详细介绍了肿瘤的分子生物学基础、与肿瘤发生有关的各种因素、肿瘤临床诊断与标志物检查以及肿瘤的综合治疗，还以人体各部位肿瘤为顺序，重点介绍了常见肿瘤的病因、病理、诊断及治疗等。本书是编者们结合自身专业特长及多年丰富的临床经验，并参考了大量相关文献共同撰写的，全书内容涵盖广泛，条理清晰，具有科学性、实用性、综合性等特点，适用于肿瘤科及相关科室的医务人员参考和学习。

本书的参编者有参与临床实践多年的专家，也有参与肿瘤疾病诊疗的后起之秀，他们均为本书的最后出版付出了巨大的心血，在此表示感谢。由于篇幅有限、时间仓促，书中难免有不妥之处，敬请广大读者批评指正。

编　者

2018 年 3 月

目　录

第一章

肿瘤总论

肿瘤病因学研究引起肿瘤的始动因素，肿瘤发病学则研究肿瘤的发病机制与肿瘤发生的条件。要治愈肿瘤和预防肿瘤的发生，关键问题是查明肿瘤的病因及其发病机制。关于肿瘤的病因学和发病学，多年来进行了广泛的研究，虽然至今尚未完全阐明，但近年来由于分子生物学的迅速发展，特别是对癌基因和肿瘤抑制基因的研究，已经初步揭示了某些肿瘤的病因与发病机制，如 Burkitt's 淋巴瘤和人类 T 细胞白血病/淋巴瘤等。目前的研究表明，肿瘤从本质上说是基因病。引起遗传物质 DNA 损害（突变）的各种环境的与遗传的致癌因子可能以协同的或者序贯的方式，激活癌基因和（或）灭活肿瘤的抑制基因，使细胞发生转化（transformation）。被转化的细胞可先呈多克隆性增生，经过一个漫长的多阶段的演进过程（progression），其中一个克隆可相对无限制地扩增，通过附加突变，选择性地形成具有不同特点的亚克隆（异质性），从而获得浸润和转移的能力（恶性转化），形成恶性肿瘤。图 1－1 示肿瘤的病因和发病机制模式。

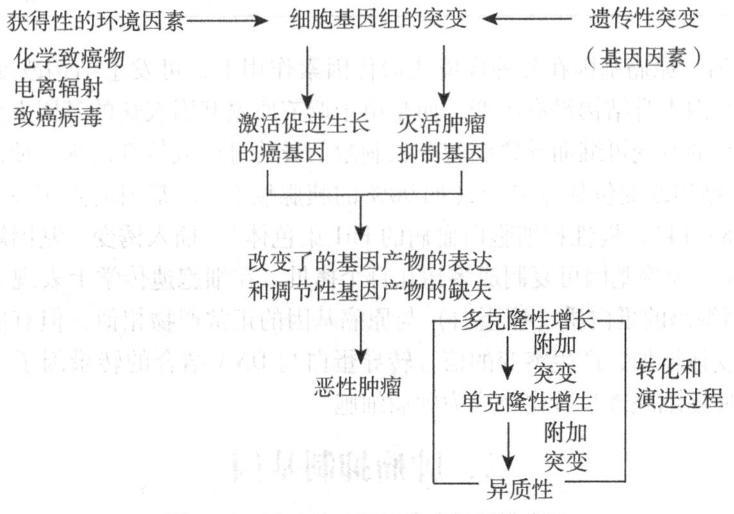

图 1－1　肿瘤的病因和发病机制模式图

第一节　分子生物学基础

一、癌基因

1. 原癌基因、癌基因及其产物　现代分子生物学的重大成就之一是发现了原癌基因（proto－oncogene）和原癌基因具有转化成致癌的癌基因（oncogene）的能力。Bishop 和 Varmus 因为在这方面的贡献而获得了 1989 年的诺贝尔奖。

癌基因首先是在反转录病毒（RNA 病毒）中发现的。含有病毒癌基因的反转录病毒能在动物体内迅速诱发肿瘤并能在体外转化细胞。后来在正常细胞的 DNA 中也发现了与病毒癌基因几乎完全相同的

DNA 序列，被称为细胞癌基因，如 ras、myc 等。由于细胞癌基因在正常细胞中以非激活的形式存在，故又称为原癌基因。原癌基因可以由于多种因素的作用使其结构发生改变，而被激活成为癌基因。

原癌基因编码的蛋白质大多是对正常细胞生长十分重要的细胞生长因子和生长因子受体，如血小板衍生生长因子（PDGF）、纤维母细胞生长因子（FGF）、表皮细胞生长因子受体（EGFR）、重要的信号转导蛋白质（如酪氨酸激酶、丝氨酶－苏氨酸激酶等）及核调节蛋白（如转录激活蛋白）等。表 1－1 示常见的癌基因及其产物。

表 1－1　几种常见的癌基因及其激活方式和相关的人类肿瘤

编码的蛋白质	原癌基因	激活机制	相关人类肿瘤
生长因子			
PDGF－β 链	sis	过度表达	星形细胞瘤，骨肉瘤
FGF	csf－1，int－2	过度表达	胃癌，膀胱癌，乳腺癌
生长因子受体			
EGF 受体	erb－B1	扩增	胶质瘤
EGF 样受体	neu（erb－B2）	扩增	乳腺癌，卵巢癌，肾癌
信号转导蛋白			
GTP－结合蛋白	ras	点突变	多种人体肿瘤，包括肺、结肠、胰、血液系统肿瘤
酪氨酸激酶	abl	易位	慢性粒细胞性白血病，急性淋巴细胞性白血病
核调节蛋白			
转录激活蛋白	myc	易位	Burkitt's 淋巴瘤
	N－myc	扩增	神经母细胞瘤，小细胞肺癌
线粒体蛋白	bcl－2	易位	滤泡性 B－细胞淋巴瘤

2. 原癌基因的激活　原癌基因在各种环境或遗传因素作用下，可发生结构改变（突变）而变为癌基因；也可以是原癌基因本身结构没有改变，而是由于调节原癌基因表达的基因发生改变使原癌基因过度表达。以上基因水平的改变可继而导致细胞生长刺激信号的过度或持续出现，使细胞发生转化。引起原癌基因突变的 DNA 结构改变包括点突变（如 90% 的胰腺癌有 ras 基因的点突变）、染色体易位［如 Burkitt's 淋巴瘤的 t（8；14），慢性粒细胞白血病的 Ph1 染色体］、插入诱变、基因缺失和基因扩增（如神经母细胞瘤的 N－myc 原癌基因可复制成多达几百个拷贝，在细胞遗传学上表现为染色体出现双微小体和均染区）。癌基因编码的蛋白质（癌蛋白）与原癌基因的正常产物相似，但有质或量的不同。通过生长因子或生长因子受体增加、产生突变的信号转导蛋白与 DNA 结合的转录因子等机制，癌蛋白调节其靶细胞的代谢，促使该细胞逐步转化，成为肿瘤细胞。

二、肿瘤抑制基因

与原癌基因编码的蛋白质促进细胞生长相反，在正常情况下存在于细胞内的另一类基因——肿瘤抑制基因的产物能抑制细胞的生长。若其功能丧失则可能促进细胞的恶性转化。由此看来，肿瘤的发生可能是癌基因的激活与肿瘤抑制基因的失活共同作用的结果。目前了解最多的两种肿瘤抑制基因是 Rb 基因和 p53 基因。它们的产物都是以转录调节因子的方式控制细胞生长的核蛋白。其他肿瘤抑制基因还有神经纤维瘤病－1 基因、结肠腺瘤性息肉基因、结肠癌丢失基因和 Wilms 瘤等。

1. Rb 基因　Rb 基因是随着对一种少见的儿童肿瘤——视网膜母细胞瘤的研究而最早发现的一种肿瘤抑制基因。Rb 基因的纯合子性的丢失见于所有的视网膜母细胞瘤及部分骨肉瘤、乳腺癌和小细胞肺癌等。Rb 基因定位于染色体 13q14，编码一种核结合蛋白质（p105－Rb）。它在细胞核中以活化的脱磷酸化和失活的磷酸化的形式存在。活化的 Rb 蛋白对于细胞从 G_0/G_1 期进入 S 期有抑制作用。当细胞受到刺激开始分裂时，Rb 蛋白被磷酸化失活，使细胞进入 S 期。当细胞分裂成两个子细胞时，失活的（磷酸化的）Rb 蛋白通过脱磷酸化再生使子细胞处于 G_1 期或 G_0 期的静止状态。如果由于点突变或

13q14 的丢失而使 Rb 基因失活，则 Rb 蛋白的表达就会出现异常，细胞就可能持续地处于增殖期，并可能由此恶变。

2. p53 基因　p53 基因定位于 17 号染色体。正常的 P53 蛋白（野生型）存在于核内，在脱磷酸化时活化，有阻碍细胞进入细胞周期的作用。在部分结肠癌、肺癌、乳腺癌和胰腺癌等均发现有 p53 基因的点突变或丢失，从而引起异常的 P53 蛋白表达，而丧失其生长抑制功能，从而导致细胞增生和恶变。近来还发现某些 DNA 病毒，如 HPV 和 SV－40，其致癌作用是通过它们的癌蛋白与活化的 Rb 蛋白或 P53 蛋白结合并中和其生长抑制功能而实现的。

三、多步癌变的分子基础

恶性肿瘤的发生是一个长期的、多因素造成的分阶段的过程，这已由流行病学、遗传学和化学致癌的动物模式所证明。近年来的分子遗传学研究从癌基因和肿瘤抑制基因的角度为此提供了更加有力的证明。单个基因的改变不能造成细胞的完全恶性转化，而是需要多基因的改变，包括几个癌基因的激活和两个或更多肿瘤抑制基因的丧失。以结肠癌的发生为例，在从结肠上皮过度增生到结肠癌的演进过程中，关键性的步骤是癌基因及肿瘤抑制基因的丧失或突变。这些阶梯性积累起来的不同基因分子水平的改变，可以在形态学的改变上反映出来（图 1－2）。

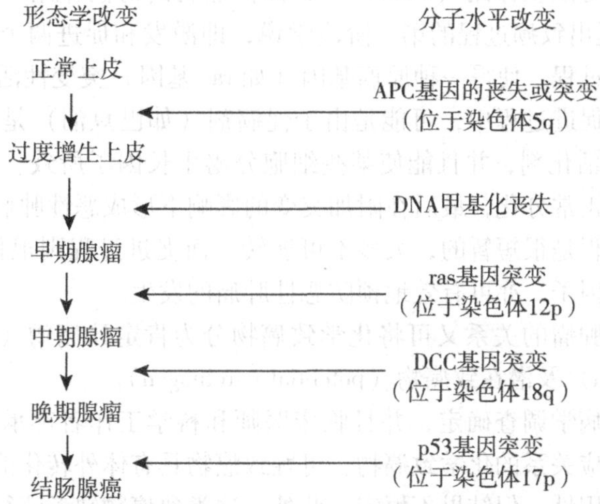

图 1－2　结直肠癌通过上皮增生－腺瘤－癌的阶梯性演进的分子生物学和形态学改变的关系

（王　磊）

第二节　外源性致癌因素

一、化学致癌因素

最早观察到化学因素与人类肿瘤的关系可以追溯到 1775 年，Percivall Pott 发现童年时当过烟囱清扫工的男性患阴囊癌的比率增高，提示职业暴露可能与某种特定类型肿瘤的发病有关。1875 年，Volkman 和 Bell 观察到长期与液状石蜡和焦油接触的工人易患皮肤癌；此外，德国的科学家 Rehn 报道接触苯胺的工人易发生泌尿道膀胱肿瘤。这些早期的观察结果促使研究人员通过进行化学诱导癌发生的动物实验来验证各种化学物质的致癌性。1915 年 Yamagiwa 和 Ichikawa 反复用煤焦油涂擦兔耳成功地诱发了皮肤癌，后来研究证实煤焦油中的致癌物为多环芳烃。

随着现代工业的迅速发展，新的化学物质与日俱增。目前认为凡能引起人或动物肿瘤形成的化学物质，称为化学致癌物（chemical carcinogen）。近几年，通过肿瘤流行病学与病因学研究证实，对动物有致癌作用的化学物质已达 2 000 余种，其中有些可能和人类肿瘤的形成有关。

（一）化学致癌物的分类

根据化学致癌物的作用方式可将其分为直接致癌物、间接致癌物、促癌物三大类。

所谓直接致癌物，是指这类化学物质进入体内后能与体内细胞直接作用，不需代谢就能诱导正常细胞癌变的化学致癌物。这类化学致癌物的致癌力较强、致癌作用快速，常用于体外细胞的恶性转化研究，如各种致癌性烷化剂、亚硝酸胺类致癌物等。

所谓间接致癌物，是指这类化学物质进入体内后须经体内微粒体混合功能氧化酶活化，变成化学性质活泼的形式方具有致癌作用的化学致癌物。这类化学致癌物广泛存在于外环境，常见的有致癌性多环芳烃、芳香胺类、亚硝胺及黄曲霉毒素等。根据间接致癌物代谢活化的程度，一般将未经代谢活化的、不活泼的间接致癌物，称为前致癌物（precarcinogen）；经过体内代谢转变为化学性质活泼、寿命极短的致癌物称为近致癌物（proximate carcinogen）；近致癌物进一步转变成带正电荷的亲电子物质，称为终致癌物（ultimate carcinogen）。终致癌物与DNA、RNA、蛋白质等生物大分子共价结合而导致它们的损伤，从而引起细胞癌变。

促癌物又称为肿瘤促进剂（tumor promoting agent）。促癌物单独作用于机体内无致癌作用，但它能促进其他致癌物诱发肿瘤形成。常见的促癌物有巴豆油（佛波醇二酯）、糖精及苯巴比妥等。

致癌物引发初始变化称为激发作用（initiation），而促癌物的协同作用称为促进作用（promotion）。据此，Berenblum（1942）提出致癌过程的第二阶段学说，即激发和促进两个过程。现在认为激发过程是由致癌物引起的不可逆的过程，使得一种原癌基因（如ras基因）突变性活化，这种突变可遗传给子代细胞。目前研究表明，在促进过程中，可能是由于促癌剂（如巴豆油）是细胞内信号转导通道的关键性成分——蛋白激酶C的活化剂，并且能使某些细胞分泌生长因子所致。因此促进作用能促使突变的细胞克隆性生长，抑制其正常分化，最后在附加突变的影响下形成恶性肿瘤。此学说对预防恶性肿瘤具有现实意义，因为激发过程是很短暂的，大多不可逆转，而促进过程则很长，一般需10～20年。因此，如能减少环境中的促癌因子，亦可有效地预防恶性肿瘤的发生。

根据化学致癌物与人类肿瘤的关系又可将化学致癌物分为肯定致癌物（defined carcinogen）、可疑致癌物（suspected carcinogen）及潜在致癌物（potential carcinogen）。

肯定致癌物是指经流行病学调查确定，并且临床医师和科学工作者都承认其对人和动物有致癌作用，且致癌作用具有剂量反应关系的化学致癌物；可疑致癌物具有体外转化能力，而且接触时间与癌症发病率相关，动物致癌实验阳性，但结果不恒定；此外，这类致癌物缺乏流行病学方面的证据；潜在致癌物一般在动物实验中可获某些阳性结果，但在人群中尚无资料证明对人具有致癌性（表1－2）。

表1－2　与人类肿瘤有关的部分致癌物

肯定致癌物	可疑致癌物	潜在致癌物
砷及砷化物	丙烯腈	氯仿
联苯胺	碱性品红	DDT（双对氯苯基三氯乙烷）
苯	黄曲霉毒素	亚硝基脲
石棉	二甲基硫酸盐	镉及镉化合物
铬及铬的化合物	镍及某些镍化合物	四氯化碳
2－萘胺	氮芥	二甲基肼
氯乙烯	铍及铍化合物	钴、硒、铅、汞
4－氨基联苯	非那西丁	肼

根据致癌物是否引起基因序列的改变分为遗传毒性致癌物（genotoxic carcinogen）和非遗传毒性致癌物（non－genotoxic carcinogen）。遗传毒性致癌物是指具有使DNA核酸序列编码信息发生改变的化学物质。遗传毒性致癌物能够引起癌基因的活化或者抑癌基因的功能丢失导致肿瘤发生。非遗传毒性致癌物不引起DNA序列的改变，可能通过修饰组蛋白、干扰DNA甲基化、染色质重塑等表观遗传学机制引起细胞癌变，或者通过促进细胞有丝分裂，影响细胞周期等机制促进肿瘤的发生。

（二）化学致癌物的代谢

大部分化学致癌物是间接致癌物，通过口腔、呼吸道、皮肤和药物注射等途径进入体内，然后经过代谢分布到各种组织中，被体内的酶催化转换为直接致癌物。肝脏含有丰富的细胞色素 P450 酶系统，能将间接致癌物活化成为强效的亲电子物质，成为直接致癌物。同时机体内还存在谷胱甘肽、N-乙酰转移酶等能结合并灭活致癌物的酶系统，能通过生物转化将致癌物质变成无毒的亲水代谢产物排出体外。酶的作用是相对的，一些酶能活化某种致癌物，也能够灭活另一种致癌物，这主要取决于致癌物的化学结构。一般情况下，机体能够及时灭活吸收进体内和代谢产生的致癌物，保持致癌物代谢的相对平衡。但由于环境污染加重，生活饮食方式改变，人们在日常生活中接触致癌物的机会明显增多，多种致癌物进入机体后产生的累积作用和协同作用，以及进入机体的致癌物剂量超出机体代谢转化能力等各种因素导致肿瘤的发病率上升。

（三）常见的化学致癌物

1. 亚硝胺类　亚硝胺（nitrosamine）是近 30 年最受人注意的致癌物质之一，致癌谱很广。亚硝胺类化合物可分为亚硝酸胺和亚硝胺两类。亚硝酸胺为直接致癌物，如甲基亚硝基脲、甲基硝基亚硝基胍，这些物质的物理性质不稳定，体外试验可使细胞恶性转化，体内实验可诱发动物多种器官的肿瘤，亚硝胺类为间接致癌物，需经体内代谢后才具有致癌性。亚硝胺类又可分为脂肪族和环状亚硝胺。较常见的脂肪族亚硝胺有二甲基亚硝胺、二乙基亚硝胺等；环状亚硝胺有亚硝基哌嗪、亚硝基吗啉等。我国河南林县的流行病学调查表明，该地食管癌发病率很高与食物中的亚硝胺高含量有关。亚硝胺在体内经过羟化作用而活化，形成有很强反应性的烷化碳离子而致癌。

亚硝胺类化合物在环境中存在的方式有两个显著的特征：一是广泛存在于空气、水、香烟烟雾、熏烤肉类、咸鱼、油煎食品、酸菜中；二是环境中存在很多可以合成致癌性亚硝胺的前身物质。这些物质如亚硝酸盐、硝酸盐、二级胺等普遍存在于肉类、蔬菜、谷物、烟草、酒类及鱼类中。亚硝胺前身物质在酸性环境中易于合成亚硝胺。人的胃液 pH 为 1.3～3.0，是亚硝胺合成的理想场所。人类接触亚硝基化合物是不可避免的。亚硝胺能通过烷化 DNA 诱发突变，也能活化许多原癌基因导致癌变。

2. 真菌毒素　目前已知的真菌毒素有 200 余种，相当一部分是致癌的，称为致癌性真菌毒素，常见的有黄曲霉毒素、杂色曲毒素、灰黄霉素等。同一真菌毒素可由一种或数种真菌产生，一种真菌也可产生数种真菌毒素。真菌毒素主要诱发肝癌、肾癌，亦可诱发皮肤癌、骨癌、直肠癌、乳腺癌、卵巢癌、淋巴肉瘤等。

黄曲霉毒素（aflatoxins）是一类结构类似、致癌性极强的化合物，其毒性为氰化钾的 10 倍，为砒霜的 68 倍，其基本结构中都含有二呋喃环。黄曲霉毒素有 10 多种，毒性和致癌性最强的代表化合物为黄曲霉毒素 B_1，据估计其致癌强度比奶油黄大 900 倍，比二甲基亚硝胺大 75 倍，而且化学性质很稳定，不易被加热分解，煮熟后食入仍有活性。黄曲霉毒素进入体内可形成环氧化合物，然后再水解，最终与 DNA 等大分子结合诱发肿瘤。

我国和南非肝癌高发区的调查都显示黄曲霉毒素 B_1 在食物中的污染水平与肝癌的发病率有关。但这些地区同时也是乙型肝炎病毒（HBV）感染的高发区。在 HBV 感染与黄曲霉毒素 B_1 污染之间的关系方面，分子生物学的研究表明，黄曲霉毒素 B_1 的致突变作用使肿瘤抑制基因 p53 发生点突变而失去活性，而 HBV 感染所致的肝细胞慢性损伤和由此引起的肝细胞持续再生为黄曲霉毒素 B_1 的致突变作用提供了有利的条件。因此 HBV 感染与黄曲霉毒素 B_1 的协同作用是我国肝癌高发地区的主要致癌因素。此外，也已证明，在我国食管癌高发地区居民食用的酸菜中分离出的白地真菌，其培养物有促癌或致癌作用。

3. 多环芳烃类　多环芳烃化合物（polycyclic aromatic hydrocarbon）是一类含苯环的化学致癌物，又名多环碳氢化合物。这类化合物可形成三环、四环或五环的结构，致癌作用强，小剂量应用就能引起局部组织细胞的恶变。例如，3，4-苯并芘（BaP）、1，2，5，6-双苯并芘、甲基胆蒽（3-MC）、二甲基胆蒽（9，10-DMBA）等都是具有强致癌作用的多环芳烃类致癌物。这些化学物质广泛存在于外环境中，主要来源于工业废气、汽车废气及家庭烟道气等，烧烤肉、鱼食品中，以及烟草燃烧后的烟雾中也有含量较高的多环芳烃。石油及其衍生物燃烧后的分解产物也含有稠环芳烃类化合物。此类致癌物主要诱发肺癌和皮肤癌。

4. 芳香胺和偶氮染料类　芳香胺（aromatic amine）及偶氮染料（azo dye）是一类含有苯环与氮原子的化学致癌物，主要存在于各种着色剂、除草剂、防氧化剂、人工合成染料中，如β－萘胺、联苯胺、品红、苋莱红、奶油黄等化合物均是印染工业的基本原料，可导致膀胱癌、肝癌等。另外，烟草燃烧后的烟雾中也含芳香胺。

早就有人发现从事染料工业的工人易患膀胱癌，后经流行病学研究与动物试验证实苯胺染料工人容易发生膀胱癌的原因可能是长期接触染料中的2－萘胺所致。

芳香胺类化合物在动物体内常在远隔部位诱发癌瘤（肝、膀胱、乳腺或结肠等部位），2－乙酰氨基芴（AAF）及其有关化合物引起大鼠肝癌时，其代谢过程主要在肝内进行。芳香胺类变成直接致癌物依赖两类酶的激活，产生的N－羟基－乙酰氨基芴硫酸酯（或乙酯），有强烈致癌性。此类活性酯与鸟嘌呤C－8连接，使该两链区变性或框移突变。

偶氮染料分子结构中含有可致癌的偶氮基（—N═N—）。这类化合物的代表者是奶油黄（butter yellow），氯乙烯的代谢物氧化氯乙烯可引发大鼠或小鼠肝血管肉瘤。

5. 苯类　苯的致白血病作用比较肯定。自1908年首例报道苯致急性白血病以来，至1974年至少有150例相同报道。国内至1982年文献共报道苯中毒白血病6例。早年文献报道制鞋、凹版印刷和喷漆工中白血病发病率高于一般人群近20倍。1974年土耳其调查制鞋工人中苯接触者急性白血病的发病率为13/10万，较一般人群高2～3倍。40例因苯致白血病的类型包括急性粒细胞白血病（15例）、红白血病（7例）、白血病前期（7例）、急性淋巴细胞白血病（4例）、急性单核细胞白血病和急性粒单核细胞白血病（4例）、慢性粒细胞白血病（2例）、急性早幼粒细胞白血病及不能分类白血病各1例，未见慢性淋巴细胞白血病。苯致急性白血病以急性粒细胞白血病和红白血病为主。

6. 其他化学致癌物

（1）有致癌性的药物、农药：某些抗癌药物对人类的致癌作用也已证明。例如，氮芥、环磷酰胺可诱发膀胱癌；白消安可致肺癌和乳腺癌，氯霉素、环磷酰胺、沙可来新、氨甲蝶呤等可诱发白血病，非那西丁可诱发肾盂癌。

致癌药物中最主要的一类为具有烷化作用的抗癌药，在理论上烷化作用能够引起基因及染色体突变。因使用该药物而导致第二种癌症，最常见的是白血病后的膀胱癌。

农药应用日益广泛，其致癌性问题已被引起注意。狄氏剂（Dieldrin）、艾氏剂（Aldrin）、毒杀芬（Toxaphene）、灭蚊灵（Mirex）等有机氯杀虫剂对动物有致癌作用。

（2）内源性致癌物：是指人和动物体内某些具有致癌性的正常成分或代谢产物，这些化合物在结构上多与外源性致癌物相类似。雌激素、肾上腺皮质激素还参与或促进AAF等致癌物的致癌作用。色氨酸的一些代谢产物，如3－羟－犬尿酸原、3－羟－2－氨基苯甲酸、3－羟－2－氨基苯乙酮等可能作为内源性致癌物。研究发现给雄性小鼠注射雌激素可诱发乳腺癌及其他靶组织的肿瘤。

（3）植物致癌成分

1）双稠吡咯啶生物碱：此类物质经分子内电荷重排，形成一个游离基，即正碳离子或类似的亲电剂，呈强致癌性。

2）苏铁素：在肠道被啮齿动物肠道细菌丛的酶水解，释放出的非糖部分甲基偶氮氧甲醇，此化合物可使DNA烷化，其烷化性质和二甲基亚硝胺十分相似。

3）黄樟素：其结构已明确能在大鼠、小鼠肝内可形成最终致癌代谢物。

（4）微量元素及其他：铬（Cr）、镍（Ni）、砷（As）、镉（Cd）、铍（Be）、钼（Mo）、铅（Pb）、汞（Hg）等对人类有致癌作用。铁负荷过大的人易患肝癌，而明显缺乏者对致癌物的敏感性增加。

（5）石棉：石棉暴露可导致肺癌和间皮瘤发生。动物实验各种石棉注入胸膜腔几乎全部发生间皮瘤。不仅石棉作业人员，甚至石棉工业附近的居民也会发生间皮瘤。据调查吸烟与石棉在肺癌发生中有协同作用。肺癌死亡率在石棉作业人员比一般居民高 5 ~7 倍；吸烟者比不吸烟者高 7.84 倍；接触石棉并吸烟者比不接触石棉也不吸烟者高 92 倍之多。

（四）化学致癌物的鉴定

随着科学技术的发展，越来越多的新型化学物质被人工合成，并应用到日常生活的方方面面，如何灵敏、快速、准确地评价新化合物对人体的致癌性十分迫切。目前化学致癌物鉴定的方法包括体外致突变筛选、体内致癌性鉴定和人群流行病学调查三种方式。目前有 100 多种体外致突变筛选方法，其基本原理是通过在体外检测化学物质作用后的前核细菌或者真核细胞 DNA 是否出现突变，来判断该化学物质的致癌性。Ames 试验利用沙门氏菌作为研究对象，是经典的致突变筛选方法，能检测出 70% ~90% 的已知化学致癌物。DNA 损伤诱导基因或 DNA 加合物检测技术、单细胞凝胶电泳（single cell gel electrophoresis，SCGE）技术是新发展的快速体外致突变筛选方法。然而体外筛选方法存在假阴性，无法筛选出非遗传毒性致癌物，而且体外培养的细胞不能真实反映其在体内的生物活性，因此，化学致癌物的鉴定必须进行动物体内致癌试验。一般的动物体内致癌试验至少需要 2 年时间，甚至 5 ~7 年，如果试验组动物肿瘤的发病率比对照组高 10% 以上，则认为该化学物质具有致癌性。由于普通的动物致癌试验耗时长，费用高，目前国外开始应用转移基因小鼠模型，通过转基因技术使小鼠对致癌物的敏感性增强，能够快速评价致癌物在动物体内的致癌能力。然而动物致癌试验的结论不能直接套用在人身上。人群流行病学调查是化学物致癌鉴定方法的重要组成部分，有很多已知致癌物是通过人群流行病学调查发现的。人群流行病学调查一般采用回顾性调查，而且很多肿瘤的发生是环境中多种致癌物质共同作用的结果，很难对具体某一种化学物质的致癌性进行客观评价，这些是人群流行病学调查存在的不足。可见，要对某种化学物质的致癌性进行鉴定，需要结合不同层次的鉴定方法，尽量做到灵敏、准确、快速，才能够满足现实的需要，并对肿瘤的防治起到指导作用。

二、物理致癌因素

物理致癌因素主要包括电离辐射和紫外线两种，其致癌效应的潜伏期很长。要揭示其对肿瘤发生率的影响，需收集大量受作用人群的流行病学资料，进行终生观察，有时甚至观察几代才有结果。物理因素可以使各种组织、体细胞对外源性和内源性致癌因子和辅助致癌因子的敏感性发生变化而致癌，也可以损伤遗传细胞在后代引起肿瘤。另外，异物、慢性炎性刺激和创伤亦可能与促癌有关。

1. 电离辐射　电离辐射是最主要的物理性致癌因素，主要包括以短波和高频为特征的电磁波的辐射，以及电子、质子、中子、α 粒子等的辐射。大量事实证明，长期接触镭、铀、氡、钴、锶等放射性核素可引起不同的恶性肿瘤。辐射能使染色体断裂、易位和发生点突变，因而激活癌基因或者灭活肿瘤抑制基因。由于与辐射有关的肿瘤的潜伏期较长，因此肿瘤最终可能当辐射所损伤的细胞的后代又受到其他环境因素（如化学致癌剂、病毒等）所致的附加突变之后，才会出现。

电离辐射对生物靶损伤的机制主要是产生电离，形成自由基。自由基的性质非常活泼，可以破坏正常分子结构而使生物靶受伤。DNA 是电离辐射的重要生物靶，电离辐射对 DNA 的损伤主要是单链断裂及碱基结构改变。电离辐射引起的 DNA 断裂，在细胞水平以染色体断裂形式表现出来，表现为多种染色体畸变方式，如重复、缺失、倒位、易位等。染色体畸变的形成直接影响结构基因在基因组内的正常排列，或造成基因片段的丢失或重排，甚至可能改变基因的调控机制。

目前日常生活中常用的手机、电脑等产生的电磁波是否对人体具有致癌性已经引起广泛关注，目前对手机辐射能否引起脑部肿瘤的研究结果不尽一致，还存在争议。另外，随着医疗技术的进步，X 线、CT、介入手术、放疗等医疗性放射线对患者和医疗工作者的致癌风险也值得重视。

与辐射有关的肿瘤包括以下几种。

（1）皮肤癌：放射性皮肤恶性肿瘤的临床特征均发生在受照部位。早期放射工作者在尚未懂得防护的情况下经常暴露在 X 线照射范围中，引起皮肤暴露处癌变，病变多见于手部，尤以手指为多。这多为放射工作者慢性放射损伤的结果。临床特征为局部皮肤萎缩变薄、粗糙、疣状增生、角质突起，或反复破裂形成溃疡，经久不愈。潜伏期较长，平均 20 ~29 年。捷克铀矿工人中由于 α 辐射体剂量达到

1～2Gy，矿工面部原发性皮肤基底细胞癌增多。

（2）白血病：受照人群中白血病的发病率随造血细胞受照剂量增加而增加，剂量愈大，潜伏期愈短，尤其与骨髓受照剂量有关，范围是3～4Gy。国际放射防护委员会估计，成年人群全身照射每年1cGy，则将在10万人口中诱发2例白血病和2例其他恶性肿瘤。此外，发生率还与受照年龄、性别有关，20岁以下与35～49岁者发生率高，男性略高于女性。

（3）甲状腺癌：甲状腺不论经内照射或外照射，接受0.2Gy照射量均可能导致肿瘤，病理学为滤泡性腺癌，而甲状腺髓样癌在受照对象中发生率未见增加。受照女性的甲状腺癌发生率较男性者为高。年龄在5岁以下者较其他年龄组有更高的危险性。成年人的发生率仅是儿童的一半。

（4）肺癌：辐射诱发肺癌可由外照射或内照射引起。辐射导致肺癌的资料主要来自日本广岛、长崎的原子弹爆炸幸存者，接受X线照射治疗的强直性脊髓炎患者，以及接受氡照射的铀矿工的流行病学调查。在气管、支气管和肺剂量达到1Gy时14年后可检出肺癌。

（5）乳腺癌：在辐射所致乳腺癌中激素起着重要作用，其发生率与剂量呈线性关系。育龄妇女对辐射的敏感性最高，40岁以上敏感性差。受照者多在15～20年后发生乳腺癌。

（6）骨肿瘤：在低LET即γ射线或X线辐射的情况下，如日本原子弹爆炸的幸存者中，其辐射剂量达4Gy未见骨肿瘤。在医疗照射大剂量情况下，如用X线治疗强直性脊柱炎的患者可致骨肿瘤，但未发现剂量与反应之间的关系。内照射如α辐射体的^{224}Ra和^{226}Ra引起的骨肉瘤与剂量有线性关系。

（7）多发性骨髓瘤和淋巴瘤：1990年美国电离辐射生物效应委员会的报告中收集了日本原子弹爆炸幸存者的资料（≤100cGy）、X线治疗后患者的随访资料、放射工作者及有内照射影响的工人等的各国资料，共发现50例多发性骨髓瘤，发生率有所增加。淋巴瘤死亡率的增加仅发现在美国1920—1930年从事放射工作的人员，因当时防护条件较差，接受辐射剂量较高。当今美国和中国的X线工作者中均未见淋巴瘤发病率增加。

（8）其他肿瘤：在X线治疗头癣的儿童中调查2 215例，随访25年，估计照射脑部剂量达1.4Gy者，出现8例肿瘤（恶性3例），对照组1 413例无1例脑肿瘤。国内徐秀凤对300例X线治疗头癣患者调查，模拟计算脑部的吸收剂量为64.5～281.5cGy，发现颅内肿瘤2例。

2. 紫外线　紫外线对人和动物的皮肤有致癌作用。研究发现紫外线的平均年照射量和皮肤癌发病率相关，紫外线照射的时间长短和频率是其致癌性的重要因素。流行病学调查显示，受紫外线照射后皮肤基底细胞癌发病率为正常对照组的10倍，还有研究发现皮肤基底细胞癌和鳞状细胞癌的发病率与地球纬度有关，居住在赤道较近人群的发病率明显高于距赤道较远人群，提示皮肤癌与紫外线照射强度相关。紫外线与黑色素瘤也有关系，有资料认为白人的黑素细胞受紫外线作用而易致恶变，而黑人的黑色皮肤保护了黑素细胞，使其免受紫外线照射，因而可减少其发病。另外，有多个流行病学调查研究证实日常的紫外线照射防护能够明显降低皮肤癌发病率，从反面证实紫外线是皮肤癌的重要致癌因素。

紫外线（ultraviolet，UV）包括三种不同的波段：UVA（320～400nm）、UVB（280～320nm）和UVC（200～280nm），通过大气层到达地球表面90%～99%是UVA，1%～10%是UVB。UVB能直接引起DNA断裂、交联，UVA主要通过产生氧化物间接损伤DNA，虽然照射皮肤的紫外线主要是UVA，但UVB的致癌能力是UVA的1 000～10 000倍。紫外线照射导致DNA形成环丁烷嘧啶二聚体（cyclobutane pyrimidine dimmer，CPD）和6－4光产物（6－4 photoproduct）。正常情况下，机体能够通过光修复（photoreactivation）和核苷酸切除修复（nucleotide excision repair）机制修复这两种DNA损伤，部分不能及时修复损伤的细胞则出现生长停滞或者凋亡，阻止细胞癌变。着色性干皮病患者由于缺乏切除嘧啶二聚体的修复酶类，从而无法有效地清除这种二聚体，导致基因结构改变、DNA复制错误，很容易患皮肤肿瘤。

研究发现UVA能够激活细胞MAPK信号传导通路，引起AP－1转录和COX－2表达增加，认为紫外线可能通过此途径促进皮肤肿瘤的发生。动物实验发现紫外线照射能够抑制皮肤迟发型超敏反应，诱导调节性T细胞和IL－10的产生，抑制机体的免疫功能，这可能是导致皮肤肿瘤发生的原因之一。

3. 热辐射　克什米尔人冬季习惯用怀炉取暖，有时在腹部引起“怀炉癌”；我国西北地区居民冬季烧火取暖，有时臀部皮肤发生癌变形成所谓“炕癌”。这些说明长期的热辐射可能有一定的促癌作用。在烧伤瘢痕的基础上易发生“马乔林溃疡”，有人在烧伤瘢痕中发现了化学致癌物。

三、致瘤性病毒

病毒在肿瘤病因学方面的作用已有90多年的研究历史。尽管病毒与人类恶性肿瘤的病因学关系仍未完全阐明，但有实验证据表明某些病毒确实与人类某些恶性肿瘤有关。1908年Ellermann和Bang首先证明白血病鸡的无细胞滤液可于健康鸡中诱发白血病，为病毒致癌的实验性研究奠定了基础。随后1911年，Rous将患有肉瘤的鸡除去肿瘤细胞的肿瘤滤液进行移植实验，也成功地诱发健康鸡发生肉瘤。1933年Shope将病毒所致的野兔乳头状瘤进行皮下移植实验，发生浸润性鳞癌；随后1934年Luck'e观察到可以通过冻干的无细胞提取物传播蛙肾癌；1936年Bittner首次证明含有致瘤病毒的乳汁可将鼠乳腺癌传给子代。到20世纪50年代，科学家已发现鼠白血病是由病毒引起的，20世纪60年代初在电子显微镜下证实了这种病毒的形态。1962年Burkitt发现病毒可以引起淋巴瘤。1964年Epstein和Barr在Burkitt's淋巴瘤细胞培养液中发现该病毒，命名为EB病毒（EBV），后证实该病毒与鼻咽癌密切相关，这是最早发现的与人肿瘤存在明显病因学关系的病毒。20世纪以来随着分子生物学的蓬勃发展，病毒瘤基因相继被克隆，功能被阐明。在此基础上，从信号转导与细胞周期的角度进一步探索致瘤病毒导致肿瘤发生的分子机制，已获得了环境因素如何与宿主基因相互作用的一些实验依据，这些进展极大地丰富了人们对病毒致瘤分子机制的认识。

肿瘤病毒是指能引起机体发生肿瘤，或使细胞恶性转化的一类病毒。肿瘤病毒与宿主细胞的相互作用引起细胞恶性转化，关键在于有致癌作用的病毒基因与细胞DNA发生整合（integration），这样，病毒基因就成为细胞DNA的一个组成部分，可干扰宿主细胞分化、分裂和生长的控制，从而导致恶性转化。

1. 致瘤性病毒分类　根据所含核酸类型分致瘤性RNA病毒和致瘤性DNA病毒两大类与人类相关的致瘤性病毒（表1-3）。

表1-3　致瘤性病毒分类主要特征

致瘤性RNA病毒	致瘤性DNA病毒
既有病毒增殖，又可转化细胞	只有转化细胞作用，无病毒增殖（EBV除外）
转化细胞效果很高，有时一个病毒分子即可转化	转化效果很差，可能需要10~100个病毒分子才能转化
有反转录酶存在	无反转录酶存在
有包膜	不一定有包膜

与动物或人类肿瘤有关的致瘤性DNA病毒有五大类：乳多空病毒类、腺病毒类、疱疹病毒类、乙型肝炎病毒类及痘病毒类。致瘤性DNA病毒的共同特征为：病毒的致癌作用发生在病毒进入细胞后复制的早期阶段，相关的瘤基因多整合到宿主细胞DNA上。此外，DNA病毒一般没有细胞内同源物，其编码的蛋白质主要为核蛋白，直接调节细胞周期，并与抑癌基因相互作用，从而使细胞周期紊乱。

与禽类、哺乳类动物和人类肿瘤有关的致瘤性RNA病毒主要是反转录病毒。由于病毒类型的不同，它们是通过转导（transduction）或插入突变（insertional mutagenesis）这两种机制将其遗传物质整合到宿主细胞DNA中，并使宿主细胞分生转化的。①急性转化病毒：这类病毒含有从细胞的原癌基因转导的病毒癌基因，如src、abl、myc等，这些病毒感染细胞后，将以其病毒RNA为模板通过反转录酶合成的DNA片段整合（integration）到宿主的DNA链中并表达，导致细胞的转化；②慢性转化病毒：这类病毒（如鼠乳腺癌病毒）本身并不含有癌基因，但是有促进基因，当感染宿主细胞后促进基因也可由于反转录酶的作用而插入到宿主细胞DNA链中的原癌基因附近，引起正常的或突变的原癌基因激活并且过度表达，使宿主细胞转化。

2. 致瘤性病毒感染宿主细胞的方式与细胞转化　病毒感染细胞后，细胞的表现或是死亡，或是增殖，病毒的遗传基因可存在于增殖细胞之中。病毒是分子生物，病毒影响细胞的生命活动，细胞被感染后病毒的变化有两种。

（1）增殖性感染（productive infection）或裂解性感染（lytic infection）：病毒能在细胞中繁殖复制，导致细胞裂解、死亡，这种细胞称为允许性细胞（permissive cell）。在增殖性感染中，全部病毒复制所需的基因充分表达。但病毒繁殖引起细胞裂解死亡，病毒失去寄生场所。

（2）非增殖性感染（non - productive infection）或顿挫性感染（abortive infection）：病毒在细胞内完全不能复制，或复制率很低。宿主感染后，细胞可存活，病毒复制在细胞周期的某阶段，并非所有病毒基因均能表达，实质是病毒使细胞发生遗传性改变，这种细胞称为非允许性细胞（non - permissive cell）。病毒核酸整合于细胞核酸中，使细胞发生细胞遗传信息改变即发生转化。

3. 常见致瘤性病毒举例　人类肿瘤的15% ~20%与病毒有关，对于有些肿瘤如肝癌、宫颈癌等，病毒感染则是主要原因。与人类肿瘤发病相关的致瘤性DNA和RNA病毒主要有EB病毒、乙型肝炎病毒（HBV）、丙型肝炎病毒（HCV）、人乳头状瘤病毒、人类T细胞白血病病毒（HTLV）等，它们分别与鼻咽癌、Burkitt's淋巴瘤、肝癌、宫颈癌、人类T细胞白血病和成人T细胞性白血病有关。

（1）EBV与鼻咽癌（NPC）及Burkitt's淋巴瘤的关系：EBV属于疱疹病毒（herpes virus），与多种人类肿瘤相关，如Burkitt's淋巴瘤、霍奇金病（Hodgkin病）、非霍奇金淋巴瘤、原发性中枢神经系统淋巴瘤、移植后淋巴增生性紊乱淋巴瘤、致死性X性连锁淋巴细胞增生综合征、鼻咽T/NK细胞淋巴瘤、鼻咽癌、淋巴上皮样癌、胃腺癌、肺癌、乳腺癌、大肠癌等。其中关系最明确的是鼻咽癌（NPC）和Burkitt's淋巴瘤。新近研究发现在胸腺瘤、胆管癌、平滑肌瘤、肝肉瘤中也可以检测出EBV。

EBV一般在幼年感染人群，人群中90%以上的个体都有EBV感染史。在被它感染的宿主血清中可检查出多种特异性的EBV相关抗体，包括病毒壳抗原（VCA）、膜抗原（MA）、早期抗原（EA）、核抗原（EBNA）等的抗体。EBV基因组在潜伏感染状态时编码11种蛋白产物，其中潜伏膜蛋白（LMP1）被认为是病毒的致瘤蛋白。

最早发现的EBV血清流行病与NPC相关的证据是Old等1966年发现在NPC患者血清存在抗EBV的沉淀抗体。目前VCA - IgA、EA - IgA尤其具有临床诊断意义。NPC标本中有EBV - DNA的存在和抗原的表达，抗原EBNA1、LMP1的表达证明EBV与NPC关系密切。

在NPC中，EBNA1是维持潜伏状态所必需，LMP1在体外能使上皮细胞分化障碍，并发生明显的形态学变化。LMP1基因转染PHEK - 1细胞（一种非致癌的、角化的、永生的上皮细胞），使其由原来的扁平、多角形转变成束梭形、多层生长的细胞。LMP1可能在鼻咽上皮癌变早期起重要作用，使其分化成熟障碍，在其他因素共同作用下，最终导致鼻咽上皮细胞形成肿瘤。

Burkitt's淋巴瘤是一种B细胞性的肿瘤，流行于非洲东部和散发于世界各地。在流行地区，所有患者的瘤细胞都携带EBV的基因组成分并且出现特异的染色体易位t（8；14）。EBV对B细胞有很强的亲和性，能使受染的B细胞发生多克隆性的增生。在正常的个体这种增生是可以控制的，受染者没有症状或者临床表现为自限性的传染性单核细胞增生症。而在非洲流行区，由于疟疾或其他感染损害了患者的免疫功能，受染B细胞仍持续增生。在此基础上如再发生附加的突变［如t（8；14）］，则后者使C - myc激活，导致进一步的生长控制丧失，并在其他附加基因损伤的影响下，最终导致单克隆性的肿瘤出现。

（2）肝炎病毒与原发性肝癌：乙型肝炎病毒（HBV）属于嗜肝DNA病毒科。完整的HBV称DANE颗粒，与人类原发性肝细胞癌的发生有密切的关系。首先，流行病学调查表明人群中HBV的感染率与原发性肝细胞癌的发生率呈平行关系，75% ~80%的原发性肝细胞癌是由肝炎病毒持续性感染引起的，其中50% ~55%归因于HBV感染。肝癌（HCC）患者血清HbsAg阳性率高于正常人；台湾前瞻性流行病学调查结果得出，HbsAg阳性者患HCC的危险性是阴性者的217倍；HbsAg阳性者50%以上死于肝硬化或肝癌，HbsAg阴性人群中肝硬化和肝癌的发生率仅为2%。

肝癌发生率与HBV的基因型和HBV的DNA拷贝数密切相关。HBV包括8种基因型，亚洲地区的HBV主要为B、C型，研究表明C型HBV更容易诱发肝癌，而在西方国家D型比A型更容易诱发肝癌。HBeAg和HBsAg双阳性人群比单纯HBsAg阳性人群患肝癌的风险增加6倍，血清HBV的DNA拷

贝数大于 10^5 个/mL 是肝癌发生的独立危险因素。

从临床情况看，肝癌多从慢性乙型肝炎、肝硬化演变而来。从病理资料看，肝癌大多并发大结节性肝硬化，在我国这种肝硬化多由 HBV 感染所致。在 HBV 血清指标阴性的 HCC 患者肝组织及肝癌细胞株中都可检测到整合的 HBV DNA。近来研究发现 HBV 编码的 X 基因具有一定的转化细胞的功能，动物致癌实验证明其能引起实验性肝癌。用 HBV 疫苗预防乙型肝炎的发生，有可能降低和控制肝癌的发病。

从致癌机制看，目前认为 HBV 诱发肝癌是一个涉及多种因子、多步骤协同作用的过程。感染 HBV 后，HBV 基因整合进肝细胞基因组是诱发癌变的第一步，如 HBV 基因能够整合到 C－myc 癌基因和端粒酶、反转录酶基因等。HBV 基因随机整合到肝细胞基因组，有可能导致肝细胞癌基因的激活、抑癌基因的丢失和细胞周期调控基因的突变。慢性 HBV 感染导致持续的肝脏慢性炎症，肝细胞坏死、再生和肝脏纤维化，在这个过程中，肝细胞基因的突变逐渐累积，最终导致肿瘤的发生。

丙型肝炎病毒（HCV）也与肝癌发生密切相关，HCV 是单链 RNA 病毒，与 HBV 不同，HCV 感染人体后不整合到肝细胞基因组中，主要通过引起机体慢性免疫反应，间接损伤肝细胞。HCV 核心蛋白能够作用于多条细胞生长的信号转导途径，影响细胞增殖调控，在致癌过程中发挥重要作用。全球 25%～30% 的原发性肝细胞癌可归因于 HCV 感染，在日本，高达 70% HCC 由 HCV 感染引起。

（3）人乳头状瘤病毒与宫颈癌：人乳头状瘤病毒（human papillomavirus，HPV）是属于乳多空病毒科的乳头瘤空泡病毒 A 属，是球形 DNA 病毒，能引起人体皮肤黏膜的鳞状上皮增殖。目前已分离出 130 多种亚型，不同的型别引起不同的临床表现。其中皮肤低危型与人类异常疣、尖锐湿疣、传染性软疣等良性肿瘤的形成有关，黏膜低危型与生殖器、肛门、口咽部、食管黏膜感染有关。大约有十几种 HPV 类型，被称为“高风险”的类型，因为它们可以导致子宫颈癌，以及肛门癌、外阴癌、阴道癌、阴茎癌，尤其是 HPV16 和 HPV18，大约 99.7% 的宫颈癌患者存在这两种亚型的感染。在超过 90% 的宫颈癌组织中可检测到这两型 HPV 核酸的同源序列，而且可以检测到 HPV 编码的 E6 和 E7 基因转录产物，现认为 E6 和 E7 是 HPV 的原癌基因。

临床研究表明重组人乳头瘤病毒四价疫苗（6、11、16、18 型）肌内注射能引起机体产生很强的获得性免疫反应，最近一项关于该疫苗的安全性和有效性评价的临床试验表明：此疫苗几乎可以 100% 地预防 HPV6、11、16、18 型 4 种 HPV 引起的持续性感染、宫颈癌前病变和外生殖器病变，2006 年美国疾病预防控制中心推荐 11～26 岁女性接种 HPV 四联疫苗，以预防宫颈癌和其他 HPV 相关疾病。

（4）HTLV 与人类 T 细胞白血病：目前已知的与人肿瘤相关的反转录病毒有人类 T 细胞白血病病毒（HTLV）和成人 T 细胞白血病病毒（ATLV）。ATLV 与 HTLV 有序列上的同源性，属于同一家族，归入Ⅰ型 HTLV，是与人类肿瘤发生密切相关的一种 RNA 病毒，与主要流行于日本和加勒比地区的 T 细胞白血病/淋巴瘤有关。HTLV－1 病毒与 AIDS 病毒一样，转化的靶细胞是 $CD4^+$ 的 T 细胞亚群（辅助 T 细胞）。HTLV－1 在人类是通过性交、血液制品和哺乳传播的。受染人群发生白血病的概率为 1%，潜伏期为 20～30 年。HTLV 的基因组结构为典型的反转录病毒基因组结构，保留完整的结构基因，本身不携带癌基因，但编码两个反式调节蛋白 Tax 及 Rex，Tax 基因可在转基因鼠中诱发多发性间质肿瘤。

综上所述，致瘤性病毒感染肯定与某些人类肿瘤发病有关，但是单独病毒感染尚不足以引起肿瘤，还需要其他一些因素参与，如细胞类型特异的丝裂原刺激、免疫抑制及遗传因素等，还包括某些化学因素的协同作用。

除了病毒之外，某些细菌引起的慢性炎症也可导致肿瘤的发生，如幽门螺杆菌是癌前病变（萎缩性胃炎、肠上皮化生）的重要病因和促成因素，与胃腺癌和胃黏膜相关淋巴瘤（MALT 淋巴瘤）的发生、发展有密切关系。某些寄生虫也可以引起人类肿瘤，如华支睾吸虫与肝癌、麝猫后睾吸虫与胆囊癌、埃及裂体吸虫与膀胱癌等。

（王　磊）

第三节　肿瘤发生的机体因素

肿瘤发生和发展是一个十分复杂的问题，除了外界致癌因素的作用外，机体的内在因素也起着重要作用，后者包括宿主对肿瘤的反应，以及肿瘤对宿主的影响。这些内在因素是复杂的，许多问题至今尚未明了，还有待进一步研究。机体的内在因素可分为以下几方面。

一、遗传与肿瘤

肿瘤流行病学、肿瘤临床统计学资料提示，肿瘤的发生与宿主遗传因素有一定关系。例如，在中国人中，广东人的鼻咽癌发生率最高。在新加坡的中国人、马来西亚人和印度人，其鼻咽癌的发病率之比为13.3 ：3.2 ：0.4；又如日本人患松果体癌的概率比其他国家人群高11～12倍，提示肿瘤的发生与遗传背景相关。胃癌、膀胱癌、肝癌、男性乳腺癌、白血病和霍奇金病等均有家族聚集现象，法国报告一家系中连续五代24个女性成员中有10人患乳腺癌。遗传性肿瘤综合征（hereditary cancer syndrome）家族中常有多个成员早年就患有肿瘤，存在成对的器官同时发生肿瘤，或者同一个体出现多种原发肿瘤的特点。

近年来，根据一些高癌家族系谱的分析，遗传因素与肿瘤发生的关系有以下几种不同情况。

1. 呈常染色体显性遗传的肿瘤　如视网膜母细胞瘤、肾母细胞瘤、肾上腺或神经节的神经母细胞瘤等。一些癌前疾病，如结肠多发性腺瘤性息肉症、神经纤维瘤病等本身不是恶性肿瘤，但恶变率极高，有100%的结肠家族性多发性腺瘤性息肉病的病例在50岁以前发生恶变，成为多发性结肠腺癌。这些肿瘤和癌前疾病都属单基因遗传，以常染色体显性遗传的规律出现。其特点为早年（儿童期）发病，肿瘤呈多发性，常累及双侧器官。

2. 呈常染色体隐性遗传的遗传综合征　如患Bloom综合征（先天性毛细血管扩张性红斑及生长发育障碍）时易发生白血病及其他恶性肿瘤；毛细血管扩张性共济失调患者多发生急性白血病和淋巴瘤；着色性干皮病患者经紫外光照射后易患皮肤基底细胞癌、鳞状细胞癌或黑色素瘤。这些肿瘤易感性高的人常伴有某种遗传缺陷，如免疫缺陷、染色体缺陷和内切酶等的缺陷。

3. 遗传因素与环境因素在肿瘤发生中起协同作用　环境因素更为重要，决定这类肿瘤的遗传因素是属于多基因的。目前发现不少常见肿瘤有家族史，如乳腺癌、胃肠癌、食管癌、肝癌、鼻咽癌、白血病、子宫内膜癌、前列腺癌、黑色素瘤等。

总的说来，不同的肿瘤可能有不同遗传传递方式，真正直接遗传的只是少数不常见的肿瘤。遗传因素在大多数肿瘤发生中的作用是对致癌因子的易感性或倾向性。Kundson（1974）提出二次突变假说（two hit hypothesis）来解释遗传性损害在肿瘤发生中作用。以现代分子生物学的术语来描述这一假说是：以视网膜母细胞瘤为例，Rb基因定位于染色体13q14，只有两条同源染色体上的Rb等位基因都被灭活，即需经两次突变后，才能使肿瘤发生。在家族性视网膜母细胞瘤患儿基因组中已经存在一个从父母得到的有缺陷的Rb基因拷贝，另一个Rb基因拷贝正常（杂合型），因而只要再有一次体细胞突变，即可形成肿瘤（纯合型）。这种家族性视网膜母细胞瘤的患儿年龄小，双侧发病的较多。而在散发性的视网膜母细胞瘤的患儿，由于其两个正常的Rb等位基因都要通过体细胞突变而失活才能发病，故出现这种病例的可能性只有家族性的万分之一，而且发病较晚，多为单侧。

近年来，单核苷酸多态性（single nucleotide polymorphism，SNP）与肿瘤关系的研究进展，让遗传和肿瘤的关系更加清晰。在正常人群中基因组存在多样性，当基因组DNA一个位点上有两个可互相替换的碱基出现的频率均大于1/100时，该位点即称为单核苷酸多态性位点。SNP位点具有高密度和高保守的特点，能够比以往的遗传标记提供更多的遗传信息和更准确的基因定位。通过分析基因组中不同SNP位点与肿瘤易感性的关系，能够定位肿瘤易感基因，确定患某肿瘤的高危人群，这将有助于阐明肿瘤发生的分子机制，使肿瘤的预防更有针对性，甚至实现肿瘤的个体化预防。

二、免疫与肿瘤

肿瘤恶性转化是由于遗传基因的改变引起的。有些异常基因表达的蛋白可引起免疫系统的反应，从而使机体能消灭这些“非己”的转化细胞。如果没有这种免疫监视机制，则肿瘤的发生要比实际上出现的多得多。关于肿瘤免疫的研究不仅对肿瘤的发生有重要的意义，而且为肿瘤的免疫治疗指出了方向。

1. 肿瘤抗原　引起机体免疫反应的肿瘤抗原可分为两类：①只存在于肿瘤细胞而不存在于正常细胞的肿瘤特异性抗原；②存在于肿瘤细胞和某些正常细胞的肿瘤相关抗原。

尽管在肿瘤特异性抗原的研究上花费了大量的时间和精力，企图寻找某种肿瘤的特异性抗原。但是现已在化学致癌的动物模型中发现，肿瘤特异性抗原是个体独特的，即不同个体中同一种致癌物诱发的同一组织学类型的肿瘤有不同的特异性抗原。因此用检测某种肿瘤特异性抗原来诊断或用某抗体来治疗某些肿瘤的可能性在目前尚不存在。肿瘤特异性抗原的个体独特性的原因是，癌变时癌基因发生突变的随机性引起异常蛋白的随机出现，因而无法产生特定的针对某一类肿瘤的抗原。

肿瘤相关抗原在肿瘤中的表达，推测与遗传因素的改变有关。它们又可分为两类：肿瘤胚胎抗原和肿瘤分化抗原。前者在正常情况下出现在发育中的胚胎组织而不见于成熟组织，但可见于癌变组织。例如，在胚胎肝细胞和肝细胞性肝癌中出现的甲胎蛋白，以及在胚胎组织和结肠癌中出现的癌胚抗原。后者是指肿瘤细胞具有的与分化程度有关的某些抗原。例如，前列腺特异抗原见于正常前列腺上皮和前列腺癌细胞。肿瘤相关抗原在有关肿瘤的诊断上是有用的标记，也可用此制备抗体，用于肿瘤的免疫治疗。

2. 抗肿瘤的免疫效应机制　肿瘤免疫反应以细胞免疫为主，体液免疫为辅。参加细胞免疫的效应细胞主要有细胞毒性 T 细胞（CTL）、自然杀伤细胞（NK）和巨噬细胞。CTL 被白细胞介素 -2（IL-2）激活后可以通过其 T 细胞受体识别瘤细胞上的人类主要组织相容性复合体（major histocompatibility complex，MHC）Ⅰ型分子而释放某些溶解酶将瘤细胞杀灭。CTL 的保护作用在对抗病毒所致的肿瘤（如 EBV 引起的 Burkitt's 淋巴瘤和 HPV 导致的肿瘤）时特别明显。NK 细胞是不需要预先致敏的，其能杀伤肿瘤细胞的淋巴细胞。由 IL-2 激活后，NK 细胞可以溶解多种人体肿瘤细胞，其中有些并不引起 T 细胞的免疫反应，因此 NK 细胞是抗肿瘤免疫的第一线的抵抗力量。NK 细胞识别靶细胞的机制可能是通过 NK 细胞受体和抗体介导的细胞毒作用（antibody-dependent cellular cytotoxicity，ADCC）。巨噬细胞在抗肿瘤反应中是与 T 细胞协同作用的，T 细胞产生的 α-干扰素可激活巨噬细胞，而巨噬细胞产生的肿瘤坏死因子（TNF-α）和活性氧化代谢产物在溶解瘤细胞中起主要作用。此外巨噬细胞的 Fc 受体还可与肿瘤细胞表面的 IgG 结合，通过 ADCC 杀伤肿瘤细胞。体液免疫参加抗肿瘤反应的机制主要是激活补体和介导 NK 细胞参加的 ADCC。

3. 免疫监视　免疫监视机制在抗肿瘤中作用中最有力的证据是，在免疫缺陷病患者和接受免疫抑制治疗的患者中，恶性肿瘤的发病率明显增加。先天性免疫缺陷病（如 X-性联无 γ 球蛋白血症）的患者有 5% 发生恶性肿瘤，这比对照组高出 200 倍。在器官移植的受者和 AIDS 患者中发生淋巴瘤的可能也大大增加。恶性肿瘤患者随着病程的发展和病情恶化常伴有免疫功能普遍下降，这在晚期患者尤为突出。相反，有些肿瘤，如神经母细胞瘤、恶性黑色素瘤和绒毛膜上皮癌等肿瘤患者，由于机体免疫功能增高，肿瘤可自发消退。但大多数恶性肿瘤乃发生于免疫功能正常的人群，这些肿瘤能逃脱免疫系统的监视并破坏机体的免疫系统，其机制还不甚清楚。

三、年龄与肿瘤

肿瘤和年龄的关系密切，儿童、青年和成人的肿瘤谱存在着明显的区别。儿童较多见母细胞瘤，如肾母细胞瘤、肝母细胞瘤、神经母细胞瘤、视网膜母细胞瘤；还多见来自间叶组织的肉瘤，尤其是快速生长的间叶组织（淋巴造血组织等）的肿瘤，如急性粒细胞白血病、急性淋巴细胞白血病、淋巴瘤等。青年除多见淋巴造血组织肿瘤外，骨和软组织的恶性肿瘤也甚常见，如骨肉瘤、纤维肉瘤、横纹肌肉瘤等。成人则多发生上皮来源的癌。

造成上述差别的原因尚不清楚，可能包括多方面的因素，如组织的分化与成熟程度、致癌物质的作用环节、剂量效应关系和宿主反应性、随年龄增长的物质代谢差异、激素水平及特殊刺激物质的作用等。

一般随着年龄的增长，癌的发生率上升，原因可能包括以下几个方面：①致癌刺激物引起细胞损伤、转化、恶变和肿瘤形成需要有一个较长的发展过程，可能青年时代接受致癌物刺激，但到老年才出现癌症；②老年人免疫力降低，对突变细胞的免疫监视作用减弱，以致癌的发生率增高；③随着人类平均年龄增长，肿瘤的相对发病率也增高，老年人中癌症也更多见到。

四、性别与肿瘤

除了性器官及与性激素有密切关系的器官（如乳房、前列腺）的肿瘤外，女性肿瘤的发病率为男性的40%～70%。就肿瘤类别而言，女性的胆管、甲状腺肿瘤较为常见，而男性多见肺、鼻咽、胃肠道肿瘤。除了不同性激素可以影响不同性器官的肿瘤发生外，主要可能与男女性染色体的不同和某一性别较多地接受某种致癌因子的作用有关，另外，工作和生活环境的不同及某些癌前病变也可能参与这种差异的形成。

性器官（卵巢、子宫、睾丸）和与性激素密切相关的器官（如乳房、前列腺）是性激素的靶器官，这些器官的细胞上都有特异的性激素受体，导致所谓激素依赖性肿瘤的发生。职业和工作环境污染对肿瘤在男女性别上的不同发病率也有影响。一般来说，男性从事某些职业及接触工作环境的污染机会比较多，因而某些肿瘤在男性中的发病率比较高。例如，染料工厂中接触大量苯胺所导致的膀胱癌，接触氯乙烯导致的肝血管肉瘤，石棉工人中的间皮瘤，硅沉着病患者并发肺癌和放射线工作者中多见的手部皮肤癌等都多见于从事这类工作又未注意防护的男性。另外，女性中胆管结石和慢性炎症较为多见，作为一种癌前病变，导致胆管肿瘤的发病率增高。

五、肥胖症与肿瘤

体重指数（body mass index，BMI）在25～30kg/m^2 为超重，大于30kg/m^2 为肥胖症。世界卫生组织（WHO）2005年报告全球约有4亿人患有肥胖症，预计2015年将达到7亿人。肥胖症与糖尿病、原发性高血压、心脑血管疾病关系密切，已经成为影响人类健康的全球化问题。研究认为肥胖增加患乳腺癌、子宫内膜癌、食管癌、结肠癌、肾癌、前列腺癌的风险，这可能与脂肪组织影响体内类固醇激素、胰岛素代谢，释放生长因子和炎症因子等因素有关。也有研究认为是由于脂肪组织能够储存二噁英(dioxin)、有机氯杀虫剂等多种脂溶性致癌物质，逐渐积蓄的致癌物在脂肪水解或脂肪细胞凋亡时，从脂肪组织释放出来，达到足以致癌的浓度，导致细胞出现恶变。体重明显下降，脂肪水解过多将使释放到外周的致癌物质浓度更高。虽然目前已有不少流行病学和实验数据证明肥胖症与多种肿瘤有密切关系，但具体的致癌机制还不十分清楚。

六、炎症与肿瘤

在150多年前，Rudolph Virchow发现肿瘤组织中浸润有炎症细胞，并且肿瘤容易发生在有慢性炎症的部位，开始揭开炎症与肿瘤之间关系的神秘面纱。炎症是机体对内、外源性损伤因子的一种生理性防御反应，涉及多种炎症细胞和炎症因子。炎症与肿瘤存在联系已经成为一种共识，这是基于来源于流行病学、分子生物学和转基因动物实验多方面的证据：炎性疾病增加膀胱癌、宫颈癌、胃癌、肠癌等肿瘤发生的风险；非甾体类消炎药物能够降低患结肠癌、乳腺癌的风险和死亡率；大多数肿瘤组织中存在炎症细胞、趋化因子、细胞因子；针对炎症细胞、炎症介质和因子（TNF－α、IL－1β、COX－2）、炎症相关转录因子（NF－κB、STAT3）的治疗措施能够降低肿瘤的发病率，减缓肿瘤的扩散。

炎症是肿瘤微环境中的一个关键组分。最近的研究进一步揭示了炎症和肿瘤之间在分子和细胞水平是相互联系的两种途径。内源性途径：不同种类的原癌基因的激活促进炎症相关因子的表达和炎性环境的形成。外源性途径：炎性状态促进肿瘤转移，炎症介导肿瘤转移过程中的关键因素包括转录因子、细胞因子、趋化因子和白细胞浸润。但是炎症能否直接导致肿瘤发生？炎症是否是肿瘤发生发展过程中的必然因素？这些问题还有待进一步的研究来解答。

七、种族和地理因素

某些肿瘤在不同种族或地区中的发生率有相当大的差别，如欧美国家的乳腺癌年死亡率是日本的4～5倍，而日本的胃癌年死亡率比美国高7倍。在我国广东、四川和香港，新加坡等地的广东人中，鼻咽癌相当常见而且发病年龄较轻。这说明肿瘤与种族有一定的关系。但是也有移民材料说明移居美国的华侨和日侨中，胃癌的发生率在第3代已有明显的下降。因此，地理和生活习惯可能也起到一定的作用。

总之，机体从各个方面影响肿瘤的生成，肿瘤的发生是各种因素综合作用的结果。

（王 磊）

第四节 肿瘤干细胞学说

虽然对各种致癌因素的研究日益深入，不少致癌因素引起基因改变的机制已经了解得比较清楚，然而在各种致癌因素作用下，发生改变的基因是如何促使正常细胞最终形成肿瘤呢？近年来提出的肿瘤干细胞学说让我们对肿瘤病因有了一个全新的认识角度。

肿瘤干细胞学说认为肿瘤细胞中有一群具有干细胞特征的细胞群，能够自我更新和分化为普通的肿瘤细胞，是维持肿瘤生长和肿瘤复发转移的根源。1994年John Dick等首次证实白血病干细胞的存在。2003年Al－Hajj等鉴定$ESA^{+}CD44^{+}CD24^{-/low}Lin^{-}$乳腺癌干细胞，首次证明实体肿瘤中干细胞的存在。目前研究表明肿瘤干细胞存在于白血病、乳腺癌、黑色素瘤、骨肉瘤、软骨肉瘤、前列腺癌、卵巢癌、胃癌、神经系统肿瘤、结肠癌、肝癌等多种肿瘤中。

肿瘤干细胞具有如下几个重要特征：①肿瘤干细胞能够通过不对称分裂进行自我更新和分化，形成和肿瘤干细胞来源肿瘤特征相似的异质性肿瘤；②肿瘤干细胞在肿瘤组织中所占的比例小，一般仅占0.2%～5%，但具有很强的成瘤能力，只需要100～1 000个肿瘤干细胞就能在NOD/SCID小鼠体内成瘤；③肿瘤干细胞表达特定的表面标记，如急性髓性白血病（AML）干细胞表面标记为$CD34^{+}CD38^{-}Thy^{-}Lin^{-}$，乳腺癌干细胞表面标记为$ESA^{+}CD44^{+}CD24^{-/low}Lin^{-}$；④对化疗药物耐药，对放疗不敏感。

关于肿瘤干细胞的来源有不同的观点。第一种观点认为肿瘤干细胞来源于正常组织干细胞，正常干细胞由于基因突变导致自我更新和分化的调节失控，转化为肿瘤干细胞。第二种观点认为肿瘤干细胞是由正常的体细胞突变后获得自我更新能力而来。最近的研究将肿瘤干细胞干细胞样特征的获得同上皮细胞间质样转化（EMT）过程联系在一起。EMT是胚胎发育过程中的关键程序，在肿瘤的侵袭和转移过程中，这一程序通常被激活，并且与肿瘤的抗凋亡、远处播散等特性也有关。虽然对于肿瘤干细胞的起源问题尚无定论，但肿瘤干细胞这一概念的提出已经为肿瘤病因学研究提供了一个新的内容，同时也为肿瘤的治疗策略提供了一种新的选择。

综上所述，随着分子生物学的发展，近年来对于肿瘤的病因与发病机制的研究有了很大的进展。但是肿瘤的发生发展非常复杂，目前了解的只是一小部分，还有许多未知的领域。但以下几点是迄今比较肯定的：①肿瘤从遗传学上的角度上来说是一种基因病。②肿瘤的形成是瘤细胞单克隆性扩增的结果。③环境的和遗传的致癌因素引起细胞遗传物质（DNA）改变的主要靶基因是原癌基因和肿瘤抑制基因。原癌基因的激活和（或）肿瘤抑制基因的失活可导致细胞的恶性转化。④肿瘤的发生不只是单个基因突变的结果，而是一个长期的、分阶段的、多种基因突变积累的过程。⑤机体的免疫监视体系在防止肿瘤发生上起重要作用，当免疫监视功能受到不同因素的影响而削弱时便为肿瘤的发生提供了条件。

（王 磊）

第二章

肿瘤临床诊断与标志物检查

第一节　肿瘤临床诊断

疾病的正确诊断是临床医师应用医学基础知识和临床实践经验才智，综合多学科知识技能的分析过程，是几个世纪发展起来的技能。肿瘤的临床诊断和其他疾病的诊断相似，即包括询问病史、体格检查、常规化验和特殊检查（包括影像学、免疫学、内镜和病理等）。肿瘤的临床正确诊断，尤其是早期诊断，是施行合理治疗和治疗成功的基础，首诊医生负有重大责任。肿瘤的临床表现多种多样，临床医师要熟悉不同类型肿瘤的临床症状，尤其是早期症状，还应熟悉各种辅助诊断方法的内容及其应用的特点。在诊断过程中要与相应医技科室医师密切配合，才能尽早作出正确诊断。

一、询问病史

一切疾病的诊断必须从询问病史入手，肿瘤的诊断也一样，对于前来就诊的患者，临床医师必须首先认真、细致地询问病史，注意倾听患者主诉及其回答病史询问的要点。采集全面准确的病史是正确诊断的重要依据之一。根据病者诉述的病史、起病原因和病程发展情况进行分析、归纳、判断，以便有目的地进行全面而有重点的体格检查及其他特殊检查。综合病史和临床有关检查项目，做出正确的诊断。在询问病史时应注意下述几方面。

（一）肿瘤的临床表现

患者因肿瘤发生的部位和性质不同，其临床表现多种多样，归纳如下。

1. 局部表现　如下所述。

（1）肿块：此为肿瘤患者常见的主诉，患者常常由于自己摸到或发现身体某部有肿块就诊。肿块可发生于身体的任何部位，位于或邻近体表者，如皮肤、软组织、乳房、睾丸、肢体、口腔、鼻腔、肛管、直肠下段均可扪及。有时可在颌下、锁骨上、腋窝、腹股沟处扪及转移淋巴结。内脏肿瘤较大时也可扪及。

（2）肿瘤引起的阻塞症状：多见于呼吸道、消化道患者，如喉癌、舌根癌引起呼吸困难；肺癌完全或部分阻塞支气管引起肺不张和各种呼吸道症状；食管癌引起吞咽噎感、吞咽疼痛、吞咽困难；胃窦癌引起幽门梗阻，患者发生恶心、呕吐、胃胀痛；肠肿瘤阻塞肠腔时，引起肠梗阻症状（腹痛、腹胀、恶心、呕吐、肠鸣音亢进，甚至不能排便、排气）。

（3）肿瘤引起的压迫症状：纵隔肿瘤，如恶性淋巴瘤、胸腺瘤、畸胎瘤或纵隔转移癌压迫上腔静脉时，出现头、面、颈、上胸壁肿胀，胸壁静脉怒张，呼吸困难，发绀等症状；甲状腺癌压迫气管、食管、喉返神经时，可引起呼吸困难，吞咽困难，声嘶；腹膜后原发或继发肿瘤压迫双侧输尿管时，可导致尿少、无尿和尿毒症；前列腺癌压迫尿道口时，引起尿频、尿痛、排尿困难和尿潴留。

（4）肿瘤破坏所在器官结构和功能：骨恶性肿瘤破坏骨，导致邻近关节功能障碍，甚至引起病理性骨折，使患肢功能丧失；脑肿瘤压迫破坏患处脑组织功能，引起相应的定位症状（抽搐、偏瘫、失语等）与颅内压增高症状（头痛、呕吐、视力障碍）；肺癌、胃肠道癌、膀胱癌等破坏所在器官，患者发生咯血、呕血、便血、血尿。

（5）疼痛：亦为患者就诊时常见的主诉。肿瘤初起一般无疼痛，但发生于神经的肿瘤或肿瘤压迫邻近神经，或起源于实质器官及骨骼内肿瘤生长过速，引起所在器官的包膜或骨膜膨胀紧张，产生钝痛或隐痛；肿瘤阻塞空腔器官，如胃肠道、泌尿道，产生疼痛，甚至剧痛；晚期肿瘤，侵犯神经丛、压迫神经根可发生顽固性疼痛；腹腔肿瘤大出血，或引起胃肠穿孔发生急性腹痛；肿瘤骨转移可产生骨痛。

（6）病理性分泌物：发生于口、鼻、鼻咽腔、消化道、呼吸道、泌尿道、生殖道等器官的肿瘤，如向腔内溃破或并发感染，常有血性、脓性、黏液性或腐臭性分泌物自腔道排出，如鼻咽癌涕血、肺癌血痰、泌尿道癌血尿、直肠癌便血等。

（7）溃疡：发生于皮肤、黏膜、口腔、鼻咽腔、呼吸道、消化道、宫颈、阴道、外阴等处肿瘤，常易溃烂并发感染，有腥臭分泌物或血性液排出。皮肤癌患者多以溃疡为主诉就医。

2. 全身表现　肿瘤的早期无明显的全身症状，随着肿瘤的发展，可出现下列症状。

（1）发热：不少肿瘤患者以发热为主诉。发热常见于恶性淋巴瘤、肝癌、肺癌、骨肉瘤、胃癌、结肠癌、胰腺癌及晚期癌患者；热型不一，一般持续低热，亦有持续性高热和弛张热。恶性肿瘤并发发热的机制有：肿瘤细胞、白细胞和体内其他正常细胞产生“内源性致热原”，作用于丘脑下部，引起体温调节障碍；肿瘤内出血、坏死，产生毒性物质，使机体对异性蛋白过敏；并发感染；少见的体温调节中枢转移。

（2）进行性消瘦、贫血、乏力：为晚期癌症患者多见的症状。食管、胃、肝、胰、结肠的癌症患者，因进食、消化、吸收障碍，较多发生此类症状。凡40岁以上主诉为进行性消瘦、贫血的患者，均应细心检查。

（3）黄疸：如患者主诉为黄疸，首先应考虑胰头、胆总管下段、胆胰管或十二指肠乳头等处发生肿瘤的可能，为肿瘤压迫与阻塞胆总管末端所致。原发性肝癌、转移至肝的癌结节压迫肝门区肝管，亦可出现黄疸。

3. 肿瘤伴随综合征（paraneoplastic syndrome）　恶性肿瘤的临床表现，除了肿瘤原发和或转移性引起外，还有由肿瘤产生的异常生物学活性物质引起患者的全身临床表现，统称为肿瘤伴随综合征或副癌综合征，也称肿瘤“远隔效应”。本综合征有时可在肿瘤局部症状出现前呈现，及时发现这些征象，有助于原发肿瘤的早期诊断。

（1）皮肤与结缔组织方面表现：①瘙痒：恶性淋巴瘤，尤其是霍奇金病，常以皮肤瘙痒为首发症状。脑瘤特征性瘙痒限于鼻孔。其他伴发的有白血病、内脏肿瘤。凡40岁以上有进行性瘙痒病者，提示有恶性肿瘤可能。②黑棘皮病：本病特征是皮肤呈乳头状增殖，弥漫性色素沉着，过度角化和皮损呈对称性分布于皮肤皱褶部位（颈、腋、会阴、肛门、外生殖器、腹股沟、大腿内侧、脐部、肘与膝关节屈侧等）。多见于40岁以上患者。最常伴有胃肠道癌、肝癌、胰癌、肺癌和乳腺癌。常在癌症确诊前出现。③皮肌炎：是以对称性进行性近端肌肉软弱和典型的皮肤损伤为特征的炎症性肌病。伴发的肿瘤以乳腺癌、肺癌为多，其次为卵巢癌、宫颈癌、胃癌、大肠癌及恶性淋巴瘤，也与鼻咽癌并存，常在肿瘤有症状前出现。④匐行性回状红斑：是一种全身性皮炎，奇形怪状，斑马样或红斑块样改变，常见于食管癌、乳腺癌、肺癌、胃癌和宫颈癌。⑤带状疱疹：伴发的肿瘤以恶性淋巴瘤最多。其他有胃癌、肺癌、肠癌、前列腺癌、食管癌、阴茎癌、子宫颈癌、乳腺癌等。目前认为，这是由于免疫功能低下病毒感染的结果。

（2）肺源性骨关节增生：主要表现为杵状指、肺性关节痛、骨膜炎和男性乳房肥大。见于肺癌、胸膜间皮瘤及已发生胸内转移的恶性肿瘤（结肠癌、喉癌、乳腺癌、卵巢癌、成骨肉瘤、霍奇金病等）。此症多数出现于原发肿瘤症状前几个月。

（3）神经系统方面表现：①多发性肌炎：症状通常是近端肌进行性无力，手臂伸肌比屈肌先受累，病变肌肉有触痛但不萎缩，反射可以消失或减弱。乳腺癌、宫颈癌、胆囊癌、肺癌、肾癌、卵巢癌、胰腺癌、前列腺癌、直肠癌、甲状腺癌及白血病和淋巴瘤都可伴有此综合征。②周围神经炎：症状为四肢感觉异常及疼痛，以至丧失感觉，可伴有肌无力，最常见于肺癌，亦见于多发性骨髓瘤、霍奇金病、白血病、胰癌、胃癌、结肠癌、乳腺癌和卵巢癌。③肌无力综合征：初发症状多为肌力减退、乏力，随后出现上肢无力、口腔干燥、眼睑下垂、复视、轻度视力障碍、声音嘶哑和阳痿等症状，肌力低下以下肢近端肌群最显著。常伴发于肺癌，可在肺癌确诊前几个月至几年出现。

(4) 心血管方面表现：①游走性血栓性静脉炎：其特征是静脉炎局部疼痛和压痛，可触及索状物，局部水肿，但不伴红、热等炎症表现，具有游走性，在不同的部位反复出现。任何内脏肿瘤均可出现，以胰腺癌最多。②非细菌性血栓性心内膜炎：原因不明，表现为血纤维蛋白在心瓣膜积储成疣状血栓，导致脑、冠状动脉或四肢的动脉栓塞和猝死，多见于胃癌、肺癌或胰腺癌。

(5) 内分泌与代谢方面表现：①皮质醇增多症：亦称“异位促肾上腺皮质激素（ACTH）分泌综合征”。患者可有皮肤色素沉着、虚弱、肌无力、水肿、糖尿、高血压及低钾性碱中毒等症状，亦可出现精神障碍。此综合征最多见于肺癌、恶性胸腺瘤和胰腺癌，偶见于乳腺癌、胃癌、结肠癌、宫颈癌等患者。此综合征可与肿瘤其他症状同时、之前或之后出现。②高钙血症：临床表现为厌食、恶心、呕吐、便秘、嗜睡和精神错乱。最常见于肺癌、肾癌和乳腺肿瘤，也可见于肝癌和结肠癌，高血钙症是癌症患者常见的并发症。③低血糖症：功能性胰岛细胞瘤是最常见的产生低血糖的肿瘤，其次为肝癌，偶见盆、腹腔腹膜后间叶组织肿瘤。④高血糖症：以肾上腺嗜铬细胞瘤为多，次为胰腺癌。⑤低血糖症：患者可有恶心、呕吐和嗜睡，有些患者表现出水中毒症状，见于肺癌、胰腺癌、胸腺癌、十二指肠癌和恶性淋巴瘤。⑥类癌综合征：临床表现为阵发性潮红、发绀、腹痛、腹泻和哮喘样发作等。通常见于消化道（阑尾、结肠和直肠）类癌，亦见于支气管腺癌、肺癌、甲状腺髓样癌和胰腺癌等。

(6) 血液方面表现：①慢性贫血：常见于内脏癌症患者。原因可能是由于出血、营养缺乏、红细胞生成障碍、红细胞寿命缩短而溶血增多等。②红细胞增多症：多见于肝癌与肾癌患者。其原因是肿瘤产生一种类似或相同于由肾、肝产生的促红细胞生成素含量增高。③类白血病反应：癌症患者可发生嗜酸细胞增多症，较常见于结肠癌、胰腺癌、胃癌和乳腺癌患者。淋巴细胞类白血病反应可发生于乳腺癌、胃肠癌和肺癌患者，可能与肿瘤的坏死或肿瘤毒性物质释放或病灶转移有关。④纤维蛋白溶解性紫癜：肺癌、前列腺癌、急性白血病、胰腺癌等患者可伴凝血因子Ⅰ缺乏引起的出血性紫癜。⑤血小板增多：多见于慢粒、霍奇金淋巴瘤及其他实体瘤，无法解释的血小板增多可能是肿瘤的早期征象。

4. 十大警告信号　根据我国特点，全国肿瘤防治研究办公室提出了我国常见肿瘤的十大警告信号，这可作为人们考虑癌症早期征兆的参考。

(1) 乳腺、皮肤、舌部或者身体任何部位有可触及的或不消的肿块。

(2) 疣（赘瘤）或黑痣明显变化（如颜色加深、迅速增大、瘙痒、脱毛、渗液、溃疡、出血）。

(3) 持续性消化不良。

(4) 吞咽食物时哽噎感、疼痛、胸骨后闷胀不适、食管内异物感或上腹疼痛。

(5) 耳鸣、听力减退、鼻塞、鼻出血、抽吸咳出的鼻咽分泌物带血、头痛、颈部肿块。

(6) 月经期不正常的大出血，月经期外或绝经后不规则的阴道出血，接触性出血。

(7) 持续性嘶哑、干咳、痰中带血。

(8) 原因不明的大便带血及黏液，或腹泻、便秘交替，原因不明的血尿。

(9) 久治不愈的伤口、溃疡。

(10) 原因不明的较长时间体重减轻。

（二）患者的性别、年龄

癌多发生于中年以上和老年人，但肝癌、结肠与直肠癌、甲状腺癌等亦见于青少年。肉瘤一般以青少年及儿童多见，少数亦见于中年和老年人。消化道癌、肺癌以男人为多，乳腺癌主要发生于40岁以上的妇女，极少数男性也患乳腺癌。小儿恶性肿瘤以起源于淋巴、造血组织、神经组织和间叶组织较多；肾母细胞瘤、神经母细胞瘤、视网膜母细胞瘤在4~5岁以前发生最多。

（三）病程

良性肿瘤的病程较长，可存在数年以至数十年，如在短期内迅速增大，意味着转变为恶性的可能。

恶性肿瘤发展较快，病程较短。

（四）肿瘤家族史

乳腺癌、子宫癌、胃癌、直肠癌、视网膜母细胞瘤、白血病等可能有遗传倾向。故必须询问家族成员中有无肿瘤发病情况。

二、体格检查

体格检查是肿瘤的最重要部分。通常根据患者主诉某些症状的特点，对有关器官组织进行仔细的和有目的的体格检查。为了避免误诊和漏诊，常规对所有疑为肿瘤的患者采用视诊、闻诊、触诊、叩诊和听诊五法进行全身检查和肿瘤局部检查。

（一）全身检查

全身检查的目的在于确定患者是否患肿瘤，为良性或恶性，原发性或继发性，身体其他器官组织有无转移，同时检查重要器官的功能情况，以决定能否耐受手术或放疗、化疗等措施。

1. 视诊　观察患者的精神状态、体质和营养状况，以判断肿瘤对全身的影响程度。局部视诊，需从头、面、五官、颈、胸、腹、背、脊柱、四肢、肛门和外生殖器等处观察肿瘤大小、形态和异常表现，了解肿瘤的局部概况。例如，边缘隆起、基底凹凸不平的溃疡，一般为皮肤癌。头、面、颈、胸壁皮下水肿，颈部及上胸壁静脉怒张、气促，多为纵隔肿瘤压迫上腔静脉与气管所致。

2. 闻诊　发生于皮肤、口腔、鼻咽腔、外阴、肛管、宫颈等癌症，因溃烂、感染可排出恶臭分泌物，患者就诊检查时，常可闻到腥臭气味。

3. 触诊　触诊为体表及深部肿块的重要检查方法。凡在肢体皮肤、软组织、骨骼、淋巴结、腮腺、甲状腺、乳腺、口腔、鼻咽腔、肛管、直肠、子宫及附件、阴道和腹腔等处的肿瘤，均需进行触诊检查或双合诊检查。触诊可初步确定肿瘤的发生部位、表面情况、形状、边界、活动度、硬度、大小，有无波动、压痛、搏动，局部温度是否升高，局部淋巴结与邻近器官是否受累。

4. 叩诊　叩诊常用于胸腔和腹腔器官的物理检查。肺癌并发胸腔积液时，患侧叩诊呈浊音。恶性肿瘤侵犯心包、心脏，引起心包积液，叩诊心脏浊音界加宽。腹部叩诊为实音，可能为实体性肿瘤，但在肿瘤上面覆盖有肠管时叩诊发出鼓音。

5. 听诊　喉癌破坏声带，甲状腺癌或纵隔肿瘤压迫喉返神经，引起声音嘶哑。肺癌引起肺不张，听诊时可发现呼吸音减弱或消失。结肠癌、直肠癌患者并发肠梗阻时，于腹壁可听到肠嚅动音亢进和高调气过水音。血管丰富的肿瘤，如骨肉瘤、甲状腺癌、肝癌、胰腺癌和蔓状血管瘤、动脉瘤等处，常可听到震颤性或响亮的血管杂音。

（二）局部检查

局部检查的目的在于确定肿瘤发生的部位与周围组织的关系，着重检查肿块与区域淋巴结受累情况。

1. 肿块　肿块为肿瘤患者最常有的临床表现，注意检查肿块下述几项特点。

（1）肿瘤部位：以视诊、触诊明确肿瘤发生部位及肿瘤侵袭范围。内脏肿瘤除触诊外，通常需做特殊检查（如影像学检查、内镜检查）来确定部位。

（2）肿瘤大小：肿瘤的长度、宽度和厚度以厘米记录，一般仅能测量肿瘤的长度和宽度（肿瘤的最长径和最大垂直直径）。

（3）肿瘤的形状：良性肿瘤多为圆形或椭圆形，如纤维瘤、神经纤维瘤、腺瘤，而脂肪瘤呈分叶状；恶性肿瘤多呈不规则状。

（4）肿瘤边界：良性肿瘤有完整包膜，边界清楚，恶性肿瘤浸润生长，边界不清。

（5）肿瘤的硬度：癌多坚硬或韧实，其中央坏死有囊性感；脂肪瘤质软；纤维瘤、纤维肉瘤、横纹肌肉瘤等质韧实；恶性淋巴瘤如橡皮样硬度，略带弹性；甲状腺、乳腺及卵巢囊性肿瘤呈囊性感，但囊内充满液体则韧实；骨肉瘤一般坚硬；海绵状淋巴管瘤质软有压缩性。

（6）肿瘤表面：注意肿瘤表面皮肤颜色是否正常或潮红，有无结节、平滑或凹凸不平，肿瘤与皮肤或基底有无粘连，皮肤及皮下静脉怒张情况，有无溃疡。良性肿瘤表面多平滑。恶性肿瘤表面多凹凸不平，静脉怒张明显或溃疡；皮肤基底细胞癌溃烂后多呈鼠咬状溃疡。

（7）活动度：良性肿瘤与周围组织无粘连，活动度好；恶性肿瘤早期多可活动或活动度受限，中后期活动度低或完全固定。

（8）压痛：如肿块有压痛，通常为炎症、外伤或血肿；肿瘤肿块一般无压痛，如溃烂、感染或压迫邻近神经者多有轻、中度或重度压痛。

（9）皮肤温度：肿块局部皮肤温度升高，提示为炎症或血管性肿瘤；某些富于血管的肿瘤，如骨肉瘤、血管肉瘤、妊娠哺乳期乳腺癌，其患部皮肤及皮下血管充血，局部皮肤温度多较高。

（10）搏动和血管杂音：主动脉瘤、动静脉瘘、蔓状血管瘤及富于血管的恶性肿瘤（如骨肉瘤）的患部，可触到搏动和听到血管杂音。肝癌肿块表面腹壁亦可听到血管杂音。

2. 体表淋巴结检查　体表淋巴结检查，对于区别淋巴结肿大的原因，了解肿瘤患者有无区域淋巴结转移和制订治疗方案有重要意义。体表淋巴结主要有左右侧的颈部、腋窝和腹股沟六大淋巴结群，还有左右肘部和腘窝淋巴结。全身体格检查时，着重检查双颈部、腋窝和腹股沟部位淋巴结。对于肿瘤发生部位的淋巴引流区域，要仔细检查有无淋巴结肿大，淋巴结硬度、大小、数目、分散或融合等。

三、常规化验

化验主要是血、尿、粪三大常规检查，这对于肿瘤的确诊有相当大的帮助。如白细胞增多并在周围血中发现幼稚的白细胞，应考虑白血病。泌尿系统的肿瘤，常于尿中见到红细胞。骨髓瘤的患者，尿中有时出现本－周氏蛋白。尿的妊娠试验是绒毛膜上皮癌的主要诊断根据。尿液离心沉淀，可以找到泌尿系统肿瘤细胞。大便有黏液和红细胞，应考虑是直肠癌。潜血试验长期阳性提示胃肠道癌出血的可能。

红细胞沉降率、碱性磷酸酶、乳酸脱氢酶等项目已列入肿瘤患者的常规检查。

四、特殊检查

根据患者的病史和体格检查的结果，有目的地选做某些检查项目。临床医师必须熟悉各项检查的意义、指征和局限性。过多无意义的检查即延误时间、浪费钱，又增加患者的痛苦，应尽量避免。

1. 影像学检查　影像学检查包括X线摄片、计算机X线体层摄影（CT）、磁共振成像（MRI）、正电子发射型计算机断层术（PET）、超声波、放射性药物显像、放射免疫显像（RII）、发射计算机断层（ECT）。

2. 内镜检查　内镜用于临床，能及时发现受检器官、腔道肿瘤，特别是早期癌症或息肉恶变、异型增生及溃疡癌变。它包括食管、气管、胸腔、腹腔、子宫、膀胱、结肠等检查。常用的内镜有：食管镜、支气管镜、结肠镜、膀胱镜、胃镜、腹腔镜等。

五、病理检查

病理学检查是目前肿瘤诊断最为可靠的方法之一。

1. 细胞学检查　细胞学检查主要是收集胃液、痰液、胸腔积液、腹腔积液、尿液和阴道分泌物离心沉淀涂片或直接涂片，用特殊染色法在显微镜下找癌细胞。此法具有简便、安全、准确、迅速和经济等特点。

2. 组织学检查　为了明确病理组织学诊断，首先获得必要的组织做检查。常用的方法有以下几种。

（1）咬取活检：皮肤或黏膜上的肿块，用活检钳在肿瘤边缘与正常组织之间咬取标本。

（2）切取活检：在肿瘤边缘切取足够组织，淋巴结活检，要求取出有完整包膜的淋巴结。

（3）切除活检：体表肿瘤很小者，应将肿块全切除，切除时应包括肿瘤周围少许正常组织。

（4）针吸活检：用特制的针穿刺吸取组织送病理做组织学检查或做细胞涂片检查。常用于体表肿块、淋巴结、口腔、甲状腺、乳腺肿块等。

（5）刮取活检：多用于肿块表面、瘘管、子宫颈等处的肿瘤。用刮匙在肿块表面刮下组织，做病理切片检查，也可做细胞学检查。

六、诊断性手术

位于内脏的肿块，经使用目前可以应用的各种方法检查后，仍不能确定病变的性质，同时疑有肿瘤者，为了早期诊断和及时治疗，可以考虑诊断性手术，也可同时做肿瘤切除。

七、肿瘤临床分期

对患者采用前述各种检查方法，一旦确诊为癌症，在制订治疗方案之前，必须准确地估计肿瘤扩展范围，这种估计叫作“分期”。其重要意义在于：根据分期制订合理的治疗方案，客观地评价疗效，正确地判断预后，比较各种治疗方法，促进经验交流。常用的分期法有临床发展分期、临床病理分期和TNM分期等。本文介绍国际抗癌联盟（UICC）的TNM治疗前临床分期。

TNM分期只用于未曾治疗过的患者，病变范围限于临床检查所见。

T表示原发肿瘤，T0表示未见原发肿瘤，Tis表示原位癌，T1、T2、T3和T4表示肿瘤大小和范围，Tx表示没有最低限度的临床资料判断肿瘤大小。

N表示区域淋巴结，N0表示无淋巴结转移，N1、N2和N3表示淋巴转移的程度，N4表示邻区淋巴结有转移，Nx表示对区域淋巴结不能做出估计。

M表示远处转移，M0表示未见远处转移，M1表示有远处转移，Mx表示对远处转移不能做出估计。

八、恶性肿瘤的诊断原则

1. 获得病理组织学的恶性证据　病理组织学证实恶性肿瘤的存在是个原则，诊断有怀疑时，要会诊，通常要追踪，治疗前应确定诊断。

2. 以前治疗缓解的患者，要获得复发的证据　原发肿瘤治疗缓解后发生转移时，要证明新病灶不是新原发恶性肿瘤，非恶性病变可以酷似癌，有怀疑的病灶要活检。

3. 利用临床上最可能导致诊断的征兆　体检、放射学检查或其他技术检查发现不正常和怀疑的病灶，可直接对怀疑的病灶进行检查，获得诊断证据。

4. 复查以前手术切除的恶性或非恶性组织的病理切片　如果患者的恶性或非恶性病变的临床表现是典型的，对最初的诊断产生怀疑时，要复查最初的病理切片，根据临床观察，可以提出新的见解和修改病理诊断。

5. 获得第二次鉴定　罕见的病例或临床的病例，可能有不同的诊断，通过进行会诊，进行第二次鉴定。

6. 分期　一旦病理组织学诊断完成，可以开始分期，根据分期确定治疗方案。

（王　磊）

第二节　内镜检查

内镜是直接观察、诊断和治疗人体体腔或管腔内疾病的重要手段，它的出现可追溯到200多年前。但内镜诊疗技术的飞速发展始于20世纪50年代光导纤维内镜的发明。半个多世纪以来内镜已从消化道、呼吸道、泌尿道、胸腹腔发展至几乎全身所有管腔，甚至心血管病的诊疗应用。由于内镜检查直观，并可通过造影、采取体液与组织标本进行生化、细胞学和病理组织学检查等，从而显著提高了疾病的诊断水平；借助内镜尚可进行各种介入治疗，不仅使一些原需手术治疗的疾病避免了手术，而且可对目前尚不能手术的疾病找到相宜的治疗途径。

一、内镜的种类

（一）根据接物镜的位置分类

1. 前视式　前视式是目前使用最广泛的一种内镜。接物镜在前端平面，镜面可弯曲 180°～210°，用于诊断和治疗食管、胃、十二指肠、小肠、结肠和胆管等多种部位的病变。

2. 侧视式　接物镜在镜身前端呈 90°的侧面，主要用来观察十二指肠乳头、插管进行逆行胰胆管造影或做 Oddi 括约肌切开术等，也可以用来观察胃部特别是胃小弯的病变。

3. 斜视式　接物镜在镜身前端呈 30°的斜面，可用于兼顾食管和胃肠的观察。

（二）根据镜体强度分类

1. 硬镜　镜身由金属＋玻璃透镜制成，光学图像质量高，不能屈转观察，如腹腔镜、关节镜。

2. 软镜　镜身由高强纤维＋导光纤维制成，光学图像质量低于硬镜，但镜体柔软可屈，如胃镜。

（三）根据成像方法分类

1. 光学内镜　光学内镜通过物镜＋导光玻璃纤维/玻璃透镜＋目镜，直接观察病灶，如纤维胃镜。

2. 电子内镜　电子内镜通过物镜＋图像传感器＋电子显示器，间接观察病灶，如电子胃镜。

（四）根据用途分类

1. 消化系统　如下所述。

（1）食管镜。

（2）胃镜。

（3）十二指肠镜。

（4）胆管镜。

（5）子母型胰胆管镜：母镜为十二指肠镜，子镜非常细，可经十二指肠镜通道插入十二指肠乳头后观察胰管及胆管。

（6）小肠镜：分为 5 种：①推进式：术者将小肠镜由口经食管、胃、十二指肠插入空肠进行检查。②导索式：患者先吞入一根细导索管。几十小时后这根导索从肛门排出，然后将它穿入内镜的活检钳通道，内镜沿着这根细索经肛门向深部小肠推进。③引锤式：内镜前端套上金属引锤。消化道的蠕动和引锤的重力作用，使其向小肠深处自然推进。④双气囊式：小肠镜前后有两个气囊交替充放气使小肠镜不断前进。⑤单气囊式：仅有一个气囊，进一步优化了内镜的操作性能。目前以双气囊式、导索式和单气囊式小肠镜比较成熟，它能对整个小肠进行观察、活检，还能对小肠液分段取样以研究小肠功能。

（7）结肠镜：分为 4 种：①短型 800mm，可观察直肠、乙状结肠；②中型 1 270mm 左右，可插至横结肠；③长型 1 700mm 左右，可插至回盲部；④中长型 1 350～1 500mm。目前临床最常用的为中长型结肠镜（约 1 300mm）。

2. 呼吸系统　如下所述。

（1）鼻窦镜。

（2）喉镜。

（3）支气管镜。

（4）胸腔镜。

（5）纵隔镜。

3. 生殖泌尿系统　如下所述。

（1）宫腔镜。

（2）阴道镜。

（3）输尿管镜。

（4）膀胱镜。

4. 腹腔镜　凡腹腔病变用其他方法未能作出诊断者，或由于某种原因患者暂不宜手术或不能耐受手术者，均可采用此镜检查。除检查外，腹腔镜还可用于治疗，如进行胆囊切除术、阑尾切除术、绝育术等，甚至胃大部切除术、肾切除术、全子宫切除术等难度较大的手术。

其他临床上使用的尚有胸腔镜、关节镜、脑室镜、电子（纤维）乳腺导管镜和血管镜等。

（五）根据特殊结构和功能分类

1. 一般内镜　一般内镜包括纤维内镜和电子内镜。

2. 放大内镜　放大内镜主要有胃肠镜和宫腔镜。结合光学放大与电子放大，病灶甚至能够放大百倍以上。

3. 超声内镜　将微型超声探头安置在内镜顶端或通过内镜活检孔插入。插入消化道后既可通过内镜直接观察黏膜表面的病变形态，又可进行超声扫描获得消化道管壁各层的组织学特征及周围邻近重要脏器的超声影像，增加了内镜的诊断范畴。目前主要用于胰胆管疾病，如胆总管末端病变；胃肠道肿瘤在胃肠道壁的浸润深度及周边淋巴结的情况；肝门及胆胰壶腹、乳头部疾病的诊断。

4. 特殊光内镜　特殊光内镜包括荧光内镜、NBI、FICE、i－scan 等。内镜技术结合特殊光源、特殊光栅、高灵敏度摄影机及特殊图像处理系统等，使得医生能够更容易发现黏膜病变，在肿瘤的早期诊断及肿瘤筛查方面有较大价值。

5. 手术内镜　专用于治疗的内镜，称为手术式内镜或双管道内镜、双弯曲内镜，主要有消化道、呼吸道用的镜型。

二、内镜检查的适应证和禁忌证及其应用

内镜在诊断方面的适应证很广，凡诊断不清而内镜能到达的病变皆可应用内镜协助诊断。应注意内镜是一种侵入性检查，通常应在一般检查完成后再考虑。但随着内镜检查技术的提高，一些疾病甚至优先选择内镜检查，尤其是考虑到在视诊的同时有可能通过内镜进行病理活检和治疗时。例如，上消化道出血时内镜检查不仅能明确病因，同时亦能进行镜下止血治疗。严重的心肺功能不全、处于休克等危重状态者，不合作者，内镜插入途径有急性炎症和内脏穿孔者应视为内镜检查的禁忌证。

内镜不仅可用于疾病的诊断，还可用于消化道早期癌及其癌前病变的内镜下切除，晚期肿瘤的内镜下姑息性治疗等。例如，内镜下黏膜切除术（EMR）、内镜黏膜下剥离术（ESD）治疗早期食管癌、早期胃癌及早期结直肠癌的疗效，已获得公认，并被列入美国 NCCN 指南。双镜联合（内镜＋腔镜）治疗早期胃癌或胃间质瘤已见诸报道，尚有待于大样本的临床研究进一步证实其疗效。内镜下支架置入术、经皮胃造瘘术用于缓解晚期食管癌、贲门癌、胃窦癌、结直肠癌、胆管癌、胰头癌等所致的消化道梗阻，超声内镜引导下肿瘤内放射性粒子植入或化疗药物注射，内镜下光动力治疗复发性鼻咽癌、食管癌、贲门癌、结直肠癌等亦可取得较好疗效，明显提高了患者的生活质量。

（王　磊）

第三节　肿瘤标志物检查

一、肿瘤标志物的概念

肿瘤标志物（tumor marker，TM）是指特征性存在于恶性肿瘤细胞，或由肿瘤细胞异常产生，或是宿主对肿瘤反应产生的物质。这些物质存在于肿瘤细胞和组织中，也可进入血液和其他体液。当肿瘤发生、发展时，这些物质明显异常，标示肿瘤存在，可用于肿瘤疗效观察、复发监测、预后评价，也可作为肿瘤治疗的靶向位点。良性疾病时一些 TM 的含量也会改变，恶性肿瘤时 TM 的含量也可能正常，因此不可单独依赖 TM 做出癌症的诊断依据，而只能用于癌症的辅助诊断。

二、肿瘤标志物的来源

1. 肿瘤细胞的代谢产物　肿瘤细胞代谢旺盛，其糖酵解产物、组织多肽及核酸分解产物较多。这

些产物作为TM的特异性虽然不高，但随着测定方法的改进，在诊断和监测肿瘤中的意义也将随之提高。

2. 分化紊乱的细胞基因产物 细胞癌变，原来处于沉默的基因被激活，这些基因的产物在细胞恶化中过量表达。例如，在肺癌患者中检出的异位分泌的促肾上腺皮质激素（ACTH）片段，在小细胞肺癌中发现的神经元特异性烯醇化酶，在肝癌和某些消化道癌患者血清中检出的甲胎蛋白、癌胚抗原、胎儿型同工酶等。这类物质在成人中不表达或仅以极低水平存在，癌变后被重新合成或大量分泌，是一类特异性比较高的TM。

3. 肿瘤细胞坏死崩解产物 肿瘤细胞坏死崩解产物主要是某些细胞骨架蛋白成分，如作为角蛋白成分的CYFR21-1、血清中多胺类物质等，这些物质多在肿瘤的中晚期或治疗后肿瘤细胞坏死时出现，可作为对治疗效果动态观察的标志物。

4. 癌基因、抑癌基因、肿瘤相关微小RNA和循环肿瘤细胞 癌基因（oncogene）、抑癌基因（tumor suppressor gene）和微小RNA（microRNA，miRNA）种类繁多。在癌变组织中通常可检测到各种癌基因或突变的抑癌基因及其产物，它们是导致细胞恶变的关键。miRNA既可在组织又可在血浆中检测到，与肿瘤的发生和发展密切相关。肿瘤转移时，肿瘤细胞进入血液循环，循环肿瘤细胞检测预示肿瘤转移和复发。检测这类标志物可以为肿瘤早期诊断或肿瘤基因靶向治疗提供依据，或预示肿瘤转移和复发。

5. 宿主反应类产物 在肿瘤患者血清中还可检测到机体对肿瘤的反应性产物。例如，在鼻咽癌患者血清中可以检测到抗EB病毒衣壳抗原（VCA）、早期抗原（EA）的IgA抗体（VCA-IgA，EA-IgA）；肝癌患者血清中血清铁蛋白和转肽酶水平升高；中晚期癌患者应激性蛋白如唾液酸水平升高。这些非肿瘤细胞的特异成分可以伴随肿瘤的存在和治疗而变化，因此也被列入肿瘤标志物范畴。

从上述肿瘤标志物来源可以看出，同一种肿瘤可能有不止一种标志物，同一种标志物也可能会在不同的肿瘤中出现，即某一肿瘤特异性较高的标志物对另一肿瘤来说不一定是好的标志物，而某一组织的正常产物对另一组织来源的肿瘤却可成为较好的肿瘤标志物。这一特点为肿瘤的临床检测提供了灵活而多样化的组合方式。

三、肿瘤标志物的分类

目前对TM尚无统一公认的分类和命名标准。由于TM来源广泛，习惯按其本身性质分为以下7类：①胚胎性抗原；②蛋白类；③酶和同工酶；④糖蛋白抗原；⑤激素；⑥癌基因产物；⑦其他肿瘤标志物。

四、肿瘤标志物检测的常用技术

多种技术可用于肿瘤标志物的研究及临床检测，常用技术如下。

1. 免疫学技术 免疫学技术是目前临床最常用的TM检测技术，主要包括酶联免疫测定（ELISA）、化学发光技术（CLIA）、放射免疫技术（RIA）等。该类技术通过将抗原抗体反应的特异性与标志物的敏感性相结合，具有特异、敏感、快速等优点，且试剂标准化、操作简便、易于自动化，可定性、定量检测肿瘤细胞分泌到体液中的各种具有免疫源性的TM。

2. 其他技术 其他技术包括：①生化技术：如电泳法、酶生物学活性法等，特别适用于各种酶及同工酶的测定。②免疫组化技术：可从形态学上详细阐明细胞分化、增生和功能变化的情况，因而有助于确定肿瘤组织类型、判断预后及分析临床特征。③基因诊断技术：如利用PCR、real-time PCR、芯片技术、PCR-测序、PCR-质谱测序技术等，分析癌基因和抑癌基因的表达水平和其DNA序列结构的改变，进行肿瘤发病机制研究和诊断的一种方法。该技术以它特有的高灵敏度和高特异性，以及能直接查明在基因水平上的变化等优点，已开始应用于肿瘤的分子诊断和肿瘤病因学的研究。④蛋白质组技术：在恶性肿瘤生长过程中，由于基因的突变、异常转录与翻译，必然导致不同程度的蛋白质异常表达与修饰。蛋白质组学主要应用高分辨率的电泳、色谱和质谱技术分析和鉴定细胞内动态变化的蛋白质组成成分、表达水平与修饰状态，高通量地对比分析健康与疾病时蛋白质表达谱的改变，可应用于TM的筛选和鉴定、肿瘤分类、疗效评价及肿瘤发生机制等方面的研究，使得肿瘤的诊断、分类、疗效评价由过去应用单一TM进行判断发展成为现在的应用蛋白质谱或基因谱的改变来进行综合判断。

五、肿瘤标志物的应用

TM可作为肿瘤的鉴别诊断、预后判断、疗效观察和监测复发的指标。

1. TM应用于高危人群筛查　应用TM对高危人群进行筛查时应遵循下列原则：①TM对早期肿瘤的发现有较高的灵敏度，如甲胎蛋白AFP和前列腺特异性抗原PSA；②测定方法要求灵敏度、特异性高，重复性好；③筛查费用经济、合理；④对筛查时TM异常升高但无症状和体征者，必须复查和随访。但实际上没有一种TM的特异性和灵敏度均能达到100%，从而使TM用于普查受到限制。目前，可用于普查的肿瘤标志物有应用于肝癌的AFP、前列腺癌的PSA、卵巢癌的CA125和HE4、鼻咽癌的VCA-IgA和EA-IgA及宫颈癌的高危HPV亚型。

2. 肿瘤的鉴别诊断与分期　TM常用于良、恶性肿瘤的鉴别，对影像和病理确诊困难的肿瘤患者，检测其TM，往往能够提供有用的信息帮助区分良、恶性肿瘤。大多数情况下，TM浓度与肿瘤大小和临床分期之间存在着一定的关联。TM定量检测可以有助于临床分期、疾病进展的判断。但各期肿瘤的TM浓度变化范围较宽，会有互相重叠。因此，依据TM浓度高低来判断肿瘤的大小及进行临床分期仍有一定局限性。

3. TM的器官定位　由于绝大多数TM的器官特异性不强，TM不能对肿瘤进行绝对定位。但少数TM，如前列腺特异性抗原、甲胎蛋白、甲状腺球蛋白等对器官定位有一定价值。

4. 肿瘤的疗效监测　恶性肿瘤治疗后TM浓度的变化与疗效之间有一定的相关性。临床可通过对肿瘤患者治疗前后及随访中TM浓度变化的监测，了解肿瘤治疗是否有效，并判断其预后，为进一步治疗提供参考依据。为了确定何种TM适用于疗效监测，应在患者治疗前做相关TM检测，选择一种或一组TM作为疗效判断指标。治疗前后TM浓度变化，常有3种类型：①TM浓度下降到参考范围内或治疗前水平的5%，提示肿瘤治疗有效；②TM浓度下降但仍持续在参考范围以上，提示有肿瘤残留和（或）肿瘤转移；③TM浓度下降到参考范围一段时间后又重新升高，提示肿瘤复发或转移。

5. 肿瘤的预后判断　一般治疗前TM浓度明显异常，表明肿瘤较大、患病时间较长或可能已有转移，预后较差。例如，乳腺癌的雌激素受体和孕激素受体，若两者阴性，即使CA15-3不太高，预后也较差、复发机会也较高、治疗效果也不好。类似的指标如表皮生长因子受体（EGFR）、癌基因C-$erbB_2$编码蛋白（HER-2）异常，这些指标均可用于预后的评估。

6. 肿瘤复发监测　恶性肿瘤治疗结束后，应根据病情对治疗前升高的TM做定期随访监测。一般治疗后2~3个月内做首次测定；年内每3月测定1次；3~5年每半年1次；5~7年每年1次。随访中如发现有明显改变，应在2周后复测1次，连续2次升高，提示复发或转移。此预示常早于临床症状和体征，有助于临床及时处理。

7. TM的联合检测原则　同一种肿瘤或不同类型的肿瘤可有一种或几种TM异常；同一种TM可在不同的肿瘤中出现。为提高TM的辅助诊断价值和确定何种TM可作为治疗后的随访检测指标，可进行TM联合检测，但联合检测的指标需经科学分析、严格筛选。在上述前提下，合理选择几项灵敏度、特异性能互补的TM组成最佳组合，进行联合检测。

8. 影响TM浓度变化的因素　如下所述。

（1）分析前影响因素：①临床诊疗措施对TM的影响：前列腺按摩和穿刺、导尿和直肠镜检查后，血液中前列腺特异性抗原（PSA）和前列腺酸性磷酸酶（PAP）可升高；某些药物会影响TM浓度，如抗雄激素治疗前列腺癌时可抑制PSA产生；丝裂霉素、顺铂等抗肿瘤药可导致PSA假性升高；一些细胞毒药物（如5-氟尿嘧啶）治疗肿瘤时，可使癌胚抗原（CEA）暂时升高；细胞毒素治疗和放疗造成大量肿瘤细胞溶解，释放大量TM入血，引起TM明显增高。②肝肾功能异常的影响：肝功能异常、胆管排泄不畅、胆汁淤滞等均可造成CEA、CA19-9、碱性磷酸酶（ALP）、γ-谷氨酰转移酶（γ-GT）、细胞因子等浓度增高；肾功能不良时细胞角蛋白19片段（Cyfra21－1）、鳞状细胞癌抗原（SCC）和β_2－微球蛋白（β_2－MG）可升高；肾衰竭时，多数肿瘤标志物血清浓度升高。③生物学因素的影响：随年龄的增长PSA升高，老年人CA19－9、CA15－3、CEA等可升高；部分妇女在月经期CA125和CA19－9可升高，在妊娠期AFP、CA125等明显升高；某些长期抽烟者中可见CEA升高。肿瘤血供较差，肿瘤产生的标志物不易于进入血液循环，可导致血液中标志物不升高或升高不明显。④标本采集和保存的影响：由于红细胞和血小板中也存在神经元特异性烯醇化酶（NSE），标本溶血可使血液中NSE浓度增高。酶类和激素类TM不稳定、易降解，应及时测定或分离血清，低温保存。

（2）分析中影响因素：TM测定方法有ELISA、RIA、CLIA等。每种测定方法都有自己的精密度、重复性和相应的参考值范围。同一TM用不同方法测定，结果差异较大。因此，在工作中要尽量使用同一方法、同一仪器和同一厂家试剂盒进行测定。

六、常见肿瘤标志物的检测及其临床意义

（一）胚胎性抗原

1. 甲胎蛋白（α－Fetoprotein，AFP）　AFP在胚胎期是功能蛋白，合成于卵黄囊、肝和小肠，脐带血含量为1 000～5 000ng/mL，1年内降为成人水平。成人血中含量极微，几乎无法测出。AFP是由590个氨基酸组成的含糖4%的血清糖蛋白，分子质量为6.9×10^5Da。根据AFP分子糖基结构上的差异，用外源性凝集素（小扁豆凝集素，LCA）与之结合可分结合型AFP和非结合型AFP。肝癌患者血清中AFP主要为前者，而良性肝病患者血中的AFP主要为后者。血清AFP测定常用酶联免疫吸附法（ELISA）和化学发光法。用化学发光法检测，正常人血清AFP参考值为＜25ng/mL：AFP≥400ng/mL可作为肝癌诊断的参考；AFP异质体（LCA结合的AFP）＞25%时提示原发性肝细胞癌。

临床意义：①原发性肝细胞癌诊断，目前多数意见认为AFP＞300ng/mL且持续4～8周者不排除肝癌；低浓度（50～200ng/mL）持续（＞2个月）阳性的患者，应视为肝癌高危者。结合临床，如果AFP＞400ng/mL即可确诊为原发性肝癌。②疗效观察和病情预后评估，原发性肝癌手术切除后，若术前无转移，手术切除彻底，血中AFP于2～4周内可降到正常水平（＜50ng/mL）；若浓度不降或降后复升，提示有弥漫性肝癌或癌复发。在术后化疗过程中如AFP含量保持在术后水平，示病情稳定，下降示病情好转，持续不降则疗效不佳。尽管AFP的诊断价值已被肯定，统计表明AFP对原发性肝癌的敏感性只有70%～75%，仍有相当一部分患者可能漏诊，对转移性肝癌的诊断效果就更差。因此，对AFP指标阴性，临床疑为原发性肝癌的患者应结合其他检查资料或用多指标的联合检测互相弥补，以减少漏诊。③生殖细胞瘤，如精原细胞瘤、畸胎瘤、睾丸肿瘤、绒毛膜上皮细胞癌，AFP也会升高，可作为诊断此类肿瘤的指标。④肝炎、肝硬化、妊娠、胎儿神经管畸形、无脑儿和脊柱裂，血清AFP也显著升高。

2. 癌胚抗原（carcinoembryonic antigen，CEA）　CEA是一种存在于结肠、直肠癌细胞膜和胚胎黏膜细胞上的酸性糖蛋白，胚胎期在小肠、肝脏、胰腺合成，婴儿出生后血中含量降低，成人血清中含量极低。CEA分子质量为20×10^5Da，含糖量约55%，易被癌细胞分泌或脱落至血液或其他液体中，化学发光法正常参考值为＜5ng/mL。

临床意义：①恶性肿瘤的辅助诊断：大约70%的直肠癌患者CEA升高，且CEA浓度与Duke分期有关，28%的A期和45%的B期患者CEA都异常；另外，55%胰腺癌、50%胃癌、45%肺癌、40%乳腺癌、40%膀胱癌、25%卵巢癌患者CEA升高。由于CEA只在肿瘤中晚期才有较显著的升高，也不局限在某一类肿瘤，因此，CEA对多数癌症的早期发现和鉴别诊断均无帮助。②预后评估和复发监测：术前CEA水平正常的患者手术治愈率高，术后不易复发；而术前CEA已升高者则大多数已有血管壁、淋巴系统和神经周围侵犯和转移，预后都较差。术后若癌症有转移或复发者，在临床症状出现前10周至13个月，CEA已开始升高。CEA浓度变化随病情恶化而升高。对直肠癌，术后1～6周，若CEA的量由升高降至正常水平，表示肿瘤已彻底切除，预后良好；若CEA浓度短期下降后又复升示癌已转移或复发。由于某些非癌患者，如吸烟者，溃疡性结肠炎、胰腺炎、结肠息肉、活动性肝病患者中部分患者CEA含量也会增高，临床应用时应排除这些非癌性的CEA升高。

（二）糖蛋白抗原

1. 糖蛋白抗原 CA19－9 糖蛋白抗原（carbohydrate antigen，CA）CA19－9 是分子质量为 5×10^6Da 的类黏蛋白糖蛋白，其抗原决定簇是唾液酸化Ⅱ型乳酸岩藻糖。用化学发光方法测定，健康人血清 CA19－9＜37U/mL。

临床意义：①主要用于辅助诊断胰腺癌，敏感性为 80%，特异性为 90%。胆管癌、肝癌、胃肠道肿瘤、卵巢黏液性肿瘤、宫颈腺癌等血清 CA19－9 也有较明显的升高。②疗效监测：通常术后 1 周 CA19－9 可降至正常，若持续不降或降后复升提示病灶残留或复发。急性胰腺炎、胆囊炎、胆管炎（胆汁淤积性胆管炎）、肝炎、肝硬化等疾病 CA19－9 也不同程度升高。

2. 糖蛋白抗原 CA125 CA125 是可被单克隆抗体 OC125 结合的，分子质量为 2×10^5Da 的糖蛋白。化学发光方法检测，健康女性血清 CA125＜35U/mL。

临床意义：①50% Ⅰ期和 90% Ⅱ期卵巢癌患者血清 CA125 水平明显升高，CA125 水平与肿瘤大小、分期相关。CA125 手术化疗后很快下降，复发会迅速升高，比临床发现早 1～14 个月，是一个观察疗效、有无复发的良好指标。②乳腺癌、胰腺癌、胃癌、肺癌、结直肠癌、肝癌及其他妇科癌瘤也有一定的阳性率。③子宫内膜炎、盆腔炎、卵巢囊肿、急性胰腺炎、肝炎、腹膜炎和某些孕妇血清 CA125 水平也可升高。

3. 糖蛋白抗原 CA15－3 CA15－3 属乳腺癌相关抗原，是能被 115－D8 和 DF－3 两种单抗识别，分子质量为 4×10^6Da 的糖蛋白。化学发光方法检测，健康女性血清含量＜25U/mL。

临床意义：①CA15－3 诊断中晚期乳腺癌的敏感性可达到 80%～87%。由于原位乳腺癌 CA15－3 升高不显著，常作为Ⅱ/Ⅲ期乳腺癌监测疗效和复发的指标，当 CA15－3 比治疗前水平升高 25% 预示病情进展或恶化，无变化意味病情稳定。②该标志物也是广谱的，卵巢癌、胰腺癌、肺腺癌、肝癌、直肠癌也往往升高；良性乳腺疾病、部分孕妇（约 8%）、子宫内膜异位、卵巢囊肿和肝脏疾病患者血清 CA15－3 也偶见升高。

4. 糖蛋白抗原 CA27.29（BR27.29） CA27.29 是黏蛋白类（Mucin 1）乳腺癌肿瘤标志物家族（包括 CA15－3、CA549）的新成员。CA27.29 单克隆抗体的反应序列和用于 CA15－3 分析的 DF3 抗体的反应序列在抗原决定簇图谱中相重叠。CA27.29 的参考值＜37U/mL。

临床意义：同 CA15－3 一样，CA27.29 可用于中晚期乳腺癌患者的辅助诊断，CA27.29 比 CA15－3 灵敏度高，但特异性较低。CA27.29 的水平反映肿瘤的活性，可用于预测Ⅱ期或Ⅲ期乳腺癌患者的病情复发，在患者复发症状出现前约 5 个月 CA27.29 又升高。

5. 糖蛋白抗原 CA72－4 CA72－4 是糖蛋白抗原，分子质量为 4×10^5Da。化学发光技术的正常参考值男性＜4U/mL，女性＜6U/mL。

临床意义：①CA72－4 主要用于胃癌的检测，是诊断胃癌的辅助标志物，对胃癌检测特异性明显高于 CA19－9 和 CEA。以＞6U/mL 为临界值，良性胃病仅＜1% 者升高，而胃癌升高者比例可达 42.6%；如与 CA19－9 同时检测，阳性率可达 56%。CA72－4 可作为胃癌分期和术后是否肿瘤残存的良好指标。②约 30% 的卵巢癌患者 CA72－4 显著升高，CA125 和 CA72－4 联合检测明显提高卵巢癌检出率；部分乳腺癌、结肠癌、胰腺癌、肺癌患者血清 CA72－4 含量也会增高。许多良性疾病如胰腺炎、肝硬化、肺病、风湿病、妇科病、卵巢良性疾病、卵巢囊肿、乳腺病、胃肠道良性功能紊乱等患者，血清 CA72－4 水平也升高。

6. 糖蛋白抗原 CA242 CA242 是人直肠癌细胞株 Colo205 经杂交瘤技术免疫小鼠获得的单克隆抗体 C242 所能识别的一种抗原，是一种唾液酸化的糖链抗原，与 CA50 和 CA19－9 抗原决定簇重叠。正常人 CA242＜20U/mL。

临床意义：68%～79% 胰腺癌、55%～85% 的结直肠癌、44% 胃癌患者血清 CA242 升高。在胰腺癌与胰腺良性疾病的鉴别诊断上，CA242 具有更高的可靠性，术前 CA242 水平是一个比 CA19－9 更准确的独立预测各阶段胰腺癌预后的指标。CA242 与 CA19－9、CEA 联合应用可提高消化系统肿瘤的阳性检出率。良性胃肠疾病如胰腺癌、肝炎、肝硬化患者血清 CA242 会有所升高。

7. 糖蛋白抗原 CA50　CA50 是人直肠癌 Colo205 细胞株经杂交瘤技术免疫小鼠筛选出的一株单抗所能识别的一种抗原，是去岩藻糖基的 CA19－9，属于鞘糖脂类物质。CA50 的主要成分是糖脂，存在于结肠、直肠、胃、空回肠、肺、胰、胆囊、膀胱、子宫、肝等器官的肿瘤组织中。它对恶性肿瘤有较广泛的识别谱，在恶性肿瘤的诊断和鉴别诊断上具有重要价值。正常参考值＜20U/mL。

临床意义：CA50 是一种非特异性的广谱肿瘤标志物，与 CA19－9 有一定的交叉抗原性，升高主要见于消化道肿瘤。80%～90% 胰腺癌、58%～70% 胆管癌、53%～73% 结肠癌、41%～71% 胃癌和食管癌患者血清 CA50 升高。CA50 在消化系统良性疾病如胰腺炎、胆管病和肝病中，也有部分患者升高。

（三）蛋白质抗原

1. 细胞角蛋白 19 片段（Cyfra21－1）　细胞角蛋白（cytokeratin，CK）是一类分子质量为 40～70kDa 的细胞结构蛋白。应用双向电泳可将 CK 分离出 20 条区带，命名为 CK1～CK20，肿瘤细胞中含量最丰富的是 CK18 和 CK19。CK19 是分子质量为 40kDa 的酸性蛋白，主要分布于单层上皮细胞，如肺泡、胰管、胆囊、子宫内膜等上皮细胞。当这些细胞癌变时，CK19 可溶性片段进入血液循环，能被单抗 Ks19.1、BM19.21 所识别，此可溶性片段称为细胞角蛋白 19 片段（Cyfra21－1）。化学发光法检测的参考值为＜3.3ng/mL。

临床意义：①非小细胞肺癌患者 Cyfra21－1 血清中含量明显升高，灵敏度可达 60%，特异性可达 95%，明显优于 CEA、SCCA。它对非小细胞肺癌早期诊断、疗效观察有重要意义，与 CEA 联合应用，诊断非小细胞肺癌符合率可达到 78%。②对浸润性膀胱癌有一定的特异性，也可作为膀胱癌治疗、预后监测的标志物。③前列腺癌、胰腺癌、乳腺癌、肝癌、卵巢癌、子宫癌、胃癌、肠癌等血清中 Cyfra21－1 含量也不同程度升高。血清 Cyfra21－1 水平升高也可见于部分肝炎、胰腺炎、肺炎、前列腺增生患者。

2. 组织多肽抗原（tissue polypeptide antigen，TPA）　TPA 是低分子质量角蛋白 8、18 和 19 的混合物。细胞增生产生大量的角蛋白，当细胞坏死时，角蛋白可溶性部分释放入血。TPA 属肿瘤增殖的标志物，分子质量在（0.2～0.45）$\times 10^5$Da，健康人血清上限为 130U/L。

临床意义：血清 TPA 浓度升高表明细胞处于增殖转化期。TPA 主要用于鉴别诊断胆管癌（升高）和肝细胞癌（不升高）；与 CEA 和其他糖类肿瘤抗原结合判断膀胱癌、乳腺癌、胰腺癌、胃肠道肿瘤、前列腺癌及卵巢癌有无转移。如果术前 TPA 增高非常显著提示预后不良，经治疗下降后再升高提示复发。另外，一些炎症患者 TPA 也升高。

3. 鳞癌细胞相关抗原（squamous cell carcinoma antigen，SCCA）　SCCA 是从子宫颈鳞状细胞癌组织中分离出来，存在于鳞状细胞癌胞质内，分子质量为 48kDa 的糖蛋白，对鳞癌有较好的特异性。正常参考值为≤1.5ng/mL。

临床意义：SCCA 是鳞状上皮癌的重要标志物。SCCA 升高主要见于鳞状细胞癌如子宫颈鳞癌、头颈部鳞癌、肺鳞癌、食管鳞癌；SCCA 升高还见于皮肤癌、消化道癌、卵巢癌和泌尿道肿瘤。SCCA 升高程度和肿瘤恶性程度密切相关，SCCA 一旦升高往往预示病情恶化，伴发转移，所以常用于治疗监视和预后判断。另外，肾衰竭、结核、肺炎、肝硬化、肝炎等疾病 SCCA 也有一定程度的升高。

4. β_2－微球蛋白（β_2－microglobulin，β_2－MG）　β_2－微球蛋白是一种单链低分子质量蛋白，分子质量仅 1.2kDa，电泳时位于 β_2 球蛋白区带，故被命名为 β_2－MG。人体内所有有核细胞都有 β_2－MG，淋巴细胞表面含量特别丰富。由于相对分子质量小，所以容易由肾小球滤过且全部由肾近曲小管重吸收。正常人血、尿中 β_2－MG 含量很低。正常参考值：血清（3.1±0.96）mg/L，尿（0.31±0.34）mg/L，脑脊液（1.27±0.11）mg/L。肿瘤患者血清 β_2－MG 升高有以下几方面原因：①癌细胞合成 β_2－MG 增多；②癌细胞坏死释放 β_2－MG；③肿瘤患者免疫稳定遭破坏、免疫激活、淋巴细胞活性增高，使 β_2－MG 分泌增加。

临床意义：①慢性淋巴细胞白血病、非霍奇金淋巴瘤、多发性骨髓瘤患者的血、尿中 β_2－MG 明显升高，其水平与肿瘤细胞数量、生长速率、预后及疾病活动性有关。例如，骨髓瘤 $β_2$-MG 水平高于 4.0mg/L 时，预示生存时间短；高于 6.0mg/L 时，对化疗反应不敏感。②肝癌、胃癌、肠癌、肺癌患者血、尿中 $β_2$-MG 含量也会升高。③肾脏疾病如肾小管炎、肾盂肾炎尿中 $β_2$-MG 含量也会升高。④免疫系统疾病如系统性红斑狼疮、艾滋病、类风湿等血清中 $β_2$-MG 含量也会升高。

5. 血清 M 蛋白（monoclonal immunoglobulin）　血清 M 蛋白是一种结构均一的免疫球蛋白，由恶性增殖的浆细胞所分泌。此蛋白在电泳中呈基底较窄而均匀的单峰，称为副蛋白、M 蛋白或 M 成分。临床常以测定血清 M 蛋白或尿“本-周氏蛋白”对多发性骨髓瘤进行诊断或鉴别诊断。在这些患者的血中可检出大量结构均一的免疫球蛋白，应用血清免疫固定电泳可见异常蛋白峰；尿“本-周氏蛋白”以在 pH4.9 的酸性环境中加热至 40~60℃凝固，温度上升到 90~100℃时溶解，冷却至 40~60℃又出现凝固为特征。

6. 铁蛋白（ferritin）　ferritin 是一种铁结合蛋白，主要存在于网状内皮系统，其主要功能是储存和调节体内的铁代谢，正常参考值 <400μg/L。血清铁蛋白升高的原因是铁蛋白的来源增加或存在清除障碍，如患肝癌、肺癌、胰癌、白血病、霍奇金病等时，癌细胞合成的铁蛋白增加，使血清铁蛋白升高。肝癌患者治疗有效者血清铁蛋白下降，而恶化和复发者升高，持续增高则预后不良，故 ferritin 测定可作为监测疗效的手段之一，特别是对 AFP 阴性的患者尤有意义。患肝病时肝细胞受损、功能下降、清除障碍使血清铁蛋白升高，或肝细胞损害坏死，储存在肝细胞质中的铁蛋白溢入血中使血清铁蛋白升高。另外，ferritin 是一种急性时相蛋白，炎症时血清 ferritin 也会升高。

7. HER-2/neu（c-erbB_2）肿瘤蛋白　neu 基因最初从鼠神经母细胞瘤中分离得到，编码一个被命名为“p185neu”的分子质量为 185kDa 的膜糖蛋白。c-erbB_2 的产物 P185 蛋白，呈酪氨酸转氨酶激酶活性，结构类似于 EGF 受体。c-erbB_2 也称为 HER-2/neu。HER-2/neu 膜外部分可脱落进入血液，正常参考值 <15ng/mL。

临床意义：血清 HER-2 检测主要用于转移乳腺癌患者的疗效和复发监测。治疗前乳腺癌患者血清 HER-2 >15ng/mL，治疗后 HER-2 下降（<15ng/mL），提示治疗有效；如果治疗后 HER-2 变化小于 15%，提示疾病稳定无进展；如果 HER-2 水平复又升高，升高幅度 >15%，提示疾病进展或复发。

8. 核基质蛋白 22（nuclear matrix protein 22，NMP22）　NMP22 系核基质蛋白，是膀胱癌的一种新的标志物，正常参考值 <10U/mL。检测尿 NMP22 可鉴别良恶性膀胱疾病，膀胱癌患者尿 NMP22 水平显著增高，联合膀胱镜检是膀胱癌排除最佳手段。尿 NMP22 为术后膀胱癌复发预测良好指标，术后患者尿 NMP22 水平升高，提示肿瘤复发。在监测过程中尿 NMP22 阴性的膀胱癌患者可延迟膀胱镜检。但注意化疗和其他良性疾病，患者尿 NMP22 水平也可升高。

9. 人附睾蛋白 4（human epididymis protein 4，HE4）　人附睾蛋白 4（HE4）属于乳清酸性 4-二硫化中心（WFDC）蛋白家族，此蛋白大概为 20~25kDa。HE4 首先在附睾远端的上皮中被发现，并且最初认为它是一种与精子成熟相关的蛋白酶抑制剂。后来发现卵巢癌细胞高表达 HE4，可作为卵巢癌首选标志物，尤其是可作为妇女的盆腔肿瘤是良性或恶性的鉴别标志物，恶性盆腔肿瘤患者血清 HE4 水平 >140U/mL，而良性盆腔肿块 <140U/mL。HE4 与 CA125 联合使用比单独使用任一种对卵巢癌的诊断具有更为准确的预测性。血清 HE4 水平也可作为卵巢癌预后的指标，术后 HE4 水平不下降或治疗后又重升高预示预后不良或复发。另外，在子宫内膜癌早期，HE4 要比 CA125 更敏感。HE4 水平升高也见于肺腺癌，且肾衰竭、肝炎、肝硬化、肺炎等良性疾病患者血清 HE4 水平也升高。

10. 促胃液素释放肽前体（pro-gastrin-releasing peptide，ProGRP）　促胃液素释放肽前体（ProGRP）是小细胞肺癌的一个可靠的指标，具有很好的灵敏度和特异性，在特异性方面要优于 NSE。血清 ProGRP 在小细胞肺癌早期就可检测到其水平升高，所以该标志物联合血清 NSE 和影像学检查可用于小细胞肺癌高危患者的筛查。ProGRP 联合 NSE 可用于肺癌组织学鉴别诊断，如果血清 ProGRP >150pg/mL 且 NSE >15.0ng/mL，则患者诊断为小细胞肺癌可靠性高。ProGRP 可作为小细胞肺癌的预后指标，预后不良、治疗无反应或肿瘤复发者，血清 ProGRP 水平不下降或重新升高。另外，肾衰竭的患者血清 ProGRP 水平也升高。

（四）酶类

1. 前列腺特异抗原（prostate specific antigen，PSA）　PSA 是一种由前列腺上皮细胞分泌的蛋白酶，分子质量为 3.4×10^5Da 的单链糖蛋白，它只表达于人前列腺导管上皮细胞，这一严格的器官定位和细胞类型特异性使之成为前列腺癌的一种有价值的诊断标志。20% 的 PSA 以未结合形式存在，称为游离 PSA（FPSA）。用化学发光法检测的参考值为：TPSA（总 PSA）<4ng/mL，FPSA<0.86ng/mL，FPSA/TPSA>0.25。

临床意义：PSA 是目前诊断前列腺癌最敏感的指标，可用于前列腺癌的早期诊断、疗效及复发监测。①前列腺癌患者可见 PSA 浓度升高，TPSA 的血清浓度随病程进展而增高，随病程好转降低，故 PSA 是前列腺癌病程变化和疗效的重要指标。②前列腺癌患者血清 FPSA/TPSA 比值低于前列腺良性疾患。因此，测定 PSA 的类型和两者比值有利于鉴定前列腺良性和恶性疾患。FPSA/TPSA 比值下降可能是由于前列腺癌恶性度较高，若 TPSA 和 FPSA 升高，而 FPSA/TPSA 比值降低，前列腺癌可能性大；FPSA/TPSA 比值<10% 提示前列腺癌，FPSA/TPSA 比值>25% 提示前列腺增生，其特异性达 90%，正确性达 80%。5% 前列腺癌患者 TPSA 在正常水平而前列腺酸性磷酸酶升高，如两者结合检测可提高前列腺癌检出率。③前列腺炎、前列腺增生、泌尿生殖系统及肾脏疾病患者血清中 TPSA 和 FPSA 含量也会轻度升高，必须注意鉴别。

2. 前列腺酸性磷酸酶（prostatic acid phosphatase，PAP）　前列腺酸性磷酸酶是一种前列腺外分泌物中能水解磷酸酯的糖蛋白。RIA 和发光法的正常参考值≤2.0μg/L。前列腺癌时，血清 PAP 浓度明显升高，其升高程度与肿瘤发展基本成平行关系。当病情好转时，PAP 复升高常提示癌症复发、转移及预后不良。但要注意前列腺增生和前列腺炎患者也可见血清 PAP 升高。

3. 神经元特异烯醇化酶（neuron specific enolase，NSE）　神经元特异烯醇化酶是神经元和神经内分泌细胞特有的酶。它在小细胞肺癌和神经内分泌肿瘤（如神经母细胞瘤、甲状腺髓质癌等）中有过量的表达而作为肿瘤标志物。用化学发光方法测定，健康人血清参考值<15.0mg/L。

临床意义：①血清 NSE 对小细胞肺癌（SCLC）的敏感度为 80%，特异性为 80% ~90%，主要应用于小细胞肺癌患者的疗效观察和预报复发。经放疗或化疗后肿瘤缩小时 NSE 活性下降，完全缓解时财恢复正常；当病情恶化或复发时血清 NSE 活性又重新上升，一般在复发前 3 ~12 周可出现 NSE 水平升高，且早于 X 线胸透及支气管活检。②用于小细胞肺癌预后判断。在小细胞肺癌早期，血清 NSE 显著升高者预后差，治疗前 NSE 值与预后明显相关，NSE 每升高 5ng/mL 存活率大约降低 10%。由于 NSE 活性升高多见于晚期患者，故不能作为小细胞肺癌的早期诊断指标。③神经母细胞瘤 NSE 水平异常增高，可用于疗效观察、预报复发和预后评估。④嗜铬细胞瘤、胰岛细胞瘤、甲状腺髓样瘤、黑色素瘤、视网膜母细胞瘤等患者血清 NSE 也可增高。⑤精原细胞瘤的肿瘤标记，约 68.7% 转移性精原细胞瘤患者血清 NSE 水平升高。

4. 胃蛋白酶原Ⅰ、Ⅱ（PGⅠ、PGⅡ）　胃蛋白酶原（pepsinogen，PG）是胃蛋白酶的无活性前体，分子质量为 42kDa 的单链多肽。PG 依其琼脂糖电泳迁移率不同，可以分为 7 个组分，较快移向阳极的 1 ~5 组分的免疫原性近似，称为胃蛋白酶原Ⅰ（PGⅠ），主要由胃底腺的主细胞分泌；组分 6 ~7 被称为胃蛋白酶原Ⅱ（PGⅡ），由胃黏膜的腺体（包括胃底腺、胃贲门腺、胃窦幽门腺）和近端十二指肠的 Brunner 腺产生。胃蛋白酶原无活性，合成后的 PG 绝大多数释放入胃腔，在酸性胃液作用下活化成有活性的胃蛋白酶，只有少量（约 1%）PG 通过血/黏膜屏障进入血液循环。在正常人血清中的 PGⅠ浓度是 PGⅡ的 6 倍。

血清 PG 水平可反映不同部位胃黏膜的形态和功能。PGⅠ与胃酸分泌有关，可较好地反映胃壁细胞量，是检测胃泌酸细胞功能的指标。胃酸分泌增多则 PGⅠ升高，胃酸分泌减少、胃黏膜腺体萎缩或胃部分切除术后 PGⅠ降低。PGⅡ由多种腺体产生，在各种胃疾病中，血清 PGⅡ水平相对稳定。当萎缩性胃炎伴有肠化生、胃窦腺假幽门腺化生时，PGⅡ含量会随之增高。血清 PGⅠ和 PGⅠ/PGⅡ比值被认为是胃体黏膜结构和功能的重要血清学指标。

临床意义：PG 主要用于萎缩性胃炎的诊断，由于萎缩性胃炎患者是胃癌高危人群，PG 联合幽门螺杆菌和胃镜检查是目前胃癌早期筛查手段。①在 PGⅠ <70ng/mL 和 PGⅠ/PGⅡ <3.0 人群中，胃癌发生率远高于 PGⅠ和 PGⅠ/PGⅡ比值正常者，检出的胃癌有90%属于早期，远高于常规临床56.9%的早期诊断率。②血清 PG 含量还可以作为胃癌术后复发与转移的检测指标。胃癌术后血清 PGⅠ、PGⅡ数值有助于了解残胃黏膜腺体的分泌情况。对胃癌根治术后 PG 变化进行追踪调查，认为 PGⅠ、PGⅡ相对性升高是胃癌复发的临床指标之一。胃癌根治术后长期呈良性状态的患者，血清 PGⅠ、PGⅡ无明显变化；但胃癌复发时血清 PGⅠ常明显升高，因此认为血清中 PGⅠ检测对诊断复发及有无转移有意义。

（五）激素类

1. 人绒毛膜促性腺激素 - β 亚基（β - human chorionic gonadotrophin，β - HCG） 人绒毛膜促性腺激素（HCG）是胎盘滋养层细胞分泌的一种糖蛋白激素，有 α、β 两个亚基，β 亚基决定了免疫学和激素的特性。通常用 ELISA 法或化学发光法测定，参考值依检测方法不同差别很大。在非妊娠情况下正常妇女平均值 <5.0IU/L；正常孕妇早期 β - HCG 升高，直至分娩后下降。

临床意义：100% 滋养体和绒毛膜上皮癌 β - HCG 异常升高，可达 100 万 IU/L，其浓度变化可以反映癌瘤的病程和疗效，在随访中也可测定 β - HCG 以了解是否有癌的复发和转移；中度升高见于精原细胞睾丸癌，70% 的非精原细胞睾丸癌 β - HCG 低度升高（往往与 AFP 同时升高）；部分乳腺癌、卵巢癌、子宫颈癌、子宫内膜癌、肝癌、肺癌 β - HCG 轻度异常。

2. 降钙素（calcitonin，CT） 降钙素是甲状腺 C 细胞产生，由 32 个氨基酸组成的多肽，分子质量为 3.5kDa，具有调节血钙平衡的作用，与骨代谢密切相关。正常参考值 <100ng/L。

临床意义：①甲状腺髓样癌占所有甲状腺癌的 9% ~12%，甲状腺髓样癌 CT 明显升高，可达 2 000 ~5 000ng/L，相当于正常人的 650 ~16 000 倍；CT 的测定对甲状腺髓样癌有特异性诊断价值，且 CT 水平与肿瘤大小、浸润和转移有关，常用于监测甲状腺髓样癌的治疗。②其他部位的肿瘤如小细胞未分化型肺癌 CT 也升高。

3. 儿茶酚胺类物质（catecholamines，CA） 儿茶酚胺类物质是一类结构中含有儿茶酚的物质的总称，包括肾上腺素、去甲肾上腺素、香草扁桃酸（VMA）等。除了在嗜铬细胞瘤中明显升高外，70%的神经母细胞瘤中 VMA 升高。与儿茶酚胺有关的物质还包括促肾上腺皮质激素（ACTH）。ACTH 含 39 个氨基酸，分子质量 4.5kDa，由腺垂体促皮质细胞分泌。大约 70% 肺癌患者 ACTH 升高，部分胰腺癌、乳腺癌和胃肠道癌可见 ACTH 升高。

4. 激素受体 在乳腺癌患者，黄体酮和雌二醇水平并无变化，但部分患者黄体酮受体（progesterone receptor，PR）和雌二醇受体（estrogen receptor，ER）水平却增加。ASCO 推荐免疫细胞化学为统一标准最佳的方法测定此类受体。PR 和 ER 的水平可作为乳腺癌预后指标，是决定乳腺癌的治疗方案的重要依据，已成为乳腺癌诊治的常规检测项目。ER（-）/PR（-）采用内分泌治疗有效率为 9%，ER（+）/PR（-）为 32%，ER（-）/PR（+）为 53%，ER（+）/PR（+）为 71%，并且内分泌治疗有效者生存期较长、预后较好。因此，测定乳腺组织中的 ER 与 PR 对于预示内分泌治疗的效果、决定治疗方案和预后评价是极其重要的。

（六）与肿瘤相关的病毒 TM 和细菌 TM

1. 抗 EB 病毒相关抗原的抗体与鼻咽癌 EB 病毒（epstein - barr virus，EBV）是传染性单核细胞增多症的病因，该病毒与非洲儿童 Burkitt's 淋巴瘤和鼻咽癌的关系也十分密切。Burkitt's 淋巴瘤和鼻咽癌患者外周血都含有高滴度的抗 EB 病毒抗体，如衣壳抗原（VCA）、早期抗原（EA）和 EB 病毒核抗原 1（EBNA1）的抗体；这些抗体不是肿瘤细胞表达的产物，而是受 EB 病毒感染后机体免疫系统的产物，其中对鼻咽癌具诊断价值的是 IgA 抗体的升高。临床应用间接酶免疫法（IEA）或 ELISA 法测定 EBV 的 VCA - IgA、EA - IgA 和 EBNA1 - IgA 的水平，通常以阳性反应血清的最高稀释度作为相应抗体的血清滴度。

临床意义：①鼻咽癌诊断：正常人 VCA - IgA、EBNA1 - IgA 阳性率约为 10%，鼻咽癌患者的阳性率约 90%；EA - IgA 诊断鼻咽癌的特异性可达 98%，敏感性 50%。临床上通常以 VCA - IgA 和

EBNA1 - IgA 二者联合检查提高鼻咽癌诊断灵敏度。②高危人群的筛查：在鼻咽癌高发区，以 VCA - IgA 和 EBNA1 - IgA 阳性为标准划分高危人群，鼻咽癌的检出率比自然人群高 40 倍，且先于鼻咽癌确诊 4 ~46 个月即可出现阳性。有的报道将 VCA - IgA 滴度≥1 ：40 或在定期检查中抗体水平持续上升者才列入鼻咽癌高危人群范围。无论应用哪一种方式都表明，测定血清 VCA - IgA 和 EBNA1 - IgA 抗体水平已成为当前鼻咽癌流行病学监测中最有效的应用指标。③监测治疗效果：鼻咽癌患者 VCA - IgA 抗体维持高滴度的时间比较长，许多患者即使在治疗后仍可维持高滴度，可见对于大部分患者该标志物不适用于监测治疗效果。少数治疗后患者抗体水平上升往往提示癌的复发。

2. 血浆 EBV - DNA 与鼻咽癌　90% ~100% 的鼻咽癌患者血浆中可检测到 EB 病毒 DNA，而健康人群血浆 EB 病毒 DNA 检出率仅为 0 ~7%。在鼻咽癌患者接受放疗时，血浆 DNA 浓度迅速降低；当患者治愈时，血浆 EB 病毒 DNA 的浓度降到很低甚至检测不到。相反地，若放疗后 DNA 拷贝数没有降到低水平或之后又升高，则预示肿瘤对放疗不敏感或肿瘤复发、转移。real - time PCR 定量检测血浆 EBV - DNA 能很好地反映肿瘤的消长，是诊断鼻咽癌残留、复发及远处转移的敏感指标。此外放疗前血浆 EB 病毒 DNA 拷贝数可有效预测患者的预后，血浆 EB 病毒 DNA 拷贝数高的鼻咽癌患者预后比拷贝数低的鼻咽癌患者差。

3. 高危 HPV 亚型与宫颈癌　人类乳头瘤病毒（human papilloma virus，HPV）是引起生殖道感染常见的病原体，HPV 通过性行为进行传播，在 15 ~25 岁的女性极为普遍，在我国正常妇女 HPV 感染率为 20% ~46% 不等。HPV 感染的后果与 HPV 的类型有密切关系。HPV 感染分为皮肤和黏膜感染。黏膜感染中有 30 余种类型可能导致生殖道感染，根据危险度将其分为低危险性 HPV 和高危险性 HPV 两类。低危险性 HPV 可引起尖锐湿疣，致恶变概率较小；高危险性 HPV 可导致男性阴茎癌和女性宫颈癌。高危险性 HPV 主要包括 13 种亚型：HPV16、18、31、33、35、39、45、51、52、56、58、59 和 68 型。PCR 技术或杂交技术可检测高危险性 HPV DNA。

临床意义：由于 99. 8% 的宫颈癌患者可以检测到高危险性 HPV，高危险性 HPV 检测可作为宫颈癌患者的筛查指标。高危险性 HPV 阳性是可能患宫颈癌的一种重要警示，结合细胞学检查，可准确地评估妇女患宫颈癌的危险度。

4. 幽门螺杆菌（HP）与胃癌　HP 感染是慢性活动性胃炎、消化性溃疡、胃黏膜相关淋巴组织淋巴瘤和胃癌的主要致病因素。HP 的检测主要用于胃癌的筛查，HP 联合胃蛋白酶原和胃镜检查是目前胃癌早期筛查的最佳手段。HP 阳性的人群为胃癌高危人群。HP 检查的方法有：①胃黏膜（多为胃窦黏膜）做直接涂片、染色，组织切片染色及细菌培养来检测 HP；②胃活检组织尿素酶试验；③呼吸试验，^{13}C 或 ^{14}C 尿素呼气试验；④HP 抗原和抗体检测。胃活检组织检测 HP 最可靠。

（七）癌基因、抑癌基因和肿瘤相关的 miRNA

正常细胞的生长和增殖是由两大类基因调控的，一类编码正向调控信号，促进细胞生长和增生，并阻止其发生终末分化，原癌基因起这方面作用；另一类编码负调控信号，使细胞成熟、分化或凋亡，抑癌基因和凋亡基因在这方面起作用。正常情况下这两类基因的功能保持动态平衡，十分精确地调控细胞增殖和成熟，一旦这两类信号中前一类信号过强或后一类信号过弱均会使细胞生长失控而可能恶变。因此癌基因、抑癌基因及其产物都属于肿瘤标志物范畴。目前已知的癌基因和抑癌基因种类繁多，测定细胞内癌基因、抑癌基因及其表达产物的变化不仅能了解它们在肿瘤发生和发展中的作用，也可为早期监测肿瘤发生、预后评估、靶向治疗提供依据。另外，肿瘤相关 miRNA 与肿瘤的发生和发展密切相关。肿瘤转移时，肿瘤细胞进入血循环，循环肿瘤细胞检测预示肿瘤转移；这类标志物一般用分子生物学（如 PCR、real time - PCR、FISH 等）和免疫化学在组织或细胞中进行定性或定量检测。

1. 染色体易位　慢性粒细胞白血病（CML）细胞中 22 号染色体与 9 号染色体发生易位，形成的异常染色体被称为“费城染色体”（Philadelphia chromosome），是 CML 的标志。“费城染色体”的形成使 9 号染色体上 abl 癌基因受到外来的 22 号染色体中 bcr 癌基因的调节（产生 bcr/abl 融合基因）。由于 abl 癌基因为酪氨酸激酶，该酶活性提高使正常细胞内信号传导失控，促进了细胞不正常分裂。PCR 和 FISH 检测 bcr/abl 融合基因，可作为 CML 的辅助诊断和治疗指导。另外，近 80% 的白血病有某种染色体结构和数目异常，50%左右有某种染色体易位［如和 AML 存在的 t（11；19）、t（15；17）、t（8；21）、t（6；9）、inv（16）等］。这些染色体异常是诊断白血病的良好指标。

2. 表皮生长因子受体（epidermal growth factor receptor，EGFR） EGFR 是上皮生长因子（EGF）细胞增殖和信号传导的受体。EGFR 属于 erbB 受体家族的一种，该家族包括 EGFR（erbB－1），HER－2/c－neu（erbB－2）、HER－3（erbB－3）和 HER－4（erbB－4）。EGFR 也被称作 HER－1、erbB－1，是一种膜糖蛋白，属于酪氨酸激酶型受体，分子质量 170kDa。EGFR 位于细胞膜表面，通过与配体结合而激活，配体包括 EGF 合 TGFα（transforming growth factorα）。激活后，EGFR 由单体转化为二聚体。EGFR 形成二聚体后可以激活它位于细胞内的激酶通路，包括 Y992、Y1045、Y1068、Y1148、Y1173 等激活位点。这个自磷酸化过程可以引导下游信号通路的磷酸化，包括 MPAK、Akt 和 JNK 通路，从而诱导细胞增殖。许多实体肿瘤中存在 EGFR 的高表达或基因突变。EGFR 与肿瘤细胞的增殖、血管生成、肿瘤侵袭、转移及细胞凋亡的抑制有关。其可能机制有：EGFR 的高表达引起下游信号传导的增强；突变型 EGFR 受体或配体表达的增加导致 EGFR 的持续活化；自分泌的作用增强；受体下调机制的破坏；异常信号传导通路的激活等。突变型 EGFR 的作用可能包括：具有配体非依赖型受体的细胞持续活化；由于 EGFR 的某些结构域缺失而导致受体下调机制的破坏；异常信号传导通路的激活；细胞凋亡的抑制等。突变体的产生是由于 EGFR 基因的缺失、突变和重排。对于中、晚期肺癌患者，EGFR 基因突变常发生在编码 EGFR 酪氨酸激酶区域的 18～21 号外显子，其中以 19 号（缺失）和 21 号（L858R）突变为主。EGFR 基因突变患者对表皮生长因子受体酪氨酸激酶抑制剂（EGFR－TKI）如易瑞沙、特罗凯等敏感。EGFR19 外显子缺失的患者在疗效上比 EGFR21 外显子点突变者稍占优势，前者在症状改善方面也优于后者。对于晚期结直肠癌，EGFR 基因扩增和蛋白高表达的患者使用针对 EGFR 的单抗，如帕尼单抗和西妥昔单抗，靶向治疗有效。

3. ras 癌基因 ras 癌基因编码的酪氨酸激酶，位于人类 1 号染色体短臂，其表达产物为 188 个氨基酸，分子质量 21kDa，由 K－ras、H－ras 和 N－ras 组成。K－ras、H－ras 和 N－ras 三者高度同源，相互同源性达 85%。当 ras 癌基因的第 12、13、61 位碱基发生点突变，编码产物发生变化时，可导致 ras 癌基因活化。临床上 ras 癌基因点突变多见于胰腺癌、神经母细胞瘤、膀胱癌、急性白血病、消化道肿瘤、乳腺癌。上述肿瘤 ras 癌基因突变率为 15%～70%，突变后表达产物增高且和肿瘤浸润度、转移相关。

目前治疗结肠癌，特别是转移性结肠癌的药物有针对表皮生长因子受体（EGFR）的 panitumumab/帕尼单抗和 cetuximab/西妥昔单抗。大量临床研究表明，靶向药物（如西妥昔单抗和帕尼单抗）对于未发生 K－ras 基因突变的患者有效率可达到 60%，而对已发生 K－ras 基因突变的患者则完全无效。通过检测 K－ras 基因有没有突变，可以筛选出抗 EGFR（表皮生长因子受体）靶向药物治疗有效的大肠癌患者，实现肿瘤患者的个体化治疗。

4. BRAF 癌基因 BRAF（v－Raf murine sarcoma viral oncogene homolog B1）编码一种丝/苏氨酸特异性激酶，是 RAS/RAF/MEK/ERK/MAPK 通路重要的转导因子，参与调控细胞的生长、分化和凋亡等多种生化事件。在人类肿瘤的发生和发展过程中，BRAF 癌基因可能独立于 ras 癌基因而发挥作用。8%～12% 的结直肠癌患者可发生 BRAF V600E 突变，BRAF V600E 突变可导致部分 K－ras 基因野生型患者对 EGFR 单抗药物和 EGFR－TKI 治疗不敏感。因此检测肿瘤患者 BRAF 基因突变情况可用于指导 EGFR 的靶向用药。与 K－ras 基因突变不同，BRAF 基因突变还预示患者。预后不良。

5. myc 癌基因 myc 基因是从白血病病毒中发现的，与转录调节有关。myc 家族包括 C－myc、N－myc、L－myc 和 R－myc，其中 C－myc 研究最详细。C－myc 由 3 个外显子组成，编码 64kDa 的磷酸化蛋白，与特定的 DNA 序列结合而起转录因子作用，从而在细胞生长调控中起重要作用。最早在 B、T 淋巴细胞瘤、肉瘤中发现 myc 癌基因激活；随后又发现小细胞肺癌、幼儿神经母细胞瘤的临床进展和 myc 表达扩增有关，并且多见于转移的肿瘤组织。目前 myc 标志主要用于判断肿瘤的复发和转移。

6. erbB－2 癌基因 erbB－2 基因又称 HER－2/neu 基因，它属于 src 癌基因家族，和 EGFR 同源，在结构和功能上与 EGFR 相似，能激活酪氨酸激酶。它编码的蛋白为 P185，分子质量 185kDa。erbB－2

通过基因扩增而激活，多见于乳腺癌、卵巢癌和胃肠道肿瘤。免疫组化检测 erbB－2 在乳腺癌中阳性率为15%～30%。P185 过量表达的水平影响着肿瘤的分化程度及恶性行为，与肿瘤分期、扩散程度、淋巴结转移及预后有关，与临床分期呈显著正相关。对腋窝淋巴结阴性的乳腺癌患者，经单因素分析显示 erbB－2 对远处转移、无瘤生存和总生存率有明显的预后价值。研究表明，erbB－2 表达与雌激素（ER）、孕激素（PR）水平呈负相关。erbB－2 表达阳性患者无论 ER、PR 状态如何，对内分泌治疗反应均差；至少有部分 ER、PR 阳性患者对内分泌治疗不敏感。因此，erbB－2 可作为乳腺癌的分化程度、生物行为及预后的相对独立的重要指标，为临床治疗提供依据。

7. p53 抑癌基因　p53 基因是一种抑癌基因，位于 17 号染色体短臂（17p13），它在 G_1/S 期控制点起重要作用，决定细胞是否启动 DNA 合成或决定细胞是否进行程序化死亡，发挥监视细胞基因组的完整性，阻止具有癌变倾向的基因发生突变。野生型 p53 基因发生突变使这一控制作用消失，诱发肿瘤。p53 基因的产物为 P53 蛋白，是由 393 个氨基酸组成的磷酸化蛋白。p53 基因点突变常见第 175、248、273 位的碱基变异，而在肝癌细胞中 p53 基因第249 位的碱基由 G 变成 T。突变的P53 蛋白半衰期较长。由于许多肿瘤与 p53 基因异常有关，大部分肿瘤患者都可检测到突变的 P53 蛋白，尤其是乳腺癌、胃肠道肿瘤、肝癌和肺癌，阳性率为 15%～50%。

8. ALK（anaplastic lymphoma kinase）融合基因　EML4－ALK 融合基因是癌基因，能提高间变性淋巴瘤激酶（ALK）表达水平，激活 ALK 引起肿瘤细胞生长、增生、抗凋亡。其存在于3%～7%的非小细胞肺癌中，常见于不吸烟的年轻女性腺癌患者。以该癌基因为靶点的分子靶向药物 crizotinib 可显著提高肺癌患者的生存率，因此检测 ALK 融合基因可用于指导靶向药物 crizotinib 的治疗。

9. c－Kit 酪氨酸激酶和血小板衍化生长因子受体（PDGFRA）　胃肠道间质瘤（gastrointestinal stromal tumors，GIST）占胃肠道恶性肿瘤的1%～3%。GIST 对常规放射治疗和化学治疗均不敏感，主要采取外科手术和分子靶向药物治疗。伊马替尼（格列卫）是小分子酪氨酸激酶抑制剂，作为靶向药物用于治疗 GIST，可特异性抑制 c－Kit 酪氨酸激酶及血小板衍化生长因子受体（PDGFRA），抑制肿瘤细胞的增殖和诱导其凋亡。伊马替尼可用于治疗转移或不可切除的 GIST。临床研究表明，c－Kit 或 PDGFRA 基因特定位点突变的胃肠道间质瘤患者可从伊马替尼治疗中获益，因此在接受伊马替尼治疗前进行 c－Kit 和 PDGFRA 基因突变检测有助于帮助选择适合的个体化治疗方案。

10. 肿瘤相关 miRNA　miRNA 是一类在进化史上极为保守的内源性非编码小 RNA，它们通过诱导目标 mRNA 的降解或干扰蛋白质的翻译过程下调特异性基因的表达，在控制细胞的生长、分化和凋亡等方面起着非常重要的作用。许多 miRNA 与肿瘤的发生和发展有重要的关系，它们扮演着癌基因或抑癌基因的角色，称为肿瘤相关 miRNA。肿瘤患者的血浆或血清中也可以检测到肿瘤相关 miRNA，且较稳定、易于检测，常用定量荧光 PCR 技术检测。各种肿瘤患者血浆中存在肿瘤特异性 miRNA，因而检测循环 miRNA 可以辅助诊断肿瘤，如前列腺癌患者血浆 let－7c 和 let－7e；乳腺癌患者血浆 miR－10b、miR－21、miR－145 和 miR－155；结直肠癌患者血浆 miR－29a、miR－19a、miR－18a 等可作为这些肿瘤的辅助诊断，但是其诊断性能还需要临床大规模验证。另外，一些循环 miRNA 还可以作为肿瘤预后指标；与常规肿瘤标志物比较，循环 miRNA 具有较高的灵敏度和特异性，但其临床应用还需进一步验证。

（八）循环肿瘤细胞、白血病相关标志物

1. 循环肿瘤细胞（circulating tumour cell，CTC）　通常把从原发灶或转移灶脱落入血，并随机体血液循环一起转运的实体肿瘤细胞称为循环肿瘤细胞。循环肿瘤细胞的检测可有效地应用于肿瘤的诊断、化疗药物的快速评估，个体化治疗包括临床筛药、耐药性的检测、肿瘤复发的监测及肿瘤新药物的开发等。目前 CTC 的检测主要用于肿瘤转移和复发的诊断，如临床研究显示，CTC 可作为乳腺癌、前列腺癌和结直肠癌肿瘤转移和预后不良的标志物；如果 7.5mL 血液中≥5 个 CTC，则提示肿瘤转移、治疗效果不好和预后不良。循环肿瘤细胞还可用于个体化分子诊断，对于原发灶切除的肿瘤患者，循环肿瘤细胞无疑是靶向药分子诊断的最好检测材料，可以及时判断患者治疗后靶向基因或蛋白的变化，指导临床及时调整治疗方案。

2. 白血病免疫分型　至今人们尚未发现白血病的特异性抗原，但基于白血病形成的分化阻断学说，即由于分化受阻于某一阶段而形成不同亚型的白血病，所以能用正常血细胞的单克隆抗体来进行白血病的免疫分型。应用已知的单克隆抗体去鉴别细胞表面或胞质中的细胞分化抗原或免疫标志，可用于分析白血病细胞的来源及分化阶段，辅助临床白血病的诊断。白血病的抗原常用一组相关抗原来确定，流式细胞仪进行检测。白血病免疫分型常用的抗体及意义罗列如下。

T 淋巴细胞白血病：CD2、CD3、CD5、CD7。

B 淋巴细胞白血病：CD10，CD19、CD20、CD22、CD79a。

髓细胞白血病：CD13、CD35、CD11b、CD15、CD66、CD14、CD117、MPO。

红白血病：GlyA（血型糖蛋白 A）。

巨核细胞白血病：CD41、CD42、CD61。

白细胞共同抗原：CD45（淋巴细胞高表达，单核细胞、粒细胞早期造血细胞依次减弱，红细胞不表达）。

白细胞非特异性抗原：CD34（早期细胞抗原）、HLA - DR。

3. 白血病微小残留物（minimal residual disease，MRD）　白血病微小残留物是指白血病经诱导化疗获完全缓解后或骨髓移植治疗后，体内仍残留的少量白血病细胞，用一般形态学方法已难以检出白血病细胞的存在，其数量少于 10^9，这些残存的细胞即成为白血病复发的根源。MRD 的检测技术有 PCR 和流式细胞仪方法。每个患者白血病细胞的特异标志不尽相同，并且白血病细胞上还带有很多正常细胞的标志，所以如何确定白血病细胞特有的标志是 MRD 的检测关键。如果白血病细胞有特异的染色体易位或融合基因，那就首选其作为 MRD 检测标志物。如果是没有染色体易位或融合基因的白血病患者，首先要在初诊时分析白血病细胞的十几种标志，然后找出几种标志的特定组合作为该白血病细胞 MRD 检测的特有标志。临床意义：①MRD 检测有利于更早地预测白血病的复发，指导白血病的临床治疗，根据体内白血病细胞多少以决定是继续化疗或停止治疗；②有利于较早发现白血病细胞是否耐药，并依此指导临床选用更敏感、更具杀伤力的治疗措施；③有助于评价自体造血干细胞移植的净化效果。白血病需要多次巩固和强化治疗以进一步减少体内白血病细胞的数量。研究表明，如果治疗第 33 天的 MRD 能达 10^4 以下，今后复发的可能性就非常小了；如果 MRD 到第 12 周还在 10^4 以上，复发的可能性就较大。

（王　磊）

第三章

肿瘤的综合治疗

第一节 概述

恶性肿瘤是严重威胁人类生命健康、危害家庭和社会的主要疾病之一，其发病率的逐年增高，使现代医学面临严峻的挑战。近四十多年来肿瘤的治疗已进入综合治疗（multimodality therapy）时代，迄今，国际肿瘤学界专家认为大多数肿瘤综合治疗疗效优于单一治疗，多数临床肿瘤学专著有介绍肿瘤综合治疗的专章。在日本，将综合治疗称为多学科治疗或集学治疗，综合治疗的目的和意义在于，结合各学科所长，互相学习与补充，共同配合，让患者得到更好的治疗结果，符合医学伦理和医学的进步要求。我国传统医学也是最经典的综合治疗的典范，即辨证论治、扶正祛邪、治疗疾病。因此，在我国更应该发挥这一传统优势，利用现有的治疗手段，提高肿瘤综合治疗的水平，为世界医学做出更大贡献。

肿瘤的综合治疗需要多学科的共同参与和良好合作。一个成功的综合治疗团队，关键在于团队成员的心态，包括谦虚、宽容、适应性和对不同方法的接受与鉴赏力。没有一种学科和一位专家是全能的，多学科综合治疗团队成员充分信任、友爱互助是至关重要的。在临床上，通常是由综合治疗团队的首诊专家来决定治疗方案。首诊专家应当在决策之前，尤其是在造成不可逆转的后果之前，先听听团队同事及参加会诊医师的意见，再决定取舍治疗方案。一个正式的肿瘤学会议通常要使讨论规范化，从而减少个人偏见和与以往经验的冲突，应尽量争取做到针对每一个患者的个体化。

多学科肿瘤学，是综合多学科肿瘤学专家的意见，相互获认可，从而形成权威的个体化治疗方案，其特点是能兼容多学科的个人附加功能。多学科肿瘤学的重要贡献，是建立学科之间的对话关系，为处理临床问题提供科学依据。多学科肿瘤学会议有时会改变首诊专家的意见和计划，最终改变该治疗方案。因此，确诊为肿瘤后，就通过多学科肿瘤学专家共同制订治疗方案，不但能有计划地、合理地应用现有的治疗手段，而且所花费的治疗时间最短，从而减少患者的经济负担，获得最好的治疗结果。

肿瘤专科医师经常会遇到接受其他学科单一治疗后的患者，肿瘤内科或放射肿瘤科专家应当清楚，一般讲，在对患者采取完全的外科治疗之前，必须先接受多学科肿瘤专家的全面分析，了解疾病进展趋势和进行正确诊断。

多学科肿瘤学意味着各学科间相辅相成，可以达到互补。多学科肿瘤学也是肿瘤学发展的必然趋势。本章节主要讨论综合治疗的基本理念和如何更好地进行肿瘤的综合治疗。

（王　磊）

第二节 肿瘤综合治疗的概念

临床实践告诉我们，肿瘤临床治疗的现状很难让肿瘤治疗结果取得满意疗效，总体看，大约50%的恶性肿瘤可以治愈，而还有约50%的恶性肿瘤难以治愈，特别是单一手段不能达到最佳疗效，单一放疗或化疗在肿瘤治疗中均只有20%左右的贡献率。因此，近年来人们越来越多地认识到多学科协作更符合肿瘤个体化治疗原则。

随着医学科学的发展和临床实践，肿瘤的治疗已经进入了肿瘤综合治疗时代，单一学科的治疗脱离了肿瘤发生发展的规律，并将肿瘤这全身性系统化疾病简单化，使其治疗尚停留在对单一疾病认识上。因此，单一治疗仅适于一些早期局限期肿瘤和个别特殊类型的肿瘤患者，绝大多数肿瘤需要综合治疗，在多学科综合治疗上，人们已认识并尝试到了综合治疗的优点，为取得更好的临床治疗结果，术前、术后放疗，术前新辅助化疗，放疗联合序贯化疗等疗法应运而生，纵观临床肿瘤学的研究进展，综合治疗在其中发挥着重要作用。肿瘤的临床治疗模式也已从单一治疗发展到多种治疗手段的联合治疗，使临床常见恶性肿瘤的治愈率不断提高。

一、肿瘤综合治疗的概念

肿瘤综合治疗的概念被学界所公认，即是根据患者的全身情况、肿瘤的病理类型、侵犯范围（病期）和发展趋势，有计划地、合理地应用现有的治疗手段，以期较大幅度地提高肿瘤治愈率、延长生存期、提高患者生活质量。综合治疗所提及的治疗手段并不是简单的各种治疗手段的叠加，综合治疗方案的制订要在全面掌握患者各种临床资料的基础上，根据患者的机体状况、肿瘤的病理类型、侵犯范围与分期，经过多学科医生的全面综合分析和充分讨论协商，共同制订出一个周密的、科学的诊疗计划，特点是各种治疗手段的先后顺序，将患者的整个治疗过程有机地联系在一起，不能脱节、停顿，更不能半途而废。同时，要求各个学科对其相关学科的成果和特长有所了解，要善于应用这些成果和特长来对本学科的治疗加以补充、完善和提高，通过学科间密切协作，来共同完成对肿瘤患者的综合治疗。

肿瘤的综合治疗不是手术治疗、化疗、放疗、生物治疗和中医药治疗等多种治疗方法的简单组合和叠加，而是一个有计划、有步骤、有顺序的个体化治疗集合体，是一个系统的治疗过程，需要手术、放疗和化疗等多学科有效地协作才能顺利完成。虽然综合治疗方案制订后不是一成不变的固定治疗模式，在具体诊治过程中可能会随着诊断的逐步完善和疗效的差异等予以适当调整，如术前制订的综合治疗方案可能会根据手术情况和术后病理检查结果予以适当调整，但每次治疗方案的调整都应有科学依据。

二、多学科综合治疗协作组

多学科综合治疗协作组（multi－disciplinary team，MDT）是肿瘤综合治疗的基础，需要多学科的参与，需要不同学科专业对肿瘤学专业的共同认识，更需要学科之间的团结协作。其基本组成包括：肿瘤外科医师、肿瘤内科医师、肿瘤放射治疗医师、病理医师、放射诊断医师、肿瘤生物学和分子生物学研究人员、普通内科医师、护士以及社会工作者等。国外倡导更多学科的人员参与，诸如心理学家、物理治疗师、语言治疗师等。MDT的组成多数肿瘤学家能够理解和易于接受，如何开展和实施肿瘤的综合治疗是临床工作的难点。专业的偏见和对肿瘤综合治疗内涵理解的差异是影响综合治疗开展的主要因素。克服专业偏见，加强不同学科间沟通、互动和良好协作才能确保肿瘤综合治疗的有效运行。多学科综合治疗协作组是实现“有计划地，合理地应用现有治疗手段”进行肿瘤综合治疗的组织保障。

三、肿瘤综合治疗的目的

肿瘤治疗的理想目标是治愈肿瘤，恢复身心健康，使肿瘤患者回归社会。但目前针对难以治愈和对治疗反应差的患者，常是姑息治疗，以减轻症状和提高生活质量，而不是治愈。理想的姑息治疗的目标是：减慢肿瘤进展，控制疼痛和其他症状，延长生命和提高患者的生存质量。

一旦确诊为肿瘤后，需要进行系统而全面的辅助检查。如果肿瘤有治愈的可能，就应以根治为目的，采用各种有效的治疗方法予以积极治疗，争取达到治愈。但由于现阶段许多晚期肿瘤的治疗属于姑息性治疗，以延长患者的生存时间、提高生活质量为基本目标，是对所患疾病已经治疗无效的癌症患者的一种积极的、全面的医疗照顾，其中，对患者症状控制，尤其是疼痛症状，以及心理的、社会的和精神的问题处理成为首要关注。某些姑息性治疗措施可以与根治性治疗手段一起应用于疾病的早期阶段。因此，在制订综合治疗方案时不仅要重视患者的近期疗效，更要重视患者的远期疗效和生活质量。

然而，并不是所有的肿瘤都需要综合治疗，有些没有播散的早期肿瘤和转移率低的局限性肿瘤，单一治疗方法就能取得良好的治疗效果，一般就不需要进行综合治疗。如皮肤基底细胞癌的转移率很低，单一手术治疗常常能治愈，术后就不必选用放疗、化疗等进行综合治疗。胃黏膜内癌单纯手术切除的5年生存率接近100%，手术后也不必选用化疗、放疗等手段进行综合治疗。

四、肿瘤的个体化治疗

肿瘤个体化治疗对于我们来说其实并不陌生。我国传统医学在对疾病的诊断和治疗当中，“辨证论治”的理念贯穿始终，这里的“辨证论治”其实就是我们所讲的个体化医学诊疗模式。

我们现代所提倡的肿瘤的个体化诊疗，是指对于肿瘤患者的诊断和治疗要采取个体化的方案。以往的肿瘤治疗当中存在一种错误的观念，即总是把肿瘤当成一种单一病因的一般疾病来治疗，治疗效果往往不好。近年来，医学界根据患者的机体状况、病理类型、分子分型、病理分期、医疗条件等因素，将不同患者、不同肿瘤的治疗原则和方案区别开来，这与中医的同病异治和辨证论治的观点是基本一致的。肿瘤患者之间具有个体差异即异质性，因此在临床医疗实践中对每个患者进行个体化治疗是获得最佳治疗效果的关键。肿瘤的异质性包括肿瘤的空间异质性、时间异质性、解剖异质性、结构异质性、基因异质性和功能异质性等，这些个体化特性决定了我们在对肿瘤的诊疗过程中应该采取“具体问题，具体分析”的原则。

开展肿瘤的个体化治疗，一直是肿瘤学界努力的方向。实施个体化治疗，要求根据患者具体情况，不同病期、不同年龄、不同耐受、不同个体等，给予不同方案的治疗以期达到最理想的治疗效果。个体化治疗是未来肿瘤治疗的主要方式。

（王　磊）

第三节　主要综合治疗模式

手术、放疗和化疗依然是当前治疗恶性肿瘤的主要方法；生物治疗、基因治疗、靶向治疗、中医药治疗等在肿瘤治疗中的作用也不容忽视。综合治疗已是目前肿瘤治疗的发展趋势，各种治疗手段的合理结合可以给大部分恶性肿瘤患者带来比较理想的治疗结果，相当一部分肿瘤可以达到治愈。肿瘤的综合治疗模式有多种，在临床应用时应根据患者的全身情况和所患肿瘤的具体情况，合理选用适当的综合治疗模式，以期取得最佳的治疗效果。

从历史来看，手术是第一种根治肿瘤的方法。对于某些局限性肿瘤，单用手术切除即可治愈。但很多患者单靠手术治疗不能防止肿瘤复发和远处转移，这是肿瘤疾病本身的侵袭性和转移性所决定；有些患者即使做了“超根治术”，也不能取得根治性疗效。如果手术合并放射治疗或化学治疗，即使是姑息性手术，也能使很多肿瘤取得较好效果。放射治疗目前虽已能根治多种肿瘤，但还有一定的局限性，主要由肿瘤与邻近器官组织受量比所决定，如配合其他治疗方法，在同样治疗剂量下疗效可以大大提高。化学治疗的发展历史相对较短，它对于消灭某些肿瘤的远处转移或防止复发，有其独到之处。目前单独应用在多数肿瘤中处于姑息性治疗的水平，但对于某些肿瘤已取得了相当高的治愈率。因此多数学者认为，化学治疗正在从姑息性治疗向根治水平过渡。化疗的缺点在于它对肿瘤细胞的选择性抑制作用不强，全身用药不良反应大，特别是对增生活跃的组织系统产生较大危害。中医治疗肿瘤强调“扶正祛邪”，在调动机体的抗病能力、减轻其他治疗的不良反应方面，有着独特的长处，但对肿瘤的局部控制作用一般较差。随着肿瘤免疫学的发展，多种生物反应调节剂（biological response modifiers，BRM）正进入临床试用，其作用属于0级动力学，即一定的免疫活性细胞或抗体可以杀灭一定数量的细胞。而常用化疗药物多属于一级动力学，即仅能够杀灭一定比例的肿瘤细胞。人们寄希望于通过调节免疫功能消灭残存的为数不多的肿瘤细胞，也正是手术、放疗或化疗难以解决的那些肿瘤细胞，从而在一定程度上提高治愈率。肿瘤疫苗是近年来国内外研究的热点之一，其原理是通过激活患者自身免疫系统，以达到清除或控制肿瘤的目的。随着分子生物学和基因工程的发展，目前已有许多各种高纯度的细胞因子，特别是干扰素、白细胞介素和集落刺激因子，为肿瘤治疗开拓了新途径。特别令人鼓舞的是新的靶向治疗药物的出现使得生物治疗领域发生了根本性的变化，某些靶向治疗药物的疗效已经不逊色于传统的化疗，而且毒性相对较低。传统的观念受到挑战，靶向治疗药物可以在综合治疗的早期就得到应用，或者与化疗同时使用，使患者可以更早、更多的从中获益。分子靶向治疗已不再是常规治疗手段失败后的补救手段，而应与各种常规手段有机配合，各自发挥其作用而完成综合治疗的总体任务。目前，有多种分子靶向类新药正进行临床研究，相信今后还会有大量的靶向药物出现，疗效还会进一步提高。此外，肿瘤化学预防甚至基因预防也已进入临床。

一、手术+辅助治疗

近年来，随着器械的改进和麻醉学的进步，肿瘤的手术治疗取得了较大进步。肿瘤手术治疗的趋势是切除范围越来越小，更加注重保存器官功能和提高生存质量，术后根据手术情况和病理检查结果，合理选用化疗、放疗、生物学治疗和中医药治疗等综合治疗，以消灭体内可能存在的亚临床转移灶、巩固手术疗效，最终达到治愈目的。该模式适用于大多数早期和中期实体瘤的治疗，如乳腺癌、胃癌、食管癌、大肠癌、非小细胞肺癌、子宫颈癌等。

乳腺癌是这种治疗模式的一个成功范例，如临床确诊为早期乳腺癌，首先选用改良根治性手术，切除乳腺癌的原发灶和腋窝淋巴结等，术后根据手术情况、月经状态、激素受体测定结果和病理检查结果等合理选用内分泌治疗、化学治疗、放射治疗、分子靶向治疗和中医药治疗等进行综合治疗，以消灭体内存在的亚临床转移灶，最终达到治愈。研究表明，乳腺癌术后如果具有腋窝淋巴结转移、肿瘤直径>1cm、低分化癌、血管癌栓和淋巴管癌栓等其中一项或多项时，就应考虑在术后使用内分泌治疗、化疗、放疗或分子靶向治疗等进行综合治疗，以减少手术后复发。正是由于有了综合治疗的理念和临床实践，Ⅱ期、Ⅲ期乳腺癌的治愈率不断提高，术后患者的生活质量也得到明显改善。

二、术前化学治疗/放射治疗+手术

这种模式的基本治疗策略是临床确诊为肿瘤后，先进行阶段性化学治疗和（或）放射治疗后再进行手术。适用于各期骨肉瘤、中晚期乳腺癌、ⅢA期以上肺癌及以期保留器官功能的头颈部肿瘤等。对于局部肿瘤较大或是已有区域性转移的肿瘤，可先做化学治疗或放射治疗，再行手术。对有些肿瘤局部较晚但尚无远处转移的患者，一个较小的手术与放疗综合常可取得良好疗效和较佳生活质量。晚期的乳腺癌先期化学治疗，待肿瘤局限后再手术，可缩小手术范围，术后根据肿瘤边界和淋巴结转移情况进行放射治疗和（或）化学治疗，提高生存质量和治愈率。这方面的工作多年来逐渐被多数实体瘤治疗所接受，尤其是骨肉瘤、睾丸肿瘤和卵巢癌几乎已成为常规方法。骨肉瘤尽管可通过截肢局部切除，但多数学者均主张先做术前化疗，以后再手术，这样可以明显提高治愈率。不能手术，甚至已发生转移的睾丸肿瘤和卵巢肿瘤，先期化学治疗和（或）放射治疗后再手术，也已证明可以提高治愈率。美国学者通过术前化疗治疗非小细胞肺癌，5年治愈率可达44%，引起广泛兴趣。先期化疗是1980年由意大利学者Bonadonna提出的。随后欧美国家对乳腺癌、食管癌、胃癌、大肠癌和非小细胞肺癌开展了随机对照研究，使之成为热门课题，也在一定程度上代表了一种新的趋势。

此外，有的肺鳞癌患者可能伴有肺不张及感染，甚或伴有肺门和（或）纵隔淋巴结肿大，这些患者也可先放射治疗使肿瘤缩小、支气管通畅、炎症吸收后再行手术。这类患者纵隔淋巴结肿大并不一定意味着转移，因为炎症同样可以引起淋巴结炎而肿大。对少数患者开展这样的治疗，在手术后再根据情况进行纵隔淋巴区域照射及化疗，同样可以治愈。小细胞肺癌，国内外众多的经验都说明在化疗后手术能够提高治愈率，这样做的结果是化疗最大限度地杀伤肿瘤，手术切除了那些耐药的残存肿瘤细胞，会减少肿瘤的局部复发，减少放疗后放射性肺纤维变。

我们相信，随着其他治疗手段疗效的提高，肿瘤外科根治性手术的原则，将会被不断打破，肿瘤手术的适应证将扩大，而手术范围缩小，治愈率不断提高。

为解除患者放化疗后引起的并发症，如放疗后的肠狭窄、梗阻，瘢痕挛缩导致的肢体运动障碍，化疗引起的肠麻痹等，必要时亦可施行姑息性手术。

三、放疗和化疗的综合治疗

对于不能手术的患者，在放疗和化疗的安排上，多数学者主张最好先化疗，或者化疗与放疗同时进行。主要是因为放疗后的纤维化会在一定程度上引起放射靶区血管闭塞，使化疗药物很难进入。但在有些情况下，如上腔静脉压迫、颅内转移和骨转移等，为了尽快缓解情也可先放疗。

主要的放疗和化疗的综合治疗的模式有：①诱导化疗后放射治疗，如鼻咽癌；②同步放化疗，如子宫颈癌、肺癌的放射治疗；③“夹心”放射治疗，如小细胞肺癌，通常根据肿瘤的生物学特性，转移规律制定。美国国家综合癌症网（National Comprehensive Cancer Network，NCCN）指南小组在2007年已达成共识，将同步放化疗作为ⅡB期以上子宫颈癌患者的最佳选择。对于局限期小细胞肺癌，有专家称其规范治疗是化疗、放疗“夹心”疗法，即几个周期化疗后给予局部放疗，然后再进行几个周期化疗。对于仅有孤立癌瘤而无局部扩散、转移的局部期小细胞肺癌患者，可先进行化疗，之后再全面检查，若癌瘤缩小且仍未出现扩散、转移，可手术切除，然后再进行化疗，并对头颅进行预防性放疗，以避免小细胞肺癌最易出现的颅脑转移。

四、生物靶向治疗的应用

目前除个别病例外，尚无资料证明单用生物治疗可以治愈晚期癌症，所以多作为辅助应用，近年来已经取得很好的成果。

随着分子生物学技术的发展，在细胞受体与增生调控的分子水平对肿瘤发生机制有了进一步认识，以细胞受体、关键基因和调控分子为靶点的治疗开始进入临床，称为分子靶向治疗（molecular targeted therapy）。今天，分子靶向治疗已凭其特异性、针对性和有效性，以及患者耐受性好、毒副反应轻的特点，在肿瘤治疗中取得很大成功，并逐步成为国内外肿瘤治疗领域的热点。这些领域包括表皮生长因子受体（EGFR）抑制剂、针对某些特定细胞标志物的单克隆抗体、针对某些癌基因和癌细胞遗传学标志的药物、抗肿瘤血管生成药物等，这些药物的单独应用或配合化疗，被认为是近几年的一大突破。

自美国FDA于1998年10月批准曲妥珠单抗用于治疗Her-2过表达的转移性乳腺癌以来，又有曲妥珠单抗可使约1/4的难治性乳腺癌患者得到有效治疗，并延长其生存期。术后应用赫赛汀联合紫杉类使乳腺癌复发风险下降46%~52%，死亡风险下降1/3，成为靶向治疗作为术后辅助治疗的突破。

靶向治疗最成功的范例是甲磺酸伊马替尼，该药是第一个特异定位于分子改变的抗癌药物，对慢性髓性白血病有卓越疗效。血管内皮生长因子（VEGF）人源化单克隆抗体贝伐单抗用于治疗晚期结直肠癌的疗效显著，被认为是自伊马替尼以来靶向治疗的又一重要成果，使肿瘤学研究进入了一个崭新的阶段。

西妥昔单抗是第一个获准上市的特异性表皮生长因子受体（EGFR）单抗，在EGFR阳性肿瘤中发挥出色的抗癌活性，成为第一个获准用于头颈部肿瘤治疗的药物。厄洛替尼是第一个被证实可延长患者生存期的EGFR抑制剂，2004年报告的Ⅲ期临床试验中，厄洛替尼治疗局部进展或转移性非小细胞肺癌（NSCLC），可延长患者生存期，提高生活质量，很多专家将该研究誉为里程碑式的研究。索拉非尼可改善晚期肝癌患者生存质量，这被誉为晚期肝癌治疗上的一个突破性进展和里程碑，真正开创了肝癌靶向治疗的新时代。这些都是肿瘤治疗中划时代的伟大进步。

从人参中提取的有效成分Rg3，也有提高化疗疗效的作用。此外，还有很多中药都具有对抗肿瘤新生血管的作用，包括姜黄素、青蒿琥酯、熊果酸、苦参碱、茶多酚、灵芝多糖、红素、云芝多糖等，值得进一步研究。现有的靶向药物不断在新的肿瘤中应用，新的分子靶向药物不断涌现，并不断取得令人瞩目的成果，分子靶向治疗在肿瘤治疗中扮演着越来越重要的角色。肿瘤的治疗正在进入一个崭新的时期，我们在欣喜的同时还必须注意到，生物和靶向治疗领域还有更多的问题没有解决，更多的现象有待解释，更多的基础理论需要阐明，各种新药的近期、远期不良反应也需要长期密切观察。我们面临的是一个更具挑战性的领域。

五、以循证医学为依据指导治疗

近年来，医学模式已由单纯生物医学模式转变为生物－心理－社会医学模式，由经验医学（expenence medicine）转变为以证据为基础的循证医学（evidence－based medicine，EBM）。2000 年著名流行病学家 David Sackett 教授将 EBM 定义为“谨慎、准确和明智地应用当前所能获得的最好研究证据，结合临床医生的个人专业技能和多年临床经验，考虑患者的经济承受能力和意愿，将这三者完美结合，做出治疗决策”。在肿瘤的临床诊疗过程中，由于每一个肿瘤患者除有各自特异的病情特点外，也有很多或更多与同类肿瘤患者相似的共性，处理这种共性也是个体化治疗中非常重要的一面。因此，需要将证据、临床经验及患者的价值观结合起来，综合考虑后再做出临床决策。

肿瘤基因异质性的存在，决定了肿瘤细胞的功能异质性。即使有了很完善的标准化治疗规范，对个体患者的治疗还是要根据其个体特殊性给予个体化治疗。循证医学和个体化治疗看似矛盾实际上是统一的整体，在临床医疗过程中，需根据患者的个体特点和医疗条件，应用循证医学的理念，为患者实施最佳的治疗方案，使患者得到最好的治疗效果。

21 世纪是个体化医学的时代，相信这种建立在循证医学基础上、以基因组学和蛋白质组学为依托的规范化、个体化肿瘤综合诊疗新模式，加上每个肿瘤医务工作者的共同努力，将有望实现我们攻克癌症的美好期望。

（王　磊）

第四节　综合治疗的基本原则

恶性肿瘤是全身病变的局部表现，通常讲，肿瘤分化程度越高，恶性程度越低；反之，肿瘤分化程度越低，恶性程度越高；一些病理类型的肿瘤比较局限，播散倾向较小，而另一些病理类型的肿瘤则具有明显的播散倾向；甚至有些肿瘤，虽然病变表现比较局限，或是属于早期病变，但潜在播散的可能性却很大。

恶性肿瘤治疗失败的原因：①局部治疗不彻底，或是在不成功地治疗后局部复发；②没有被发现的远处转移播散；③机体免疫功能降低导致肿瘤复发播散转移。因此，必须要按照医学伦理学“医乃仁术”和循证医学谨慎、准确、明智地利用当前所能获得的最好研究证据，结合个人专业技能和多年的临床经验，同时要考虑患者的经济承受能力和意愿，这三者有机结合，以最优化的原则来做出具体的治疗决策。对每一个具体病例而言，科学、合理地个体化治疗方案则是较大幅度提高恶性肿瘤治愈率的前提和取得恶性肿瘤最佳治疗效果的保证。

综合治疗的基本原则主要包括治疗目的要明确，安排要合理，安排的顺序要符合肿瘤细胞生物学规律。正确处理患者与肿瘤、局限与播散、收益与负担之间的关系是综合治疗的基础。在充分衡量正邪之间、局限与播散及权衡得失的情况下，如何制订合理地、有计划地综合治疗方案也很重要，这需要通过多学科的医师充分讨论协商。多学科综合治疗组无疑是一个很好的形式，它体现了医师共同协作、一切为患者的精神。肿瘤是一类很不均一的疾病，不同部位的肿瘤，甚至同一部位肿瘤患者的生物学行为也可以存在很大差异。因此，充分了解每一个患者的机体状况（包括各种器官、内分泌和免疫功能等）、肿瘤的各种特点（包括分子生物学、受体和功能及侵犯范围），从而使治疗充分合理和个体化，最终提高治愈率。在具备各种治疗手段的肿瘤专科，医师会以肿瘤的综合治疗为原则，从患者的最大利益出发，根据患者的具体情况和医师的临床经验，采用最合理有效的一种或几种治疗手段来进行综合治疗，以达到最理想的治疗效果。

1. 患者与肿瘤　患者与肿瘤是指患者的身体状况，特别是免疫和骨髓功能，与肿瘤的病理类型、病期、发展趋势之间的对比。肿瘤患者大多身体状况差，免疫功能低下，而肿瘤的生长、发展却比较快，是一种正虚邪实的表现。所以，在决定治疗方案时就必须要遵照扶正祛邪、攻补兼施的要求，即在手术切除肿瘤或放、化疗杀灭肿瘤细胞的同时，不要忘记保护机体的免疫和骨髓功能，以及肝、肾等重要脏器的功能。祛邪是治疗肿瘤的目的，扶正则是为实现这一目的而创造条件。若单纯强调扶正而忽略了祛邪，其结果则会姑息养奸、助长邪气，促进肿瘤生长和病期进展；若单纯强调祛邪，其结果肿瘤可能被消灭了，但患者的正气严重受挫，甚至丧失了元气，这就失去了祛邪的真正意义。同时，给肿瘤患者以心理安慰、生活照顾和相关医学知识的宣教，使他们保持良好的心理状态，树立战胜疾病的信心和决心，调动患者及其周围的一切积极因素，全力支持和配合临床治疗，共同追求最佳、完美的治疗结果。

2. 局限与播散　临床上，对于比较局限、播散倾向又很小的肿瘤，一般是先手术，然后再根据手术情况和肿瘤的病理类型决定是否需要继续治疗，以及还需要什么治疗；对于比较局限，但有明显播散倾向的肿瘤，一般是在手术或局部放疗后，再进行正规的内科治疗；对于表面上局限，但潜在播散可能很大的和（或）已有区域性转移的肿瘤，一般应先给予全身和局部控制，进行术前新辅助化疗或局部照射，然后再手术，术后继续化疗或局部照射；对于已经有明确播散或暂时丧失手术时机的肿瘤，一般应以内科治疗为主。其中，有些晚期肿瘤如直肠癌、卵巢癌等，在经过化疗和（或）放疗使肿瘤得到一定程度的控制后，还可以通过手术切除来提高治疗效果。所以，既重视局部治疗，也重视全身治疗，两者有机配合才能提高总体疗效。

3. 收益与负担　利用手术、放疗、化疗、生物治疗和中医药治疗等手段治疗肿瘤，患者可以从中获得很大益处。但是，这些方法在治疗肿瘤的同时，也给患者带来程度不同的负面影响或负担。这就要求在选择治疗时，不仅要在主观上、动机上，而且要在客观上、行动效果上对患者确实有益，且不产生伤害。在获得最佳疗效的前提下，对患者的负面影响减至最小，起码应该是患者的身体和精神上能够承受和接受。同时，每项治疗都应当符合成本、效益的原则，即无论是治疗效果还是成本费用上，均应符合以最小的代价取得最大的效果这个临床诊疗过程中最普遍、最基本的要求。

（张　坤）

第五节　实施条件和存在的问题

一、我国肿瘤治疗的现状

恶性肿瘤是威胁人类生命的第二大疾病，其死亡率约占死亡总人数的22.32%。倡导恶性肿瘤多学科综合治疗的理念已有半个世纪，得到了广大临床肿瘤学工作者的认同，但是目前我国恶性肿瘤综合治疗现状不尽如人意。目前，要提高肿瘤治愈率，只有两条路可走：一是早期发现，二是综合治疗。但时至今日历时数十载，肿瘤综合治疗发展却步履蹒跚。

我国每年新增的肿瘤患者约200万以上，且有逐年上升的趋势。与此同时，从事肿瘤治疗的专业医务人员及专业科室没有得到相应发展，很多肿瘤科医师并没有经过严格的训，没有达到肿瘤专科医师的标准，这样往往难以对肿瘤患者做出正确的诊断。即使诊断正确，也难以按照目前最科学、最合理、通过循证医学研究制订出来的肿瘤诊治指南给患者最好的治疗。这样就会延误患者病情，造成肿瘤治疗的不专业、不规范。不具备专科医师资质的医务人员在临床上的漏诊、误诊和低水平重复诊治，造成对人民健康的损害和卫生资源的极大浪费。

另外，我国城乡医院医疗水平差别大，多数医院医师没有专科医师资质。而肿瘤治疗是一个长期的、多学科综合的诊疗过程，应该由肿瘤专科医师制订诊疗计划、多个科室相互配合进行。但目前我国肿瘤治疗存在较大的随意性和不规范性，各科医师对就诊的肿瘤患者，往往不能够根据病情选择合适、规范的综合治疗手段，而多采用“先入为主”的单一的治疗手段，如单纯的放疗、化疗等。有些患者由于缺乏医学知识和肿瘤专科医师的正确指导，常被一些虚假的医药广告蒙骗，这样不仅延误了治疗时机，更大大地加重了患者的经济负担。在欧美等实行了多年专科医师制度的国家，绝大多数肿瘤患者都有机会接受标准和规范的多学科综合治疗，这些国家肿瘤患者5年生存率高达68%，而在我国则不足50%。

近年来，我国医学界逐步认识到肿瘤治疗不规范的严重性，许多专家开始呼吁肿瘤的规范化治疗，包括建立肿瘤治疗机构和肿瘤专科医师的准入制度、肿瘤专科医师规范化培训的制度和推广肿瘤规范化诊疗指南等。因此，我们强调肿瘤诊疗的规范化，强调培养合格的肿瘤专科医师、以期合理地、有计划地开展肿瘤多学科规范化综合治疗，最大幅度地提高治愈率和改善生活质量。

恶性肿瘤的综合治疗不仅仅涉及医院内部多学科、多部门的有机合作，同时涉及医院、患者、医疗保险机构（包括政府机构或商业医疗保险机构）三者利益关系，另外，医师的知识结构对其实施也起着关键性作用。所以，要走出恶性肿瘤综合治疗的困境，还有很长的路要走，其中有赖于医保制度及肿瘤专科医师培训制度的完善。另一方面随着医疗保险制度的实施和医疗保障水平的不断提高，是实施恶性肿瘤多学科综合治疗的根本保障。

二、肿瘤专科医师与肿瘤综合治疗实施

（一）合格肿瘤专科医师是肿瘤综合治疗的基础

肿瘤学作为临床二级学科，有其独特的理论体系，要实施规范的多学科综合治疗，需要有包括肿瘤外科学、肿瘤内科学、放射肿瘤学和相关基础学科等三级学科的专科团队合作，而不同的治疗手段还有不同的肿瘤专科医师实施，这样才可以在最大程度上确保治疗的专业性和有效性。

一名合格的肿瘤专科医师，需要具备普通专科的基础知识和基本技能，还应具备扎实的本专业基础理论和基本技能，因此肿瘤专科医师培训制度和准入制度很有必要。近年来，部分医学高等学校，本科起开设肿瘤学课程，肿瘤学作为独立学科越来越受到重视。

肿瘤专科医师制度在发达的欧美等国家已推行将近百年，在我国还是起步阶段。目前我国尚无规范的专科医师制度，现行的专科医师职称、职务认证和管理基本上是基于实行多年的医疗行业惯例分属于内科学、外科学领域。从整体上来看，难以使整个专科医师队伍诊疗水平得到全面提高。

随着医学技术的飞速发展和医学观念的更新，学科的划分越来越细，临床上对执业医师的要求也越来越高，要想成为一名真正地执业医师就必须具备专科医师的素质。目前，我国的专科医师培训制度才刚开始制定，还有很多需要不断完善的地方，肿瘤专科医师是培训重点。

我们需要培养相应的肿瘤专科医师，如肿瘤外科医师、肿瘤放疗医师、肿瘤内科医师、肿瘤妇科医师等，根据不同的专科要求进行有目的、有方向的针对性训练，力争使肿瘤专科医师在本专业上具有突出的专业能力和丰富的临床经验。合格的肿瘤专科医师还应对本专业以外的其他肿瘤治疗手段、技术均有一定的了解，这样才能根据患者的具体情况选择合适的治疗措施。

（二）专科医师培养和准入

专科医师培养和准入制度是国际医学界公认的医学生毕业后的医学教育制度。美国是世界上最早实施专科医师准入管理制度的国家之一。1917 年，美国组建了第一个专科医师委员会——眼科医师委员会。20 世纪中期以后，德国、英国、法国等西欧国家，以及我国台湾和香港等地区亦逐步建立并推行了专科医师准入管理制度。实践证明，建立专科医师培养和准入制度是提高医学人才素质、保障医疗服务质量的有效机制。目前，我国虽然建立了执业医师资格考试和住院医师规范化培训制度，但与之衔接的专科医师准入制度尚未建立，不具备专科医师资格的医务人员上岗行医，不利于我国医疗卫生事业的整体发展。

肿瘤治疗学是一门专业性极强的学科，有其独特的理论体系和治疗原则，作为一名肿瘤专科医师，必须具备相应的专业知识和丰富的临床经验，这是对肿瘤患者进行治疗、维护患者利益的基本保证。由于我国目前还没有相应的准入制度，许多医师没有接受肿瘤学科规范的专业培训就从事肿瘤临床工作，而一个医院内多个非肿瘤专科科室的医师都会涉及肿瘤的治疗，尤其是化疗。目前，可以说无论内科医师还是外科医师，都可以根据教科书的指导为肿瘤患者开具化疗药物的处方。但是，如果不是经过了严格的专业培训和考核、具备相应的专业知识和临床经验并达到肿瘤专科医师的标准，就难以对患者的病情做出正确的判断，并根据患者的具体情况确定最合理的化疗方案；而且由于非肿瘤专科医师经常会对

化疗毒副反应估计不足，难以对患者的不良反应及时察觉并做出相应处理，这就不仅不能达到治疗的目的，还会延误患者病情，损害患者的利益，同时也存在潜在的医疗纠纷风险。根据国外经验，一名合格的肿瘤专业医师，需培养2~5年（包括肿瘤内科、肿瘤外科和肿瘤放疗），不但需要掌握肿瘤的基础和临床相关理论，如肿瘤病因学、病理学、微生物学、肿瘤免疫学和肿瘤药理学等，同时应熟练掌握药物治疗、内分泌治疗及生物治疗等技术，并应了解当前肿瘤学研究的最新动态，同时还要求医师积极参与肿瘤的基础和临床研究。肿瘤患者是特殊群体，医师与患者的交流在诊治中亦很重要。由此可见，肿瘤专科医师准入制度的建立势在必行，不仅是肿瘤的化疗、放疗、手术治疗、微创治疗、介入治疗及生物治疗等其他治疗都必须是由接受过肿瘤专科医师培训并取得相关执业资格的医师施行，这样不仅能够为患者提供最为合理、规范的治疗，也能够减少医疗纠纷的发生。

肿瘤专科医师培训是按照“3+X”的模式进行的。对于刚毕业的医学生，计划培养肿瘤内科专科医师，在前3年应在大内科轮转，熟练掌握内科的常规处理，急症处理；肿瘤放射治疗专科医师培训要求的内容要更多一些，在内科、外科、影像科等进行前3年的基础培训，培训合格后再进行专科训练；肿瘤外科按肿瘤涉及的系统或者器官，在相应的专科进行训练。经过这样的训练，可以培养出合格的肿瘤专科医师。

肿瘤学科是一个大领域，每位医生应有分工，各展所长。外科、放疗科、内科的医师都应该做到专病专治，随着医学科学的发展，肿瘤以单病种分科和治疗已经在一些大的肿瘤中心得以实现，如肺癌专科、乳腺癌专科和鼻咽癌专科等。患者可以选择相应有专长的医师，接受专病专治，规范化治疗，减少过度治疗和治疗不足。

随着我国医学与国际接轨的进程加快，医疗体制改革和医疗模式的转变，不仅要求肿瘤专科医师有过硬的专业基础知识和基本技能，还要求肿瘤专科医师具有深厚的人文、社会和法律学基础，同时还要跟踪国际前沿，及时掌握和了解生物技术、物理学等领域的新知识、新技术和新方法。

肿瘤专科培训起步晚，涉及专业多，医师的培养周期长、难度大，也需要尽快与国际接轨和获得国家相关政策支持。

（三）明确肿瘤专科范围，强化综合治疗理念

肿瘤治疗疗效的提高，取决于多学科综合治疗的成果。目前，综合治疗已成为肿瘤治疗的必然趋势。肿瘤规范化综合治疗和疗效主要体现在肿瘤的首诊首治阶段，患者首次就诊，肿瘤科医师应该根据疾病诊治指南尽快明确诊断，并对患者的疾病的病理、分期、患者的身体体能状况做出评估，以此为根据选择最适合的治疗方法。由于肿瘤病情的特殊性，肿瘤患者的首发症状多不典型，因此很多患者初次就诊并不是在肿瘤科或肿瘤专科医院，而是在其他相关科室，如肺癌患者常就诊呼吸科、胃肠道肿瘤常就诊消化科、乳腺癌患者常就诊普外科等。患者确诊后，治疗原则应该由具有肿瘤专科医师资质的专科医师来制订。不同的治疗方法有不同的适应证和禁忌证，患者病情发展处于不同阶段需要采取不同的治疗方法，这就是肿瘤专科医师必须掌握的。

随着医学的发展，临床医学专科越分越细，肿瘤学科作为临床医学的二级学科，具有相当的特殊性。在现阶段，肿瘤的治疗手段主要包括手术、放疗、化疗、生物治疗四大类，不同的治疗应在不同的科室进行，不同的诊疗手段应由不同的肿瘤专科医师具体实施，如手术应在外科，放射治疗应在放疗科，化疗和生物治疗则多在肿瘤内科实施，这样才可以在最大程度上确保治疗的专业性和有效性，不仅保护了患者的权益，相应地也保证了医疗活动的安全。

注重肿瘤综合治疗理念的建立，一方面要坚持专科专治的原则，明确各专科的分工；另一方面也要加强合作观念，对于具体病例，经不同专科医师加以会诊后由肿瘤专科（专病）医师对肿瘤疾病做全面的评价，然后再制订规范化、个体化的治疗方案，根据疾病的分期、病理或分子分型和NCCN指南等来规范诊疗行为，在不同病期采用不同的治疗方法并在不同的科室给予实施，得到最佳合力和治疗效果。

（四）以循证医学为依据，规范肿瘤综合治疗

目前，国际医学界公认的医学发展趋势是循证医学、治疗的规范化和个体化。所谓的循证医学，指

的是“谨慎、准确和明智地应用所能获得的最好的研究依据来确定患者的治疗措施”，其核心思想是“任何的医疗决策都应基于临床科研所取得的科学的最佳证据”。尽管目前肿瘤防治的各种新理念、新方法、新技术层出不穷，但如何在临床实践中证明它们的有效性至关重要。在这种情况下为肿瘤治疗提供证据非常重要，其意义不仅在于证实某种疗法、某种新药、某种方案的有效性，还有助于发现肿瘤治疗方面的创新或突破。

循证医学则是实现这一目标的最重要手段。循证医学认为，采用大样本随机对照研究和所有相关随机研究的系统评估所得出的结论，是证明某种药物、某种疗法有效性和安全性的最可靠证据，是所谓的金标准；只有循证医学的最佳证据，才能作为临床决策的依据。随着循证医学的迅速发展，肿瘤的综合治疗在向着规范化、合理化的道路发展的同时，也得到了极大的创新。在肿瘤专科医师的培养过程中，必须时刻强调循证医学的地位，强调根据循证医学证据制订治疗方案的必要性和重要性，并指导他们在临床工作中如何确实地遵循循证医学的原则，以确保治疗的规范与合理。

此外，规范化治疗也是目前医学的一个必然发展趋势，实现肿瘤规范化治疗不仅可以大大提高治疗的有效率、患者的长期生存率，降低治疗成本和患者的经济负担，还可以提高专科治疗水平。NCCN每年都会根据最新的临床试验数据而做出肿瘤规范化治疗指引的更新，我国也参照美国和欧洲比较成熟的肿瘤治疗的临床指南，结合我国的实际情况制订了自己的肿瘤临床治疗指南。我国中华医学会及中国抗癌协会等专业组织也相继制订各种肿瘤规范化的诊治指南，这些治疗指南是通过国内外大量的临床研究结果而得出的结论，遵循这些原则，能使肿瘤患者从目前的治疗手段中最大限度地获益。肿瘤专科医师应在全面了解患者情况、评估病情后，按照上述治疗指南制订治疗方案，力争做到肿瘤治疗的规范化。

（张　坤）

第四章

头颈部肿瘤

第一节　头颈部肿瘤的调强放射治疗计划和图像引导放射治疗计划

一、FDG－PET/CT 用于靶区勾画

靶区勾画是 IMRT 最有挑战性的一个方面。靶区勾画不准确是出现治疗误差的主要原因；肿瘤所致解剖结构改变，手术或肿瘤多变异常的浸润播散方式都有可能导致在靶区勾画时出现显著误差。因此，采用合适的影像学检查方法引导对肿瘤靶区的勾画非常必要。

CT、MRI 和 FDG－PET/CT 是头颈部肿瘤临床分期时最常借助的三种影像学方法。每一种方法都有其优缺点。增强 CT 最常用于治疗计划，其不但能够提供充足的包括正常解剖结构，肿瘤和受侵犯的淋巴结的横断面信息，而且可用以进行准确的放疗剂量计算，并能够以其为基础生成 DDR 图像，与在放疗过程中获得的射野影像进行比较指导对位。然而，存在于头颈部 CT 扫描中的一个众所周知的问题是人工金属材质牙填充材料所致的散射伪影，受其影响正常解剖结构以及肿瘤的边缘常显示不清，特别是位于口腔和口咽部的肿瘤。另外，CT 在识别淋巴结受累方面的敏感性和特异性较差。

评估软组织以及颅底骨侵犯方面，MRI 要优于 CT。然而，MRI 影像易受运动的影响，特别是图像采集过程中患者的运动或者吞咽活动。由于 MRI 影像采集过程相对较长，对于某些具有幽闭恐惧症的患者，在狭窄的扫描腔内停留较长时间非常困难，因而一定程度上限制了 MRI 影像的应用。MRI 技术在不断进步，已有研究比较了弥散加权 MR 影像和常规 MR 影像在指导放疗靶区勾画方面的作用。与 CT 或常规 MRI 相比，弥散加权 MRI 在检测淋巴结受累方面的敏感性和特异性达 89%～97%，因此具有很好的应用前景。

近 10 年来，PET 越来越广泛地应用于头颈部肿瘤的分期工作。相较于 CT 或者 MRI、PET 检测颈部淋巴结转移的敏感性和特异性最高。然而，PET 单独使用时对解剖结构的显示不佳，与 CT 联合运用可以显著提高解剖定位的准确性。自从 PET 问世以来，对于如何将 PET 影像信息融入放射治疗计划中一直是研究的热点之一。研究业已显示，由于 PET 影像的加入，超过 50% 的患者的疾病最初分期需要修改。同样，根据 PET 影像，超过 50% 的患者治疗计划靶区需要做进一步修正，而且有助于减少不同医生靶区勾画的差异，最终可使靶区的处方剂量在原有基础上提高达 25%，理论上在正常组织并发症概率相同的情况下这将使肿瘤控制率提高 6%。因此 PET/CT 在辅助放疗靶区勾画方面极具应用前景。

如果在靶区勾画方面 PET/CT 表现优于单独 CT，必须满足以下两个标准。第一，PET/CT 能够更好地反映病理学上肿瘤的实际体积；第二，能够更好地反映实际的肿瘤细胞负荷，因此能够更准确地预测治疗疗效。已有研究数据支持上述标准。关于第一个标准，Daisne 等对 9 名接受全喉切除术的喉癌患者进行了术前 CT、MRI 和 PET 检查，对照分析了影像所见肿瘤体积与手术结果。虽然三种影像检查方法均高估了术后病理标本中的大体肿瘤体积，但基于 PET 影像的肿瘤体积最接近实际体积。然而，没有任何一种检查手段准确地反映了原发肿瘤的实际浸润范围，特别是存在黏膜和黏膜下侵犯时。虽然 PET

有助于确定肿瘤体积，但详细的体格检查仍然不可替代。

针对第二条标准业已有很多研究。我们对基于 PET 的肿瘤体积，又称代谢肿瘤体积（metabolic tumor volume，MTV）的治疗预后价值进行了评估。本研究共包括 85 例Ⅲ～Ⅳ期头颈部肿瘤，全部接受根治性同期放化疗。所有病例均行 PET/CT 检查，以最大密度投影显示影像结果，并据此制订治疗计划。首先，在代谢增强的肿瘤内确定最大摄取值（SUV 值）。然后，采用半自动轮廓勾画软件（RT Image）生成 MTV。MTV 的定义为肿瘤内由 50% 最大摄取值形成的曲线所包括的体积。虽然最大 SUV 值与治疗结果之间无相关性，但当根据疾病分期、肿瘤位置、体力状态评分和治疗方式进行分层分析时，MTV 是疾病无进展生存率和总体生存率的最佳预测因子。本研究所示的 MTV 治疗预后价值提示基于 PET 影像的肿瘤体积的确能够反映活性的肿瘤负荷，从而证实其在靶区勾画中的作用。

二、根据 PET 影像勾画靶区的方法

由于受正常组织对 FDG 的背景摄取、图像采集过程中患者移动、部分容积效应以及 FDG 平衡改变等因素的影响，在 PET 影像上肿瘤与正常组织的分界通常不如在 CT 或 MRI 影像上清楚。因此，建议视不同情况采用不同的方法对 PET 影像上靶区体积进行自动分割，具体的参考标准如下。

1. 基于 SUV 值法　靶区包括 SUV 值超过预设限值（如 2 或 2.5）的所有体素。

2. 阈值法　基于肿瘤的最大活性，由设定的百分活性曲线（如 40%、50% 等）包绕形成靶区。

3. 背景截断法　将摄取活性强度超过背景强度一定预设标准差的区域定义为靶区。

4. 源/背景算法　根据源/背景比值计算最佳阈值，借此以确定靶区。

上述方法各具优缺点，在头颈部肿瘤中何种方法最佳尚不得而知。Burri 等根据 12 例患者的术前 PET/CT 对部分上述靶区勾画方法进行了评估，并与术后病理所见肿瘤体积加以对照分析。与术后病理肿瘤体积最相符合且最低限度低估肿瘤实际大小的方法是 SUV40 阈值方法（靶区包括 SUV 值≥40% 最大 SUV 值的肿瘤区域）。一项类似的研究则发现 GTV50（靶区为由 50% 最大强度曲线所包绕的肿瘤体积）与术后病理结果最为一致。根据上述研究以及我们自己的经验，采用 40%～50% 最大强度阈值方法定义 MTV 或许较为合理。

另一个有趣但有待证实的 PET 靶区勾画方法利用光晕现象，已在 3 种位置不同的肿瘤中对此方法进行了研究。人为地将 PET 图像的窗宽和窗位固定在 35 000Bq/mL 或 30 000Bq/mL，从而在 FDG 浓聚区周缘形成一宽约 2mm 的晕圈。根据该晕圈边缘勾画肿瘤靶区将有助于减少不同操作者根据 PET/CT 勾画靶区时的变异。虽然这一方法非常简便，但仍需要进一步地研究以验证其指导靶区勾画的准确性。

在头颈部肿瘤放疗计划中 PET 影像极富价值，但将其融入常规的临床应用仍具技术挑战性，需对诸多细节之处加以考虑。目前仍无可供推荐的单一靶区勾画方法，因此对每一种方法都需审慎选择和使用；同样亦不能忽视其他的影像学资料和临床信息。

三、基于 PET/CT 的颈部淋巴结勾画

在 PET/CT 影像中，某些淋巴结可能显示 FDG 高代谢，而其他淋巴结的 FDG 摄取则不明显，从而导致在选择淋巴结治疗组时出现困难。Murakami 等报道了对 23 例头颈部肿瘤患者的术前 PET 检查结果与颈部淋巴结清扫术后病理的对照分析结果。如果淋巴结直径＜10mm，SUV 值无助于确定有无受累；如果淋巴结最大径≥10mm，以 SUV 值等于 1.9 作为判断淋巴结受累与否的诊断阈值，敏感性几乎可达 100%，但特异性较低，约为 70%。尽管此方法或可导致部分淋巴结接受过度治疗，但却可保证治疗涵盖所有受累淋巴结；如果单独采用 CT 扫描，则很有可能遗漏部分阳性淋巴结。

四、应用 PET 行靶区勾画的最佳时机

（一）诱导化疗

近年来，基于两个大型随机临床研究的结果，在局部进展期头颈部肿瘤中诱导化疗的应用越来越多。临床研究结果显示，与 PF 诱导化疗方案（顺铂＋氟尿嘧啶）相比，TPF 方案（顺铂＋氟尿嘧啶＋

紫杉醇或泰素帝）可改善患者的生存率。虽然在标准的以顺铂为基础的同期放化疗基础上联合 TPF 诱导化疗的获益尚未在Ⅲ期大样本临床研究中得到证实，但根据前述早期研究结果，许多肿瘤医生推荐在局部晚期头颈部肿瘤治疗中联合应用诱导化疗。然而上述治疗模式对放疗造成了某种程度的困难，即靶区的确定是以诱导化疗前的肿瘤体积为准，还是以诱导化疗后的肿瘤为准，对此存在争论。

虽然头颈部肿瘤对诱导化疗的总体反应率较高，但完全缓解率却仅为 10%～17%。早先的研究显示，仅需杀灭三次方的肿瘤细胞即可获得临床完全缓解，但残留的肿瘤细胞仍可达数以百万计。而且，化疗也未必导致肿瘤在各个方向以相同幅度萎缩。鉴于上述考虑，主张以诱导化疗前的肿瘤体积为基础制定放疗计划。除非诱导化疗导致肿瘤退缩的目的是为了最大程度地保护重要正常组织，此时放疗计划则以诱导化疗后的肿瘤体积为准，这种情况多见于肿瘤重叠在重要的神经结构上，如脊髓、脑干和视觉器官等。

迄今为止，PET 或者其他影像学检查均不能准确评估诱导化疗后肿瘤是否出现病理完全缓解。Konski 等对 PET/CT 在预测同期放化疗后食管癌残留病灶范围方面的作用进行了评估。结果显示，无论是同期放化疗后 PET/CT，抑或是术前 PET/CT 均不能有效预测手术标本中的残留肿瘤病灶范围。另一项类似的研究评估了诱导化疗联合同步放化疗治疗头颈部肿瘤的情况。同样，术前 PET/CT 影像与手术病理标本间不存在相关性。上述情况在单纯化疗病例中可能更糟。这些研究进一步支持使用化疗前肿瘤体积作为放射治疗的肿瘤靶区体积。

由于诱导化疗越来越普及，头颈部肿瘤专家已经制定出一套用于指导临床实践的治疗规范。其中的一项关键性建议是在施行诱导化疗前获取病灶的解剖学影像以帮助后续放疗靶区的制定。在 2009 年的 ASTRO 会议上，一组专家被要求勾画一个已经诱导化疗治疗后的舌癌患者的放疗靶区，现场提供了该患者化疗前后的 CT 图像（无 PET 图像）。结果显示，在仅有 CT 图像的情况下，专家们所勾画的靶区差异甚大。

在我们中心，在患者接受诱导化疗前后均行 PET/CT 模拟定位扫描。根据化疗前的 PET/CT 图像勾画靶区，然后参考融合的化疗后图像中解剖结构的变化对靶区进行适当的调整。此外，我们还发现，由于治疗的原因，在化疗前 PET/CT 影像上显示具有代谢活性的淋巴结在化疗后影像上代谢活性下降或完全不摄取 FDG。如果不行化疗前 PET/CT 扫描，上述淋巴结在放疗时将可能遗漏或者所受剂量不足。

（二）PET/CT 用于指导适应性调强放射治疗

PET/CT 用于指导自适应调强放射治疗学者们同样对 PET/CT 是否可用于指导适形调强放射治疗进行了评估。一项研究总共纳入了 10 个患者，患者的放疗剂量每增加 10Gy，就分别进行一次螺旋 CT，PET/CT 和 MRI 检查，用以评估放疗过程中肿瘤体积的改变。总的来说，PET/CT 显示的治疗前肿瘤体积要小于螺旋 CT。进一步的，螺旋 CT 和 PET/CT 均证实了治疗过程中肿瘤的逐渐退缩。基于这些检查图像的研究，学者分别进行了适形调强放射治疗计划的制作，结果显示利用 PET/CT 制作出的治疗计划能够使周围正常组织受照射剂量降至最低，并且不以肿瘤剂量降低为前提。基于这项研究，学者推荐当肿瘤剂量需要超过 70Gy 时建议利用 PET/CT 指导制作治疗计划。

五、利用 PET 影像制作放射治疗计划的缺陷

（一）多重反射假象

利用 PET 影像制作放射治疗计划需要考虑的一个重要问题是 PET 和 CT 之间图像配准的准确性。尽管 PET 图像是在采用相同的治疗位置和合适的固定装置以及在 CT 扫描的前或后获取的，但因为 PET 图像获取需要较长的时间（大约 30min）使得它很容易受到扫描中的体位移动的影响。活动部位的肿瘤如喉癌特别需要考虑这一因素的影响。

使用 PET 扫描的一个问题是其与 CT 图像融合时产生的误差。甚至立刻对两幅 CT 图像（CT 平扫图像和 CT 增强图像）进行排序，扫描这两幅图像的时间（大约 15min）就可以产生运动变化。另外，即使最好的固定装置也不能够充分地避免多重反射假象。近期加利福尼亚大学开展了一项研究去探讨假如

PET 和 CT 在不同扫描床上时（也就是说患者将会从 PET 扫描床移动到 CT 扫描床）使用它们将会产生什么样的多重反射假象。这项研究中，他们利用颅底去配准这些扫描图像，也就是说越偏离颅底变异越大。在下颈部，多重反射假象为 10～15mm。经过评估，他们证明利用手动的可变的配准可以使误差变得最小。因此，假如 PET/CT 扫描过程中需要床的改变，手动可变的配准机制应该被应用进去。进一步来说，不管采用何种配准工具，决定计划靶体积（PTV）时都应该将多重反射假象的范围包括进去。

（二）PET 成像的准确性——假阳性和假阴性

PET/CT 用于头颈部肿瘤分期和治疗计划设计的一个主要原因是区分肿瘤组织和正常组织。炎症和细胞代谢增高可致 PET 影像上出现假阳性。在头颈部区域，上述现象主要集中于舌底及扁桃体区，假阳性率可高达 42%。偶然发现的垂体腺瘤、甲状腺肿或者喉肌 FDG 摄取增高（即使是轻微说话）均可能造成 PET/CT 假阳性，从而推迟放射治疗。棕色脂肪是 PET 影像假阳性的另一原因。棕色脂肪较常存在于年轻人及女性，多分布于下颈部及锁骨上区，在 PET/CT 图像中表现为中度 FDG 摄取。在成像前使用苯二氮䓬类药物（如劳拉西泮 1mg）能够最大程度地降低棕色脂肪对 FDG 的摄取，但不影响肿瘤的代谢。但是，如果模拟扫描室内温度较低，患者出现寒战将可致棕色脂肪的活化，在这种情况下使用苯二氮䓬类药物无效，因而需要加以注意，尽量避免上述情况的发生。

除了假阳性，PET/CT 影像同样易受假阴性的影响。舌底及扁桃体对 FDG 的假阳性生理性摄取性可能会掩盖存在于这些部位的病变。PET/CT 难以显示 <1cm 的肿瘤以及坏死的淋巴结。因此在应用 PET/CT 制订放疗计划时，需充分考虑到以上影像缺陷。

六、IMRT/IGRT 临床应用的准确性

（一）肩部固定

标准热塑形面罩可以为头部提供良好固定，但在肩部的固定不够牢靠。然而对颈部淋巴结行 IMRT 治疗时，有效的肩部固定非常重要。目前有几种自制或市售的肩部固定装置，包括广泛头颈肩联合热塑形面罩，多种肩部固定器，手臂牵拉带或配有三点标志与肩带的插孔板。

（二）日常摆位变异

目前已可根据治疗等中心点对日常摆位误差进行量化。威斯康星大学的 Hong 等采用一个光学引导的患者定位系统对 10 个患者的日常摆位准确性进行了评估。全部患者均以热塑形面罩和固定于治疗床上的底板加以固定。在任一方向上的平均摆位误差为 3.33mm。如果同时考虑到 6 个自由度，则平均复合向量偏移值为 6.97mm（标准差为 3.63mm）。上述摆位变异最终可能导致等效剂量下降高达 21%，从而对肿瘤的控制造成严重影响。

（三）分次放疗中的变异（intrafraction variability）

目前有关分次放疗过程中位置移动的数据非常有限。我们对 29 例头颈部肿瘤患者同一天内采集的两套 CT 图像进行了比较，以期定量分析治疗过程中的动度。前后两套 CT 图像采集时间间隔 20min，扫描时患者均处于同一扫描床和同一体位，并以同样的方式固定体位（利用专用头部固定器，从颅顶至下颌骨下的热塑型面罩及专用插板）。分别测量在前后、左右、头足六个方向上的水平和旋转位移。结果显示，头颈部任一方向上的平均位移 <0.5mm，平均旋转角度 <1.02°；但在肩部，侧方移位可达 11.58mm，旋转可达 3.27°。9 例（31%）患者中，肩部的位移超过 5mm，进一步凸显了下颈部和肩部的位置不确定性，从而将影响位于这些部位的靶区体积的治疗准确性。

此外需要特别注意的还有伴随呼吸和（或）吞咽时喉的运动对靶区的影响。MD 安德森肿瘤中心的研究人员根据骨性解剖标志（舌骨、甲状软骨和 C2）对吞咽时喉部的位置形态变化进行的量化研究发现，模拟影像和治疗影像上喉部的位置差异可达 1.2cm。整个治疗过程中的很大部分时间里，日常对位影像上舌骨的位置相对于模拟定位影像所示更高，从而增加了发生系统性误差的风险。因此进行治疗计划时充分考虑到治疗中可能出现的解剖位移非常重要，通过适当地调整 PTV 边界有助于降低其对治疗的影响。

七、调强放疗中肿瘤和正常组织器官体积的变化

如果 IMRT 的治疗疗程达 6～7 周，对于期间发生的肿瘤体积及患者解剖上的变化应引起足够重视。若原发灶和（或）区域淋巴结体积快速缩小，需及时重新制订照射计划。此外，部分患者体重减轻明显，导致体位固定出现松动，亦需因应进行处理。以下简要总结临床中需特别关注的两个相关变化。

（一）体重下降

鉴于头颈部解剖结构复杂和功能多样，放疗导致的吞咽困难和化疗诱发的恶心呕吐常造成患者体重一段时间内显著下降。McRackan 等回顾分析了 72 例头颈部肿瘤患者的治疗后发现，相较于体重指数超过 25 的患者，体重指数≤25 的患者需行经皮内镜胃造瘘置管的概率更高，而且总生存率更差。

为了降低头颈部肿瘤患者放疗过程中体重下降的严重程度，已经对数项方案进行了评估。根据研究，已经初步确定用以预测发生晚期吞咽功能异常的因素，包括患者年龄，肿瘤分期和肿瘤部位（喉/下咽部）。Caudell 等进一步研究发现，包括咽食管狭窄和经皮内镜胃造瘘置管依赖等吞咽并发症与喉及咽缩肌所受剂量相关。特别是受照剂量超过 60Gy 的组织体积大小是一个重要的影响因素。基于这些研究结果，制订放疗计划需对上述结构予以勾画，并且应优先予以保护。

（二）涎腺变化

放疗过程中正常腺体（如腮腺和下颌下腺）通常发生一定程度的萎缩。与计划剂量分布比较，由于上述体积的变化，腮腺受量显著增高。根据文献报道，如果腮腺受照剂量超过一定阈值，口腔干燥症将失去可逆性而长期存在。通常该阈值设定为腮腺平均剂量 25～30Gy，或者接受 30Gy 剂量的腮腺体积超过 50%。然而，上述阈值是以单次治疗前扫描的数据为基础建立的，未将治疗过程中腮腺体积萎缩及其实际所受剂量等考虑在内．而后两项的准确评估对于适应性前射治疗非常重要。

八、IGRT 在头颈部肿瘤治疗中的应用

（一）IGRT 用于调整摆位误差

临床上已有数种 IGRT 方法用于指导对日常摆位误差的调整，包括正交 kV 级二维平面影像和室内 CT 影像系统。虽然这些技术重新应用愈来愈广，但对于最佳的影像引导形式及使用频率在学者间仍未达成共识。一项研究应用正、侧位 EPID 影像对分次治疗间的靶区位移进行了评估，共分析了 20 例接受 IMRT 治疗的头颈部肿瘤患者的资料数据。结果显示 EPID 的使用频率不会显著影响在左右及前后方向上的系统误差，但如果不能隔天或每天应用 EPID，头足方向上的误差将显著增大。Den 等的研究显示每天使用 CBCT 可显著改善治疗的准确性，而且可以显著地缩小 PTV 的外扩边界达 50%。这些结果表明有效的 IGRT 应用有助于减少位于高剂量区内的正常组织体积。

（二）IGRT 用于适应性放射治疗

如果靶区和（或）正常组织解剖学上发生的变化在治疗时影像中得到证实，后续的问题则是何时及怎样对治疗进行重新设计。若已经获得治疗时的容积 CT 影像，那么可以采取的适应性治疗策略包括：①在线（或近乎实时）IMRT 计划重做。②根据在线 CT 图像上所见的解剖结构形变，相应地调整现行治疗计划中的放射剂量强度。可以按一定时间间隔执行上述两个策略，或每天 1 次或每周 1 次；如果形变大小超过了特定阈值，则应考虑采用第三种策略。③根据患者初始几次治疗的治疗 CT 影像生成一 PTV 可信区间，只有当实际剂量分布与可信区间相差显著时，方才考虑修正原有计划。

绝大多数 IGRT 方法比较耗时，目前尚不清楚何种方法可以获得更佳的临床治疗效果。一些方法已经开始用于在线适应性放疗。就目前而言，仍缺乏足够的临床数据支持适应性放疗过程中人力物力等支出增加的必要性，治疗过程中重新制订治疗计划主要见于两种情况，肿瘤显著退缩或患者体重明显下降。基于此，可根据以下流程评估是否需要重做治疗计划。

（1）如果面罩松动，需制作新面罩，通过比较 kV 影像与最初的 DDR 影像使新面罩与原体位尽可能匹配，之后重新采集计划 CT 图像。

（2）根据骨性标记对两次计划 CT 影像进行配准，以检查是否存在位置差异。

（3）将初次的 IMRT 计划复制到新的 CT 计划影像上进行剂量评估，需要考虑到两次 CT 扫描时可能存在的等中心点偏移。

（4）根据肿瘤靶区是否已经获得足够剂量覆盖以及重要器官如脑干，脊髓和视觉器官等是否获得足够保护来决定有无必要重新设计治疗计划。

如果需要重新设计治疗计划，首先利用图像形变配准工具将在初次计划 CT 影像中勾画的靶区轮廓转移到第二次的计划 CT 图像中。医生对复制的靶区轮廓进行仔细检查，视情况进行必要的调整。如前所述，第二次的 IMRT 计划采用和初次计划相同的剂量参数，计划过程相对简单。利用现有的图像形变配准工具和逆向计划设计软件，重做计划不会过多增加医生、物理师和剂量师的工作，因此具有实际可操作性。

九、结论

目前尚无适用于临床各种不同患者及病情的单一自动靶区勾画方法，对于现有的众多方法也不推荐单独使用。结合利用所有可能的方法非常重要，包括 PET、CT、MRI 和临床评估（特别是判断黏膜侵犯范围）。PET/CT 影像上的肿瘤靶区大小和范围具有重要的评估治疗预后价值，而且有助于指导治疗。

（张　坤）

第二节　鼻咽癌的放疗

鼻咽癌主要见于我国长江流域以南诸省区。由于鼻咽部位隐蔽，邻近结构复杂，毗邻颅底，体检、内镜和常规 X 射线很难洞察鼻咽癌的确切范围；加之初发鼻咽癌不宜手术治疗，缺乏手术和病理资料的对照，极大地限制了鼻咽癌的临床研究工作。新近我国出版的放疗书籍均已对国际辐射单位和测量委员会第 50 号报告（ICRU50）作了重点的介绍。本节着重介绍鼻咽癌的放射治疗。

一、鼻咽癌的放疗

现有资料表明，包括各期在内的鼻咽癌在接受规范的放疗后，约 60% 可以治愈，远处转移略多于局部复发。一旦复发，不但其有效治疗手段有限，且严重的后遗症发生率很高。故必须重视首程放射治疗的各个环节。

（一）常规外照射

1. 外照射方案与定位　外照射是放射治疗鼻咽癌的主要手段，其重要性可想而知。但是，由于鼻咽癌的原发肿瘤和转移淋巴结及其亚临床病变组成的靶区形状呈倒置的凹字形，包围着居于中央需要保护的脊髓和脑干及靶区周围的许多重要器官，要使这样布局的靶区和要害器官都得到满意的剂量分布，单靠常规外照射是不太容易办到的。

目前多数放疗医师采用的外照射方案是：患者仰卧，以热塑面罩固定体位。第一阶段设两侧面颈联合大野，照射原发肿瘤和上（中）颈淋巴结的临床靶区（CTV），用专用的挡野块构成不规则野以保护脑干、垂体、眼球及舌；其足端衔接一个喉挡块的下颈前切线野以照射下颈和锁骨区淋巴结的 CTV。待两侧面颈联合野给予脊髓剂量达 40Gy（如欲加鼻前野则减为 30Gy）时，照射野的后界前移避开脊髓继续照射；脊柱两侧淋巴结的欠量以适当的电子束补足，第一阶段的目的是使所有 CTV 都得到 50Gy 的剂量。第二阶段为缩野或加新野追量，其目的是使所有 GTV 都得到约 70Gy 的剂量。

2. CT 模拟定位　CT 问世后由于其能显示鼻咽癌和其邻近结构断面，故迅速被应用于二维的照射野布局和放疗计划设计，其优越性是肯定的。但肿瘤以及其周围的结构均是三维的，因此需要改进为三维定位，这就需要将二维 CT 横断面图像资料直接或经扫描仪输入放疗计划系统，再数字重建成立体的图像，此称为数字重建 X 射线像（digital reconstracted radiograph，DRR）。此图像能以不同的颜色显示肿瘤及其周围不同的结构，如脑干、脊髓、视交叉、晶体、腮腺等。然后转动 DRR，优选出共面的（con-

lanar）乃至非共面的（non-conlanar）照射野，使其既能包及肿瘤，又尽量避开重要结构，并确定各野的位置（即机架转角）、野大小、准直器转角和挡野块（或多形准直器参数）。这就是所谓射野方向观（BEV）定位技术，意思是从射野的中心轴方向观察到肿瘤外形及其邻近的结构。上述整个定位过程也称为CT模拟，又称虚拟模拟。CT模拟机定位是目前最先进的三维定位方法。

至于应按CT还是MRI确定GTV，由于CTV和PTV都是从GTV派生出来的，故GTV的确定应力求准确。且肿瘤区定位不准导致的最终治疗区误差要比剂量传递误差和摆位误差重要得多。Fua等对头颈部恶性肿瘤（包括鼻咽癌）做了全面的CT和MRI确定GTV的对比研究，其结果是：①用MRI确定的GTV在各个观察医生之间的偏差比用CT的小，而产生此差别的最多部位是在骨髓受累处和软组织中，这些都是CT上难以辨认而MRI上清晰可辨的。②用CT确定的GTV一般比MRI大，平均约大0.3倍。③无1例用CT确定的GTV可以将用MRI确定的GTV全部包进去，反之亦然，即同时用CT和MRI确定的靶区比较大些。④加用与轴位像垂直的冠状位或矢状位的MRI则可提高确定GTV的头足方向边界的准确性。因为单靠轴位像确定肿瘤的头足方向的边界，即使用薄层密扫，也要受部分容积效应的影响。故Fua等主张，应推广CT和MRI的融合新技术（即将两种图像融合在一起）；虽然MRI优于CT，但两者应互补。

3. 外照射的其他问题　如下所述。

（1）面颈联合野下界问题：高黎等指出面颈联合野的下界只需超出原发灶下界的2～3cm，不应包及喉（鼻咽癌扩展至喉者极罕见），如将喉、喉咽、气管、食管和过长的脊髓包在野内不仅会引起这些部位的急性反应，而且会引起喉等部位的长期黏膜干燥和水肿，若以后这些部位出现第二个原发肿瘤，则增加处理上的难度。总之，喉不包在面颈联合野内的好处有：①减少喉和咽在高剂量区内的体积，可降低急性毒性反应，也减少计划中断放疗的可能性，而中断放疗是会影响局控率的。②避免颈前皮肤受来自面颈联合野的射线的切线照射。③降低放疗副作用。

（2）下颈前切野中线挡块宽度问题：对此Mendenhall等提出三条建议：①中线挡块不应是上下等宽的矩形，而应是V字形，因为颈内静脉淋巴结越向下越接近中线。②气管段如设挡野块，则其宽度以0.5cm为宜。最近Aref等将一组无颈淋巴结转移的病例行颈部CT输入三维治疗计划系统，用正面的BEV技术测出两侧颈内静脉与正中线在喉的各个平面上的正常距离，其结论是为使颈内静脉淋巴结不至于被下颈前切野的中线挡块挡住，挡块的宽度不应大于2cm，我国目前使用的喉挡块宽度通常为3cm。

（3）颈后区电子束野源皮距超标问题：前面提到面颈联合野缩野后，颈后三角区需用电子束补量，Johnson等测得光子野与电子束野衔接处的皮下剂量为光子侧偏高而电子束侧偏低。当患者仰卧位（因为必须同体位投照）接受电子束水平方向照射时，由于受患者肩部的干扰，电子束照射筒端无法靠近照射野皮肤，会使源皮距超过其标准值（100cm）。如源皮距达120cm，则电子束一侧的皮下将出现较大的冷点，该处的淋巴结将欠量，故应力求使电子束野的源皮距不超出110cm。此外，电子束野与衔接的光子野应保持共线。

（4）咽后淋巴结的放疗问题：由于咽后淋巴结只有在非常增大时才能在口咽后壁触得，临床上极少见，故对鼻咽癌患者究竟有无咽后淋巴结转移一直有不同意见，直至CT证实其存在才停止争论。MRI进一步显示咽后淋巴结的转移率为52%～60.2%，2000年香港：Hong等在150例鼻咽癌中发现其转移率更高达72%，其中45%为双侧转移（而颈内静脉淋巴结、脊副淋巴结和颌下淋巴结的转移率分别仅55%、44%和2%），不过其咽后淋巴结转移的MRI标准已修改为最小横径不小于5mm（正常成人均小于4.5mm）。至于咽后淋巴结的转移是否影响鼻咽癌的预后仍无定论；有人认为该淋巴结都在原发灶照射野内，已接受足量的照射，不必担心；教科书中把在寰椎平面的咽后淋巴结的侧方体表投影定在乳突尖与下颌角连线的中点处。但在鼻咽癌患者的MRI上有75.5%咽后淋巴结高达颅底平面，而不是仅限于寰椎平面，故若仍以上述体表投影为准设野，则难免漏照。最近Dawson等也发现非鼻咽癌的头颈部癌放疗后位于颅底平面的咽后淋巴结单项复发，故强调为防止高位咽后淋巴结的复发，必须把位于寰椎以上颅底平面的咽后淋巴结充分包入靶区内，剂量也要足够。此外，他们还提到也要防止漏照高位颈内静脉淋巴结（位于颈内静脉孔外口处）而引起的复发。这些都牵涉到该怎么选定面颈联合野的后上界和颈后三角区电子束野的上界的问题。King 等又注意到转移性咽后淋巴结向下达 C_2、$C_{2\sim3}$ 和 C_3 平面者分别占 63%、19% 和 6%，故强调在设计面颈联合野的后界、下界和颈前切野的中线挡块宽度时，还要防止漏照这些部位。

（5）面颈联合野下界与颈前切线野上界的相邻衔接问题：此两野为相邻正交非共面野，由于射线的散射作用，会在衔接处出现超剂量或欠剂量；前者导致放射后遗症（详见后遗症脑神经放射损伤），后者还导致颈淋巴结复发。应采用半束照射或相应措施避免。

（二）适形放疗

大量临床资料证明提高肿瘤放射剂量可提高肿瘤的局控率和患者的生存率，这表明肿瘤增量的必要，但是又有资料表明提高鼻咽癌的局控率会增高放射性脊髓炎的发生率，这是因为增加肿瘤剂量会增加脊髓的受量，那么能否使脊髓的受量不增加反而减少呢？适形放疗就是一种较理想的放疗技术，它使剂量的空间分布与肿瘤区适形（或称靶区适合度好），又减少了正常组织的受量。这样就可以因肿瘤的增量而提高控制率和（或）因正常组织受量的降低而降低放射损伤率。Leibel 等还进一步从生物学角度支持适形放疗：许多临床资料证实，绝大部分肿瘤的原发灶复发会使远处转移率上升；实验室资料也显示，原发灶复发时肿瘤细胞的增生过程会促使其中不转移的肿瘤细胞（non - metastatic tunmor cell）转化成有转移潜力的克隆原（clonogen with metastatic potential），导致转移率上升。Straathof 等发现一个值得重视的现象：在 847 例局部复发的鼻咽癌患者中，迟复发的远处转移率远低于早复发者（$P<0.01$）。提示远处转移和局部复发的早迟之间存在着一定的关系。

适形放疗有两种：一种是经典适形放疗；另一种是调强适形放疗。前者只做到照射野形状与靶区的形状一致，后者还要做到能调整照射野内诸点的剂量率，使靶区内及表面的剂量处处相等。以球形肿瘤为例，用适形放疗，其治疗区的体积将比用方形箱式照射野者少一倍，也就是说，接受 95% 处方剂量的正常组织将减少一半。Leibel 等认为鼻咽癌适于使用适形放疗。其理由如下：①鼻咽癌以放疗为首选，其局控率与处方剂量以及给予靶区剂量的精确性有直接关系，如按目前应用的剂量，$T_{1\sim2}$ 期的局控率可达 80% ~90%，而 T 晚期者的局控率仅约 50%，表明后者尚有潜力可挖。②大量重要的正常结构邻近鼻咽原发灶的靶区，但又需要高的靶区处方剂量，这给放疗计划带来很多困难。③由于颞叶、脑干和脊髓的制约，用常规两侧缩野追量可造成鼻咽上界和后界的欠量。④因 70% ~90% 的鼻咽癌有颈淋巴结转移，故有镜下淋巴道转移的危险区（上起颅底下至锁骨区），这进一步增加放疗计划的复杂性。

关于提高剂量能否提高鼻咽癌局控率的问题目前虽然还没有取得一致的意见，但以下两个事实值得重视：①对于 T 分期早期的鼻咽癌，加腔内放疗能提高局控率，实质上这就是增加剂量的效益。②鼻咽癌放疗后局部复发基本上都是野内复发，按 ICRU50，其原因是剂量不足。此外，已有人在常规外照射之后用 X 射线立体定向放疗给鼻咽原发灶补充 7 ~16Gy 的剂量也获得满意的局控率，且无后遗症。这些都提示：适形放疗，对提高肿瘤剂量在鼻咽癌尤其 T 分期晚期者是可行的。

20 世纪 90 年代初美国国家癌症研究所组织 4 家一流的放疗中心，要求他们对 8 个常见恶性肿瘤（包括鼻咽癌）的两个不同类型的病例提出一套不受约束的三维计划和标准的三维计划供对比研究。在鼻咽癌则要求其放疗计划要区分照射 CTV 阶段（即大野治疗阶段）和照射 GTV 阶段（即缩野追量阶段）。结果发现在大野治疗阶段，有的放疗中心改变了标准的两侧面颈大野照射方案，而是加用前方大野（上界与侧野平齐，下界达锁骨上），三个野均用补偿器和楔板使剂量分布均匀，这样既降低了侧方正常组织如腮腺、下颌关节、下颌骨、耳的受量，又避免了两侧大野与下颈前切野衔接带来的剂量不均匀问题。还有的放疗中心改用 10MeVX 射线照射两侧面颈大野，到处方剂量达 32Gy 或 42Gy 时，改用鼻前野追加至 50Gy。这些均说明大家又开始考虑启用前野了。至于缩野追量阶段的设野则更不统一，基本上都用多野，而不是单两侧野：用共面，或非共面野，或两侧相对斜野，或随角度改变野形和剂，量率的弧形旋转治疗。学者们的结论是，无论在靶区剂量还是降低正常组织受量方面都是多野适形放疗优于标准方案。

（三）近距离放疗

腔内放疗一直是鼻咽癌外照射后主要的补充治疗手段。许多资料表明对于 T_1 和 T_2 期的鼻咽癌，外照射加腔内放疗比单纯外照射的局控率高得多。但腔内放疗的有效剂量局限于黏膜表面及黏膜下 1cm 处，故不适于 T 分期晚期的鼻咽癌。

近年来 Spano 等开创鼻咽癌的后装组织间插植放疗。种是经颌下插入，做咽旁间隙的插植放疗，适用于肿瘤残留或局部复发者，可作为外照射后的补充治疗（在外照射后 1～11 天开始），或单独治疗；另一种是经鼻腔的蝶窦、筛窦插植放疗，适用于蝶窦或筛窦复发，亦视病情可作为外照射的补充治疗（在外照射后 4～10 天开始），或单独治疗。此两种插植放疗均可与腔内放疗同步进行。

（四）X 射线立体定向放疗

X 射线立体定向放射治疗又称 X 刀，由于其靶区边缘剂量下降梯度大如刀割状，故称“刀”，又称放射手术（Radio surgery），其方法是将直线加速器的小的线束做多弧非共面的旋转治疗，使剂量聚焦于较小的靶区。只要定位和摆位精确，可适用于全身各个部位。最近，不少学者将其用于初治鼻咽癌外照射的补充治疗或局部复发的挽救措施。

美国斯坦福大学的 Cmelak 等用来治疗鼻咽癌的 X 刀技术是用 4 或 6MeVX 射线直加速器、机架绕等中心旋转 4 个非共面的弧，为了适形于肿瘤的形状及降低邻近重要结构的剂量可对个别弧作适当调整或不用。等中心数 4～6 个，视肿瘤的形状和体积而定。准直器大小为 7.5～40mm。处方剂量取在肿瘤表面和 80%～85% 等剂量面处。他们给初治的 11 例鼻咽癌（T45 例，T32 例，T24 例）于常规外照射 64.8～70Gy 后 3 周内进行原发灶的单次 X 刀治疗，剂量 7～16Gy（中位 12Gy）。随访 2～24 个月（中位 18 个月）均无局部复发或后遗症。又给放疗后 6～96 个月局部复发的鼻咽癌 8 例 12 个病灶逐个做 X 刀治疗，剂量 7～35Gy（中位 20Gy，离首程放疗时间超过 12 个月者剂量要高些）。随访 1～60 个月（中位 9 个月），12 个复发灶中 7 个得到控制。仅 1 例在 X 刀治疗后 4 周出现面神经炎的后遗症。颅内正常结构如视神经、视交叉、脑干和海绵窦的剂量均小于 8Gy。因为 X 刀能有效地治疗颅底、海绵窦和咽旁间隙等受累区域，而腔内放疗只对局限于鼻咽黏膜或黏膜下的病灶有效，不大可能杀灭较大的扩展至黏膜下数厘米的肿瘤，故 X 刀不仅有腔内放疗的优点（病变区域剂量高，正常组织剂量低），而且还能给离鼻咽远、非腔内放疗所能及的那些部位以高剂量。鉴于本组病例的疗效，建议对于晚期的鼻咽癌在外照射 66Gy 后应给以 12Gy 的 X 刀治疗。

从放射生物学角度考虑，外照射后腔内放疗、组织内插植放疗和 X 刀都与同期追量治疗的意义相同，即控制由于照射而引起的肿瘤细胞快速增殖；但前三者将剂量集中在靶区，正常组织受量低，比大野套小野的同期追加剂量放射治疗的方法好。

（五）时间、剂量、分割

根据照射后出现反应的早晚可分为 3 类组织：①早反应正常组织，指细胞增殖快的组织，如皮肤、黏膜、骨髓。②晚反应正常组织，指增殖慢的组织，如脊髓、肾、成熟的结缔组织。③肿瘤组织，大部分肿瘤组织的放射生物学特性与早反应组织相似。上述 3 类组织对分割放射后 4R 效应各有特点。所谓 4R 效应，即细胞的修复、细胞的增生、细胞的再氧合和细胞周期的再分布。其中细胞修复和增生是决定放射生物效应的主要因素。

影响分割放疗的主要因素有：总剂量、总疗程、分次剂量和分次照射的间隔时间。目前实施的每天照射 1 次，每次处方剂量 1.8～2.0Gy，每周照射 5 天的方法，是行之有效的基本分割方法，但不一定是最好的分割放疗方法，也不一定对每一个病例均适合。学者们期望根据近 20 年来获得的许多新的放射生物学知识，通过时间剂量因子的合理调整，设计出满意的非常规分割放疗方案，以提高肿瘤的疗效和（或）降低后遗症发生率。目前此项研究工作正在国内、外临床上进行，也包括鼻咽癌的放疗。虽然还没找到经过重复验证有效的满意方案，但是在上述理论指导下也发现常规和非常规放疗中应重视的一些问题。

总疗程时间不应延长。许多实验和临床资料均证实放射能使肿瘤细胞快速增生。控制肿瘤所需的剂量主要决定于肿瘤的干细胞数，任何治疗期间的肿瘤干细胞数的增加均会导致需要相应的增加照射剂量。在肿瘤放射治疗期间如由于急性放射反应过重或人为的原因而中断或延长放疗疗程，均会使肿瘤干细胞有机会增生，从而降低了肿瘤的控制率。当同时有几个 CTV 时（如原发灶和淋巴结转移灶），对于每个 CTV 都应如此对待。在我国曾经使用的鼻咽癌分段放疗业已被证实并不能提高疗效。Wheldon 等建议，如在疗程中因故中断，用加速分割的方法补救，争取仍按原定疗程完成放疗。

不应每天单野轮照鼻咽癌常规放疗时，设两侧相对野，过去习惯上每天单野轮照，即每天只照左侧野或右侧野。这样，以腮腺为例，轮到左侧野受照的一天，因左腮腺靠近射线入口处，其受量增大，而轮到右侧野受照的一天，因左腮腺靠近射线出口处，其受量减少。其他偏位性的正常结构亦同。由于晚反应组织对分次剂量的大小非常敏感，分次剂量的增大会降低晚反应组织的放射耐受性而致损伤；故不应单野轮照，每天应照射所有的野。超分割放疗时也要每次照射所有的野。

一天多次照射时，两次照射的间隔不应小于 6h，两次照射的间隔时间决定于野内晚反应组织需多长时间才能完成亚致死性损伤的细胞修复，间隔过短会产生严重的放射损伤。早反应组织一般在照射后 3 ~ 4h 就已完成细胞的修复，而晚反应组织完成细胞修复的时间比早反应组织长得多。如脊髓的半修复时间为 2. 4h，就以半修复时间 1. 5h 考虑，分次照射的间隔时间至少必须 6h，这样才使 94% 的细胞损伤得到修复；故如从脊髓的细胞修复考虑，间隔时间还应更长些，有人建议 8h。

二、鼻咽癌的放疗后遗症

鼻咽癌放疗后常见的后遗症有口干、龋齿、张口困难、听力障碍、颈部纤维变等；而较严重的可影响生命，如需要与复发鉴别的后遗症有大脑颞叶放射损伤、脑干脊髓放射损伤、放射性颅底骨坏死和脑神经放射损伤。

现介绍后面几种后遗症的新近资料。它们共同的特点是：①均可根据 CT 和（或）MRI 确诊。②临床上表现较轻，而影像学上表现较重（脊髓放损除外）。③剂量学不是诊断的主要依据。

1. 大脑颞叶放射损伤　此损伤的典型 CT 和 MRI 表现为掌指状脑白质水肿，多超出照射野的野界，可先见于一侧颞叶，随后可扩展至顶叶，或呈现两侧病变，此类病变多不能增强，部分病灶可增强，或出现囊状病变，后一类病变多不能增强，脑水肿占位严重者，脑室受压变形移位。根据这些影像学特征已发现一些无症状的脑损伤，这有助于早诊早治。切勿将其误诊为血行脑转移，尤其是能增强者。鼻咽癌虽易血行转移至远隔器官，却罕见血行转移至脑的。鼻咽癌可侵入颅内直接累及邻近的脑实质，但必定有肿瘤入脑的门户，如扩大的颅底孔道和破坏的颅底骨，受侵的海绵窦或小脑脑桥角，并且有毗邻的蛛网膜下腔闭塞和严重的脑皮质受累，然后侵犯脑白质，而大脑放射损伤的脑水肿则主要在脑白质，故两者不难鉴别。

2. 脑干、脊髓放射损伤　脑干、脊髓的放射性损伤过去凭临床表现诊断，现在凭 MRI 不但能确诊，而且能据以客观的评价疗效。两者在 MRI 上的表现相同，故不分述。其特征为脑干或颈髓中出现异常信号：在 T_1 加权像上呈低信号（黑色），在 T_2 加权像上呈高信号（白色），后者常较前者为大而明显，所以必须有 T_2 加权像。增强后，一部分病灶可强化。病灶的形状、大小、数目不一。始于脑桥的放射损伤可向上扩展累及中脑，或向下扩展累及延髓。脑干和脊髓放射损伤的病理基础均为水肿、脱髓鞘和软化坏死，三者在 MRI 上的信号均相同，但水肿不能增强，坏死能增强，这与血 - 脑屏障破坏有关。有 1 例脑干放射损伤，在临床症状出现之前 1 年多已见其 MRI 上有脑干异常信号。另有 3 例脑干放射损伤出现走路不稳等轻微症状和 MRI 明确诊断已分别 1 年、3 年和 4 年，仍生活如常人，症状无进展，其中 2 例的 MRI 已恢复正常。尚有 1 例未截瘫的脊髓放射损伤的 MRI 亦恢复正常。

3. 放射性颅底骨坏死　以往的文献中只有放射性下颌骨坏死而不提本病，偶尔尸检见到，亦未引起重视。本病有三大临床特征：鼻咽坏死、恶臭和反复鼻咽部出血。此外，多有张口困难及头痛，个别患者伴剧烈头痛。多见于再程放疗后，其潜伏期离再程放疗可仅半年左右。而单程放疗后发生本病者，其潜伏期一般较长，可达 9 ~ 19 年。由于 CT 上有新的颅底骨破坏，有时还见坏死组织形成的块影，极易被误诊为鼻咽癌复发。其实仔细对比，两者的 CT 表现是不同的，为此必须做冠状位 CT。放射性颅底骨坏死的特征是：①广泛而对称的虫蚀状颅底骨破坏，典型者在冠状位 CT 像上呈镂花的牌楼样，近期复查无明显改变。②大片软组织坏死脱落，鼻咽腔出现偏心的、不规则的大坏死腔，骨表面直接裸露其中（有时靠岩骨的颈内动脉管外口）。③有腐骨片和（或）病理骨折。④颅底骨下的软组织中有小气泡（感染征）。之所以如此，与两者引起骨破坏的病理基础不同有关：放射性颅底骨坏死的原因是小动脉和毛细动脉的中层坏死、玻璃样变和随之而来的骨严重缺血，故引起广泛骨坏死、死骨形成、软组织坏死脱落、坏死腔形成、骨骼裸露；而恶性肿瘤对骨的破坏仅仅是局部侵袭。

4. 脑神经放射损伤　脑神经放射损伤这一疾病的出现，使得鼻咽癌局部复发又多了一项鉴别诊断。按传统的观念：鼻咽癌放疗后如出现新的脑神经麻痹，或已消退的脑神经麻痹重现，即属复发。据统计，70% 的局部复发患者伴有脑神经麻痹。此外，脑神经麻痹亦见于脑干放射损伤，故必须进行慎重的鉴别。

（张　坤）

第三节　喉癌的放疗

一、概述

近年来，喉癌的发病率有增长的趋势。美国喉癌约占全身肿瘤的 2%，是最常见的头颈部恶性肿瘤之一。我国的东北地区发病率较高，城市高于乡村，男性高于女性，在上海男性的发病率是女性的 6 倍。

间接和直接喉镜检查可以明确肿瘤部位和范围，并明确声带的活动度。CT 检查最好在活组织检查前进行，可以避免活检后的改变而与肿瘤混淆。CT 检查优于 MRI，因为 MRI 检查的时间较长，容易移动。喉部病变部位扫描厚度最好为 3mm，其他部位为 5mm，并检查全颈以发现转移的淋巴结。

CT 检查对 T_1 和早期的 T_2 声带肿瘤并不理想，而对声门下侵犯的检查效果极佳，对中晚期病变、喉外侵犯和颈部软组织侵犯检查较好。对声门上喉癌 CT 检查可以明确会厌旁和声门旁脂肪间隙肿瘤侵犯以及颈部软组织和舌根的侵犯情况。

二、喉癌的放疗

喉癌的治疗，目标是不但要治愈肿瘤，而且要保留喉的功能，无严重并发症。早期患者治愈率高，喉功能保留好，中期患者的局控率在 60% ~70%，治愈率也高，晚期患者治愈率低，保留喉的可能性也下降。早期患者建议采用单纯放射治疗，中期患者可以先给予放射治疗，喉切除术则作为复发后的挽救治疗手段，或者全喉切除术，必要时加术后放射，但后者就没有机会保留喉的功能。晚期患者则通常行全喉切除术加颈淋巴结清除术或再加放射治疗。近年研究表明晚期患者诱导化疗 2 ~3 疗程后肿瘤能明显退缩，再给予高剂量的放射治疗，其疗效与全喉切除术相似。

1. 放射治疗　对早期喉癌，目前的倾向性治疗意见是先用单纯放疗，因为能保留喉的功能，使患者的生存质量较好，如 T_1 和 T_2 声带癌可用小野包括原发肿瘤即可，不需要包括颈淋巴结。对 T_1 病变，上界到甲状切迹，下界到环状软骨下缘，后界则根据肿瘤的后界来定。对 T_2 病变，根据肿瘤的大小和部位来定，照射野一般为 4cm×4cm 到 5cm×5cm，最大为 6cm×6cm，超过这个范围，喉水肿的危险性增加而不增加治愈率。常用的剂量分割方案为每次 2Gy，T_1 和 T_2 的总剂量分别为 66Gy/3 次、6.6 周和 66 ~70Gy/（33 ~35）次、6 ~7 周，而每次 1.8G 照射的方案其局控率似乎要低于每次 2Gy。Douglas 等报道 109 例 T_1 和 T_2 声门癌，放射治疗后 2 年的局部肿瘤控制率分别为 89% 和 80%，治疗疗程在 50d 以上和 50d 以下的局部控制率分别为 92% 和 82%（$P=0.07$）。在一定的治疗面积内局控率无明显影响，并且 ^{60}Co 与 6MevX 射线的治疗效果也无明显差异。

对 T_3 和 T_4 病变需要较大的照射野，要包括二腹肌下和中颈淋巴结。可以用常规分割或超分割照射，照射剂量常规放射在 70Gy/35 次、7 周，超分割放射可以到 78Gy/65 次、6.5 周，另外可以进行术前或术后放射。Mendenhall 报道 75 例初次治疗的 T_3 期声门型喉癌用单纯放射治疗，5 年局部控制率 63%，5 年生存率和最终无肿瘤生存率分别为 54% 和 78%。肿瘤体积小于 $3.5cm^3$ 时的局控率要明显优于大于 $3.5cm^3$ 者，分别为 87%、29%。Lee 等注意到原发肿瘤的体积与局部控制率呈负相关。

对局部肿瘤晚期，或已发生颈、部淋巴结转移的喉癌，目前建议使用化疗、放疗和手术的综合治疗。Spauding 等报道了Ⅲ～Ⅳ期喉癌的疗效，其中 188 例Ⅲ期，144 例Ⅳ期，37% 声门区，61% 声门上区。采用 DDP + 5 - FU 诱导化疗 2～3 个疗程，总有效率（CR + PR）达到 85%，化疗后肿瘤达到部分消退或以上者给予放射治疗，未达到部分消退者行全喉切除术加术后放射治疗。两组的生存率无显著差异，化疗加放射组与化疗加手术组的 5 年生存率分别为 42% 和 45%（$P = 0.345$），中位生存期分别为 42 个月和 53 个月，化疗加放射组中 62% 的患者保留了喉功能，但化疗加放射组的无瘤生存率较手术组低。诱导化疗后颈部肿块完全消退者的预后优于未完全消退者（$P = 0.008$）。这也表明，诱导化疗后患者肿块的退缩程度可以提示患者的预后，且诱导化疗后肿块未完全消退者可以行颈淋巴结切除术，以提高局控率。对晚期声带肿瘤通常有广泛的声门上和声门下侵犯，双侧声带累及，以及侵犯甲状软骨、环状软骨和杓状软骨。因气道受压，在行直接喉镜检查时，30% 的患者要行气管造口术。25%～30% 的患者临床上可以摸到肿大的淋巴结。主要的治疗方法是全喉切除术，必要时做术后放射治疗。全喉切除术后最常见的复发部位是气管造瘘口、舌根、颈淋巴结或局部软组织。淋巴结阴性的患者可以不做淋巴结清除术，术后给予放射治疗。如果 T_3 或 T_4 患者临床上淋巴结阳性，则在全喉切除术时行颈淋巴结清除术。如果手术切缘阳性、声门下侵犯在 1cm 以上、软骨侵犯、神经周围累及、原发肿瘤累及局部软组织、病理检查显示多个淋巴结阳性、淋巴结包膜外侵犯，要考虑术后放疗。

Mendenhall 把 T_3 声门区喉癌患者分为预后较好和预后较差型，预后较好型为肿瘤局限于喉的一侧，气道无阻塞；而预后较差型则常有双侧病灶，伴有气道阻塞。同时 Gregg 报道肿瘤体积小，DNA 指数低，肿瘤边界完整，预后好。Beatrice 发现无瘤生存率与微血管密度（MC）有关，MC 高于每平方毫米 130 根，患者的复发率高，是无瘤生存率的一个独立预后因素。

为了提高晚期喉癌的治疗效果，有人试用乏氧细胞增敏剂或高压氧合并放射治疗以增加喉癌的局部控制率，经过 112 个月的随访，两组的局控率分别为 49% 和 33%（$P = 0.002$）。而采用高压氧治疗的 45 例晚期鳞癌患者，其中 23 例声门癌，22 例声门上癌，每次照 11Gy，共照 2 次，照射期间吸 4 个大气压的氧。39 例（87%）肿瘤完全消退，总的 10 年局控率为 58%，而肿瘤完全消退者的 10 年局控率为 69%。10 年生存率 27%，39 例肿瘤完全消退者的声音保存率为 55%。14 例发生了严重的纤维化、坏死，3 例并发症需要行喉切除术。5 年实际并发症发生率达 42%。本方法治疗的局控率较高，但是由于采用大剂量照射，后期并发症太高。

声门上喉癌的治疗原则基本同喉癌。早期声门上喉癌可以用放疗或声门上喉切除术，而对晚期病变则需全喉切除术。据统计早期患者中 80% 选择放射治疗，约有 20% 选择声门上喉切除术，这与患者的一般情况、病期、医生的观点有很大的关系。较大的浸润性肿块，特别是会厌前间隙广泛侵犯，是声门上喉切除术的指征。如果声门上喉癌无颈部淋巴结转移，则以放疗为好。如果患者属原发灶早期，而颈部淋巴。结巨大（N_2 或 N_3）则对原发灶给予放疗，行颈部淋巴结手术治疗。

对晚期声门上喉癌常行全喉切除术，对那些外生性肿瘤，可以先予以放疗，当常规分割放疗照射到 45～50Gy 时，假如肿瘤退缩良好，则继续放疗，若肿瘤退缩不满意，休息 4 周后行全喉切除术。目前也在试用诱导化疗后根据患者肿瘤退缩的程度来决定下一步的治疗是手术或放疗，或手术加术后放疗。术后放疗的指征为切缘阳性、颈部软组织侵犯、声门下累及、甲状软骨累及和多个淋巴结阳性或淋巴结包膜外侵犯。术后放射的剂量一般建议为切缘阳性 66Gy，较大残留肿瘤为 70Gy，均为每次 2Gy，每周照射 5 次。对晚期喉癌全程使用放疗的主要困难是在随访中较难区别放射性水肿和局部肿瘤复发。进展性喉水肿、持续性喉疼痛或者原来声带活动变为固定，则表明喉癌复发。

2. 放疗的后遗症　早期声带癌放疗的急性反应较轻微，放疗开始的第二周至第三周，由于肿瘤的退缩，声嘶改善。但随后由于放疗的反应，声嘶可能又加重。放疗结束后 3 周声嘶逐步消失。声带癌和声门上喉癌放射治疗后最常见的后遗症是喉水肿。喉水肿的消退与放射剂量、照射体积、是否进行过颈部手术、原发肿瘤的大小以及持续抽烟和酗酒有关。常规分割放疗的喉癌患者中，因软组织坏死而致软骨炎者不到1%，然而软组织和软骨坏死伴有声嘶、疼痛、喉水肿则常意味着复发，尽管活检显示坏死，全喉切除术仍是一个较好的治疗方法。

近10年来，在喉癌临床治疗研究中的一个主要倾向是要尽可能保留喉的功能，以提高患者的生存质量。因而放疗作为一种局部治疗手段的地位也有所提高，但必须联合其他治疗手段。对早期的喉癌，采取单纯放疗可以达到较好的疗效。对预后较好的声门区 T_3 肿瘤，可以考虑单纯放疗，对预后较差的肿瘤可以全喉切除术加术后放射，或诱导化疗2～3个疗程，部分消退或全部消退者行放疗。而对 T_4 声门区肿瘤，大部分行全喉切除术，对肿瘤体积较小者，诱导化疗后肿瘤消退者，可以给予放疗。

对预后较好的声门上肿瘤，若肿瘤体积小，又系外生性，仅累及会厌前间隙或梨状窝的内侧壁，应尽可能先采用放疗。对预后不良型的声门上喉癌，如肿瘤巨大、呈浸润性生长、常伴有声带固定和（或）气道阻塞，行全喉切除术加颈部淋巴结清除术或诱导化疗后加放射治疗。T_4 声门上肿瘤应行全喉切除术加颈部淋巴结清除术加术后放射。如肿瘤体积小，侵犯舌根、咽壁，可以给予放疗或化疗加放疗。

（张　坤）

第四节　鼻腔癌与鼻窦癌的放疗

一、概述

鼻腔与鼻窦肿瘤在40岁以后常见，男性的发病率约为女性的两倍，上海市1997年的发病率男性为0.9/10万，女性为0.4/10万。其中绝大多数是上皮源性肿瘤，它的发生可能与锯末、制鞋及镍的开采和提炼等有关。

鼻腔与鼻窦肿瘤的扩散途径相似，腺样囊性癌常沿神经播散。常见的播散途径是沿嗅神经通过筛板进入颅前窝，通过眶下神经或经过眶上裂的神经到颅中窝或海绵窦。CT检查时要注意眶下裂、嗅沟及筛板，MRI在这些部位的检查要优于CT。大多数患者病变较晚，通常侵犯邻近的窦腔，如鼻咽腔、口腔。上颌窦和筛窦癌常累及眼眶，而鼻腔癌侵犯眼眶较晚。通过筛板和筛窦顶侵入颅前窝，通过颌下窝、翼板侵入颅中窝。内翻性乳头状瘤常发生在鼻腔的外侧壁，容易扩展到邻近的鼻窦、眼眶和颅前窝。上颌窦前下的肿瘤容易侵犯口腔，向后则侵及颅底。如果肿瘤侵犯眼眶的外侧壁，眼球向内或向上移位。向内侧的侵犯可以达鼻腔、筛窦、泪腺以及眼眶的内下壁。当多个部位累及时，最大肿瘤的部位作为原发部位。原发于蝶窦的恶性肿瘤罕见，当其穿透底壁进入鼻咽腔时，临床表现与鼻咽癌相似。淋巴结转移相对较少，常见的淋巴结转移部位为颌下和二腹肌下淋巴结。

二、治疗原则

对早期的鼻腔癌，放疗和手术治疗均可获得很高的治愈率。晚期患者则以放疗为主。可以采用超分割的方法，1.2Gy，每天2次，总剂量在72～74.4Gy/（60～62）次。化疗的应用能否改善鼻腔癌的疗效尚无肯定的结论。

筛窦癌的治疗以综合治疗为主，先做手术，然后放疗。如果不能手术治疗，只能单纯放疗。上颌窦癌术前放疗和手术治疗是基本的治疗方法，但也可采用手术加术后放疗的方法。然而，究竟哪种综合治疗方法更佳还无定论。治疗蝶窦癌的主要方法是放疗，其治疗计划与鼻咽癌相似。

（一）放射治疗

鼻腔癌、上颌窦癌、筛窦癌的外照射技术相似，一个鼻前野和一个或两个耳前侧野，通常加用楔形滤片。开始照射野要大，在照射45～50Gy后缩野加量。

筛窦和晚期鼻腔癌的鼻前野剂量的比重应较大，以防对侧眼睛的过量照射。然后缩小的前野主要包括肿瘤。筛窦的肿瘤常侵犯眼眶，在设计鼻前野照射时应尽可能保护上眼睑及眼眶外侧的大泪腺，以减少对泪腺的剂量，降低泪液分泌减少的并发症，有利于保护结合膜和角膜。

（二）治疗效果

1. 鼻腔癌、筛窦癌和蝶窦癌　鼻腔癌、筛窦癌、蝶窦癌的远处转移率低，局控率可以相当于生存率。Ang 报道 45 例鼻腔癌行根治性治疗，其中 30 例鳞癌，9 例腺癌，1 例未分化癌，5 例腺样囊性癌。18 例根治性放疗，27 例手术加放疗，中位随访 11 年（2.8～16.8 年）。5 年和 10 年最终无肿瘤生存率分别为 83% 和 80%，总的生存率分别为 75% 和 60%。4 例发生失明，2 例为肿瘤侵犯，2 例为放射损伤。其他副作用为骨坏死、龋齿、鼻腔萎缩及鼻中隔穿孔。袁伟等报道 82 例鼻腔癌的治疗效果，总的 5 年生存率为 62.2%，手术加放疗的效果要优于单纯放疗，分别为 76% 与 38.3%（$P<0.05$）。他们认为早期鼻腔癌 $T_{1\sim2}$ 可以单纯放疗，12 例治疗后 8 例生存 5 年以上。而未分化癌的效果差，无颈部淋巴结转移的患者亦需要进行颈部预防性放疗。高黎等报道 231 例鼻腔癌和筛窦癌，5 年生存率 42.1%，单纯放射治疗与手术加放射治疗的 5 年生存率分别为 34.1% 和 61.9%（$P<0.01$）。早期患者手术与放疗的疗效相似，分别为 65.5% 和 75%（$P>0.05$），晚期患者综合治疗的 5 年生存率高于单纯放疗组，分别为 76.9% 和 24.3%（$P<0.01$）。毛志达报道 317 例鼻腔癌放疗后 5 年和 10 年生存率分别为 42.6% 和 32.7%。其中 T_1N_0 期肿瘤分别为 64.3% 和 54.3%，有颌下淋巴结转移者疗效较差，5 年和 10 年生存率分别为 35.3% 和 26.9%。死亡患者中，57.1% 死于局部肿瘤进展或复发。

由此可见，早期鼻腔癌单纯放疗和手术的疗效相似，因而可以首选单纯放疗；但是中、晚期患者手术加放疗的疗效明显优于单纯放疗，提示应尽量建议患者先做手术，然后术后放疗。对病理检查显示分化较差的鼻腔癌是否要做颈部预防性放疗问题，在文献中尚无定论，但多数倾向于不必做。

Waldrom 报道 29 例筛窦癌治疗后 5 年生存率 39%，治疗失败原因主要为肿瘤进展，占 52%。作者建议筛窦癌的放疗剂量为 60Gy 后加用立体定向放疗，在照射 50Gy 后保护视交叉及泪腺，并且进行密切的随访，如果肿瘤进展或放疗 3 个月后肿瘤残留，可以行补救性手术。蒋国梁等报道 34 例筛窦癌，21 例手术加放疗，13 例单纯放疗，9 例接受辅助化疗。放射治疗的剂量为每次 2Gy，术前放射为 50Gy/25 次、5 周，术后放射为 60Gy/30 次、6 周，单纯放射为 50～70Gy/（25～35）次、5～7 周。5 年生存率、5 年无瘤生存率分别为 55% 和 58%。全组 5 年局控率为 71%（手术加放射组和单纯放射组分别为 74% 和 64%）。9 例局部复发，硬脑膜侵犯与局部失败有关，T 分期也是影响预后的主要因素。主要的后遗症为脑损伤和视力下降。筛窦癌的主要失败原因是局部复发，手术加术后放射治疗可以达到较高的局控率，对不能手术的患者，单纯放射治疗也是较好的治疗方法。

2. 上颌窦癌　一般报道上颌窦癌手术加术后放射的 5 年生存率在 T_1、T_2 期肿瘤为60%～70%；$T_{3\sim4}$期肿瘤为 30%～40%。对晚期不能手术切除的患者，放射治疗的 5 年生存率为 10%～15%。张延平报道上颌窦癌放射治疗加手术组的 5 年局控率为 59.2%，单纯放射组 5 年局控率为 22.7%，放射治疗加手术的效果明显优于单纯放射治疗，最常见的失败原因为局部复发（45.8%）。

Fujil 则认为上颌窦癌加用辅助化疗的效果极佳，手术和放射组加优福定（UFT）的 5 年生存率为 71.4%，而未用 UFT 组为 23.8%。Konno 报道上颌窦鳞癌给予术前放射和 5－FU 动脉灌注，而后行上颌窦根治术，5 年和 10 年生存率分别为 71.9% 和 56.3%。但为非随机对照，病例数较少，还需行严格的随机对照实验来确定上述治疗方法的优越性。

对上颌窦癌患者颈部淋巴结引流区的预防性放疗的价值仍有争议，Paulinc 报道 9.5% 患者就诊时有颈部淋巴结转移，他们对 N_0 上颌窦癌患者颈部不做预防性放射治疗，但是 28.9% 患者的颈部发生淋巴结转移。N_0 患者治疗后颈部无复发的中位生存期为 80 个月，而颈部有淋巴结或放疗后颈部发生淋巴结转移的患者为 25 个月（$P=0.05$）。因而建议对 N_0 上颌窦癌患者行颈部预防性放疗。Le 报道诊断时淋巴结转移率为 9%，原发灶经手术与放疗或单纯放疗后，颈部不给予治疗，5 年淋巴结复发率为 12%，而淋巴结照射 50Gy 后则无 1 例淋巴结复发。以鳞癌和腺样囊性癌复发的比例最高，可达 20% 左右。治疗后 5 年和 10 年生存率分别为 34% 和 31%。同时 T_3、T_4 患者有较高的淋巴结复发率。故对局部肿瘤晚期（T_3、T_4）的患者应该行同侧上颈淋巴结预防性照射。

（三）放射治疗的后遗症

鼻腔和鼻窦放疗的后遗症主要有单侧或双侧的视力减退或失明，部分是由于肿瘤侵犯所致，部分为放疗后的并发症，另外还有慢性鼻窦炎、鼻腔狭窄、鼻腔萎缩、瘘管形成、张口困难、下颌骨坏死或放射性脊髓炎。

（张　坤）

第五章

胸部肿瘤

第一节　肺癌

支气管肺癌（bronchial carcinoma）简称肺癌，2012 年世界卫生组织的统计资料表明，每年全球肺癌的新发病例为 183 万，占全部恶性肿瘤的 12.9%，死亡病例为 159 万，占肿瘤全死因的 19.4%。更为严重的是，凡是烟草消费大国，其肺癌新病例仍在不断增长，故肺癌成为越来越严重的危害人民生命和健康的常见病。

一、解剖与生理学概要

气管自分叉处分为左、右主支气管，二者之间的夹角为锐角，在气管腔内所形成的隆起，称为隆突。主支气管分出叶支气管，左边的叶支气管有 2 支，右边为 3 支。叶支气管再依次分出肺段支气管、肺亚段支气管，继分支为小支气管、细支气管，直至细终末支气管。上述各级支气管的主要作用为传导空气，以后继分出的呼吸性支气管、肺泡管、肺泡囊和肺泡，则既有通气的功能也有换气的功能。

肺的淋巴引流在肺癌的临床上有十分重要的意义。1997 年国际抗癌联盟（UICC）综合了几十年来有关肺癌淋巴引流的临床研究，将肺与纵隔淋巴结群分为 14 组。①最高纵隔淋巴结：位于头臂（左无名）静脉上缘水平线以上的淋巴结；②上气管旁淋巴结：位于主动脉弓上缘切线的水平线和最高纵隔淋巴结之间的淋巴结；③血管前和气管后淋巴结；④下气管旁淋巴结：主动脉弓上缘切线的水平线和上叶支气管上缘之间的淋巴结；⑤主动脉下淋巴结（主动脉肺动脉窗）；⑥主动脉旁淋巴结（升主动脉或膈神经）；⑦隆突下淋巴结；⑧食管旁淋巴结（低于隆突）；⑨肺韧带淋巴结；⑩肺门淋巴结；⑪叶间淋巴结；⑫叶淋巴结；⑬段淋巴结；⑭亚段淋巴结。上述 1～9 组的淋巴结称为纵隔淋巴结（N2），10～14 组称为肺淋巴结（N1）。二者以纵隔胸膜反折为界，纵隔胸膜反折远侧，位于脏层胸膜内的淋巴结为 N1，在纵隔胸膜内的淋巴结为 N2。此肺癌淋巴结分组模式在 2009 年的肺癌新分期中仍然没有改变。

尸体解剖发现，肺段与纵隔淋巴结之间存在直接的淋巴引流通路，这种情况上肺较下肺多见。另外，有些肺段的淋巴引流不经纵隔淋巴结而直接注入锁骨下静脉和胸导管，左下叶、左舌叶和右下叶基底段存在直接到达对侧纵隔淋巴结的通路。上述的解剖学基础可解释为什么有的肺癌患者极容易发生全身转移，以及在患侧没有淋巴结转移的情况下有对侧淋巴结转移等临床情况。

二、流行病学

肺癌是我国恶性肿瘤谱中的主要肿瘤之一。据世界卫生组织国际癌症研究部（International Agency for Research on Cancer，IARC）公布的最新数据，2012 年中国的肺癌全球年龄标化发病率（age－standardized rate，ASR）男性为 52.8/10 万，女性为 20.4/10 万；年龄标化死亡率男性为 48.3/10 万，女性为 18.0/10 万。需特别注意的是，我国肺癌年龄调整死亡率总体呈上升趋势。

自 1980 年以来，世界上各地区肺癌发病率产生了较大的变化。20 世纪 80 年代，69% 的肺癌发生在发达国家，而 2012 年，58% 的肺癌发生在发展中国家。目前男性肺癌发病率最高的地区为中欧、东欧

(53.5/10 万)，东亚地区也进入了高发地区行列（50.4/10 万）。发病率最低的为中、西非（2/10 万）。总体上女性肺癌发病率较男性低，但呈上升趋势，发病率最高的为北美（33.8/10 万）和北欧（23.7/10 万），东亚地区的女性肺癌发病率相对较高（19.2/10 万），最低的也是中、西非（1.1/10 万）。

三、病因学

1. 吸烟　吸烟是肺癌最主要的致病因素。据卫生部公布的《2006 年中国“吸烟与健康”报告》披露，2002 年我国 15 岁以上人群吸烟率为 35.8%，其中男性为 66.0%，女性为 3.1%，由此估计，全国吸烟者约为 3.5 亿，占世界烟民的 1/3。不吸烟者中有 53.48% 为被动吸烟者。所谓的被动吸烟者，指的是不吸烟者每周至少有 1 天以上吸入吸烟者呼出的烟雾超过 15min/d。英国 20 世纪 60 年代的一项对医师的前瞻性研究证实了烟草与肺癌的关系。目前的研究已表明，85% 的男性肺癌和 47% 的女性肺癌可归因于吸烟。而且，主动吸烟和被动吸烟均为肺癌的危险因素。有文献指出，吸烟指数（每天吸烟支数×吸烟年数）大于 400 者为肺癌的高危人群。戒烟和不吸烟是最好的肺癌预防措施。

2. 工业接触　石棉、砷、铀、镍、铬均是肺癌致病的危险因素。我国云南省个旧锡矿是肺癌的高发区，死亡率高达 151/10 万。

3. 大气污染　大气污染包括室外空气污染和室内空气污染。工业废气和汽车尾气含有致癌物质，尤以苯并芘的致癌作用最明显。近年来人们注意到室内装饰材料，如甲醛和氡气也可能是肺癌发生的危险因素。2008 年《柳叶刀》上发表的研究报告指出，中国人使用的固体燃料（包括燃煤、木材和农作物残骸）所造成的室内空气污染和吸烟一起，在 30 年内将导致 1 800 万人死于肺癌。

2013 年 10 月，世界卫生组织下属国际癌症研究机构，正式将大气污染列为主要的环境致癌物，其危害程度与烟草同级。

4. 驱动基因　近年的分子生物学研究发现，一些基因的突变可导致肺癌的发生，这些突变基因同时也是药物作用的靶点，因此被称为驱动基因。目前研究发现，70% 以上的肺腺癌可找到驱动基因，包括 EGFR 突变基因、ALK 融合基因等。

四、病理学

1. 大体分型　根据肿瘤的发生部位，肺癌的病理大体分型可分为两种类型。

（1）中央型：肿瘤发生在段支气管开口以上的支气管。

（2）周围型：肿瘤发生在段支气管开口以下的支气管，即从次段支气管至肺泡。

肺癌病理大体分型的临床意义在于，中央型肺癌有临床症状的多于周围型肺癌，纤维支气管镜和痰细胞学的检查阳性率高于周围型，但手术治疗的难度往往大于周围型。

2. 组织学分类　WHO 将肺癌的组织学表现分为以下几类。

（1）腺癌（adenocarcinoma）：占 35% ~40%。2011 年国际三大学会（国际肺癌研究会 IASLC、美国胸科学会 ATS 和欧洲呼吸学会 ERS）根据病理学形态、影像学、分子生物学和治疗学的综合分析，将肺腺癌分为浸润前病变、微小浸润性腺癌、浸润性腺癌和变异型浸润性腺癌四大类，取消了之前的细支气管 - 肺泡细胞癌命名，其中部分的肺泡癌被归入浸润前病变，属于癌前病变。

（2）鳞状细胞癌（squamous cell carcinoma）：简称鳞癌，占所有肺癌的 30% ~35%，主要特点是癌组织中具有角化、间桥或二者同时存在。按其分化程度可分为高分化（G1）、中分化（G2）和低分化（G3）三级。鳞癌以发生在气管、支气管的中央型肺癌为主，发生在周围型的鳞癌较少。

（3）大细胞癌（large cell carcinoma）：约占 10%，包括巨细胞癌和透明细胞癌两个亚型。

（4）腺鳞癌（adenosquamous cell carcinoma）：为一种具有鳞癌、腺癌两种成分的癌。本型肺癌有越来越多的趋向。

（5）小细胞癌（small cell carcinoma）：占 20% ~25%，包括燕麦细胞癌、中间细胞癌和混合燕麦细胞癌三个亚型。此型肺癌的生物学特性明显不同于其他类型的肺癌，特点是恶性程度高，容易发生转移。

（6）其他类型肺癌：支气管腺癌、类癌、癌肉瘤等，均较少见。

3. 根据肺癌的生物学特性和治疗方法的不同把肺癌分为两大类

（1）小细胞肺癌（small cell lung cancer，SCLC）：小细胞肺癌占所有肺癌的10% ~15%，其临床特点是恶性程度高，容易转移，治疗需采取以化学治疗为主的综合治疗。

（2）非小细胞肺癌（non - small cell lung cancer，NSCLC）：除了小细胞肺癌以外的所有类型的肺癌称为非小细胞肺癌，其占所有肺癌的85% ~90%。此类肺癌的治疗多采用综合治疗方法。

4. 肺癌的扩散与转移　同其他大多数的恶性肿瘤一样，肺癌的扩散与转移包括直接浸润、淋巴道转移、血道转移和种植转移四种。特别要指出的是，肺癌出现扩散与转移并不与原发灶的大小有直接的关系，有些肺内的原发病灶不大，但却已发生了远处如骨与脑的转移，这在组织学类型为小细胞肺癌或腺癌时常见。种植转移多见于恶性胸腔积液，表现为胸膜、膈肌出现粟粒样病灶，尤以下肺野和肋膈角为甚。

五、临床表现

肺癌的高发年龄为45 ~65 岁，男女之比为2 ：1，肺癌的临床表现因原发肿瘤的部位、大小、类型、是否侵犯或压迫邻近器官以及有无转移的不同而异。常见的临床表现有如下三方面。

1. 肿瘤所引起的局部和全身症状

（1）咳嗽：为肺癌最常见的症状，多为刺激性干咳，无痰或少许白色黏液痰。咳嗽往往是由肿瘤累及各级支气管所引起的症状。

（2）血痰：为肺癌最典型的症状，多为血丝痰或痰中带血。血痰是癌瘤侵犯了支气管黏膜微细血管所致，常混有脱落的癌细胞，痰细胞学检查阳性率高。

（3）胸闷、胸痛：早期仅表现为轻度的胸闷，当癌瘤累及壁层胸膜或直接侵犯胸壁时，可引起该部位恒定的持续性疼痛。

（4）气促：肿瘤堵塞支气管引起阻塞性肺炎或肺不张是肺癌气促的原因之一，气促的程度随阻塞的范围不同而异。肺癌胸膜播散所致的恶性胸腔积液也是气促的原因。另外，弥漫性肺泡癌导致肺间质病变，可引起换气不足性的气促，严重者可引起难于治疗的呼吸困难。

（5）发热：阻塞性肺炎是肺癌发热的主要原因。这种发热的特点是迁延反复，时好时坏，难于治愈。另外，发热也可为癌性毒素或骨髓转移所致。

（6）非特异性全身症状：食欲缺乏、体重减轻，晚期出现恶病质等。

从以上的描述可看出，肺癌的症状学没有特异性，与许多呼吸系统疾病的临床表现近似。因此，依靠症状学来诊断肺癌，关键在于对肺癌的警惕性。凡是超过两周经治不愈的呼吸道症状，要高度警惕肺癌存在的可能性。

2. 肺癌外侵与转移的症状

（1）上腔静脉阻塞综合征（superior vena cava obstruction syndrome）：为肺癌直接侵犯或右上纵隔淋巴结转移压迫上腔静脉所致，表现为头颈部甚至双上肢水肿，颈部和上胸部静脉怒张、毛细血管扩张等。有5% ~10%的肺癌患者以此为首发症状就诊。

（2）霍纳综合征（Horner's Syndrome）：为肺癌或转移淋巴结累及第7 颈椎至第1 胸椎外侧旁的交感神经所致，表现为患侧眼球凹陷、上眼睑下垂、眼裂变小、瞳孔缩小，患侧面部无汗等。

（3）肺尖肿瘤综合征（Pancoast's Syndrome）：在霍纳综合征的基础上，肿瘤进一步破坏第1、2 肋骨和臂丛神经，引起上肢疼痛。

其他常见外侵与转移的症状有：累及喉返神经引起声嘶，有些患者可以此为首发症状；脑转移出现头痛、呕吐、偏瘫；骨转移引起相应部位的持续性疼痛等。

3. 肺癌的伴随症状　由肺癌产生的异常生物学活性物质所引起的患者的全身临床表现，称为肺癌的伴随症状，以小细胞肺癌引起的较多。常见的伴随症状有以下几种。

（1）肺性肥大性骨关节病（pulmonary hypertrophic osteoarthropathy）：多见于肺腺癌患者，发生率约

12%，其次见于肺鳞癌。其主要临床表现为骨的大关节疼痛，杵状指、趾，X线见长骨骨膜增生或骨膜炎可作为诊断依据。肺性骨关节病可发生在肺癌早期或先于肿瘤局部症状出现，甚至可作为肺癌的唯一主诉。因此，当一个患者以关节疼痛为主诉而就医时，应警惕肺癌的存在。当肺癌被成功治疗后，骨关节疼痛很快消失，杵状指（趾）及X线改变也慢慢消退。肺癌复发时症状会再现。其产生机制尚未明确。

（2）类癌综合征（Cassidy's syndrome）：主要临床表现为腹痛、腹泻、面部潮红、支气管痉挛。类癌综合征的产生原因是癌组织中的嗜银细胞可产生生物活性胺类。值得一提的是，类癌综合征多见于小细胞肺癌，而支气管类癌多不出现类癌综合征。

（3）男性乳房发育：主要临床表现为双侧或单侧的乳腺发育。其产生原因可能是肺癌产生异位促性腺激素所致，多见于小细胞肺癌。

其他的肺癌伴随症状有异位甲状旁腺样物质引起的高血钙症；癌性神经病变和肌肉病变、皮肌炎；嗜酸粒细胞增多症；库欣综合征和抗利尿激素过多症等。

六、诊断

肺癌的临床诊断必须依据临床表现和各种影像学结果进行综合分析，但最后的确诊必须取得细胞学或病理组织学的证据。任何没有细胞学或病理组织学证据的诊断，都不能视为最后的诊断。依据这样的原则，肺癌的诊断可分为肺癌的定位诊断和肺癌的定性诊断两种，所有的影像学诊断方法可归之为肺癌的定位诊断，而所有以获取细胞学或病理组织学为目的的诊断方法可归之为肺癌的定性诊断。定位诊断是基础，定性诊断是关键。

1. X线检查　X线目前仍然是发现、诊断肺癌和提供治疗参考的重要基本方法。有5%～10%的肺癌患者可无任何症状，单凭X线检查发现肺部病灶。常用的X线检查方法包括胸部透视、胸部X线、体层照片（病灶体层、肺门体层和斜位体层）。病灶体层能清楚地显示病变的形态、轮廓和密度；肺门体层可显示气管、主支气管和叶支气管有无管腔狭窄、阻塞、压迫等情况，还能显示肺门、隆突下和纵隔淋巴结有无肿大，对肺癌的诊断和治疗方法选择有重要参考价值。需强调的是，肺癌的X线检查，必须同时行胸部正位X线和胸部侧位X线检查，有统计提示，加做胸部侧位X线，肺癌的检出率增加了7%。

2. CT检查　胸部计算机X线断层扫描（computed tomography，CT）检查目前已成为评估肺癌胸内侵犯程度及范围的常规方法，尤其在肺癌的分期上，更有其无可替代的作用。与X线检查比较，胸部CT检查的优点在于能发现直径小于1cm和常规胸部X线难于发现的位于重叠解剖部位的肺部病变，容易判断肺癌与周围组织器官的关系，对肺门尤其是纵隔淋巴结的显示也比常规X线检查要好。

其他部位包括脑、肝、肾上腺的CT检查，主要的目的是排除肺癌相关部位的远处转移，一般是临床怀疑有转移或术前准备时进行检查。

近年来发展起来的低剂量螺旋CT扫描技术，已被推荐为肺癌高危人群的筛查工具。用此技术进行肺癌筛查，比起X线筛查，减少了20%的肺癌死亡率。

3. MRI检查　胸部MRI（magnetic resonance imaging，磁共振成像术）检查的最大特点是较CT更容易鉴别实质性肿块与血管的关系，而且能显示气管支气管和血管的受压、移位与阻塞。但对肺部小结节的检查效果不如CT好。

4. PET和PET/CT检查　PET（positron emission tomography，正电子发射体层扫描）/CT是近年来发展起来的一项代谢显像检查技术，其机制是利用正常细胞和肺癌细胞对荧光去氧葡萄糖（fluoro－2－deoxy－D－glucose）的代谢不同而有不同的显像。其主要用于排除胸内淋巴结和远处转移。PET/CT系采用图像融合技术，将PET的代谢显像和CT的形态显像图像融合在一起，使其兼具代谢的定性优点和形态的定位优点，因而诊断更为准确。但该检查价格昂贵，从而限制了其广泛应用。

其他的影像学检查还有B超和ECT检查。前者用于疑有肝脏转移，后者用于排除骨转移。

上述的肺癌影像学检查中，胸部普通X线检查仅为初筛方法，胸部CT检查是肺癌的临床诊断和分期的基本手段。

5. 肺癌的细胞学检查　肺癌的细胞学检查属于肺癌的定性诊断，常用的方法包括以下几种。

（1）痰细胞学检查：是目前诊断肺癌的重要方法之一，是一种简单方便的非创伤性诊断方法。其最大优点是可在影像学发现病变以前便得到细胞学的阳性结果。痰细胞学检查阳性、影像学和纤维支气管镜检查未发现病变的肺癌称为隐性肺癌。

肺癌痰细胞学检查的阳性率因检查技术水平、肿瘤部位、病理类型、痰液采集和选材的不同而不同，阳性率在40%～80%。一般而言，中央型肺癌、有血痰者的癌细胞检出率较高。鳞癌、小细胞肺癌也有较高的阳性率。痰液的采集以晨起从肺深处咳出的带有血丝的痰液为好。连续3～5天的痰细胞学检查可提高检出率。

（2）胸腔积液癌细胞学检查：有胸腔积液的病例，可行胸腔穿刺，抽出新鲜胸腔积液，经离心处理，取沉淀物涂片找癌细胞。血性胸腔积液癌细胞的检出率较高。

（3）经皮肺穿刺细胞学检查：对于肺部的病变，经常规的痰细胞学或纤维支气管镜等非创伤性检查仍不能确诊的病例，可考虑行经皮肺穿刺细胞学或组织学检查。中山医科大学肿瘤医院曾报道100例经皮超细针肺穿刺细胞学检查结果，阳性率达94%。但这项检查为创伤性检查，有引起气胸、出血的可能，特别是可引起针道种植转移，因此不主张常规应用。不少学者认为，对于肺部孤立的结节性病变，如果没有手术禁忌证，应选择剖胸探查，诊断与治疗同步进行，而不应该做经皮肺穿刺活检检查。

其他的细胞学检查还包括锁骨上肿大淋巴结或皮下结节的穿刺涂片细胞学检查。当然，锁骨上肿大淋巴结或皮下结节也可行切除或切取活检，这应根据不同的情况做不同的选择。

6. 肺癌的内镜检查　肺癌的内镜检查同样属于肺癌的定性诊断，常用的方法包括以下几种。

（1）纤维支气管镜检查：这是肺癌诊断中最重要的手段。纤维支气管镜检查可直接观察到气管和支气管中的病变，并可在直视下钳取并擦拭以获取病理组织学和细胞学的诊断。对位于更周边的病变，还可利用支气管冲洗液进行细胞学检查。经纤维镜行气管支气管纵隔或肺穿刺的技术也得到发展。有些研究单位还通过血卟啉激光肺癌定位技术来诊断肉眼未能观察到的原位癌或隐形肺癌。纤维支气管镜检查对肺癌总的确诊率达80%～90%。

纤维支气管镜检查在肺癌诊治方面的另一个重要作用是对肺癌的定位和对支气管壁侵犯范围的确定，这对手术治疗方案的设计有极为重要的指导作用。

（2）支气管超声内镜检查（endobronchial ultrasound，EBUS）：是近年发展起来的一项新的诊断技术，它利用超声技术对紧贴气管支气管腔外壁的肿物或淋巴结定位，引导穿刺针行腔外肿物或淋巴结穿刺活检，从而达到定性诊断的目的，在确定肺癌有无纵隔淋巴结转移方面有重要作用。

（3）纵隔镜检查：是经气管前间隙人工隧道置入纵隔镜观察气管周围病变，同时加以活检的一种诊断方法。纵隔镜检查在确定肺癌有无纵隔淋巴结转移上有重要作用，是肺癌分期的重要手段，同时也可用于胸部疑难疾病的鉴别诊断。中山医科大学肿瘤医院报道了37例的胸部疑难疾病纵隔镜检查，总的确诊率为85.71%，左侧肺癌判断右侧纵隔淋巴结是否转移的敏感性为100%。

（4）胸腔镜检查：电视辅助胸腔镜外科（video－assisted thoracic surgery，VATS）是近年发展相当迅速的微创外科技术之一，在肺癌的诊断、鉴别诊断、分期和治疗上发挥着越来越重要的作用。其在诊断上的适应证主要是：胸膜病变、恶性胸腔积液、肺的弥漫性病变等。需要指出的是，胸腔镜检查属于一种创伤性检查，因此，对于以诊断为目的的胸腔镜检查，一般都是在其他非创伤检查执行之后仍然未能确诊的病例才考虑应用。

七、鉴别诊断

肺癌应与下列疾病鉴别。

1. 肺结核　结核球需与周围型肺癌相鉴别。前者多见于年轻患者，影像学上可见到病灶边界清楚，密度较高，有时有钙化点，病变在较长时间内没有变化。粟粒性肺结核需与弥漫型细支气管肺泡癌相鉴别。前者多有发热等全身中毒症状，但呼吸道症状不明显。影像学上病变为细小、分布均匀、密度较淡的粟粒样结节。

2. 肺炎　肺炎应与癌性阻塞性肺炎相鉴别。肺炎起病急，先出现寒战、高热等毒血症状，然后出现呼吸道症状，抗生素治疗病灶吸收迅速。但当出现反复迁延不愈的局限性肺炎时，应高度怀疑肺癌的存在，痰细胞学检查或纤维支气管镜检查有助于鉴别诊断。

3. 肺部良性肿瘤　肺部良性肿瘤常见的有错构瘤、软骨瘤和瘤样改变的炎性假瘤。这类病变有时很难鉴别诊断，必要时应采取积极的剖胸探查术。

4. 纵隔肿瘤　纵隔肿瘤尤以纵隔淋巴瘤应与中央型肺癌相鉴别。淋巴瘤常呈双侧性改变，可有长期低热的症状。纵隔镜检查有较大的鉴别诊断意义。

5. 结核性胸膜炎　结核性胸膜炎应与癌性胸腔积液相鉴别。胸腔积液细胞学检查是最好的鉴别手段。

八、分期

肺癌的分期一直沿用国际抗癌联盟的 TNM 分期法。2010 年国际抗癌联盟公布了修订后的肺癌国际分期（表 5－1、表 5－2），这对确定病变范围、制订治疗方案、统一疗效标准和预后估计都有重要的临床意义。

表 5－1　修订的肺癌国际分期中 TNM 的定义

原发肿瘤（T）	
Tx：	原发肿瘤不能评价；或痰、支气管冲洗液找到癌细胞但影像学或支气管镜没有可视肿瘤
T0：	没有原发肿瘤的证据
Tis：	原位癌
T1：	肿瘤最大径≤3cm，周围为肺或脏层胸膜所包绕，镜下肿瘤没有累及叶支气管以上 *（即没有累及主支气管）
T1a：	肿瘤最大径≤2cm
T1b：	肿瘤最大径＞2cm，但≤3cm
T2：	肿瘤＞3cm 但≤7cm 或符合以下任何一点的肿瘤（如果肿瘤≤5cm 但伴有下述特点定义为 T2a）
	累及主支气管，但距隆突≥2cm
	累及脏层胸膜
	扩展到肺门的肺不张或阻塞性肺炎，但不累及全肺
T2a：	肿瘤最大径＞3cm 但≤5cm
T2b：	肿瘤最大径＞5cm 但≤7cm
T3：	肿瘤＞7cm 或任何大小的肿瘤已直接侵犯了下述结构之一者：胸壁（包括上沟瘤）、膈肌、膈神经、纵隔胸膜、心包；肿瘤位于距隆突 2cm 以内的主支气管但尚未累及隆突；全肺的肺不张或阻塞性炎症；同一肺叶单个或多个的不连续结节
T4：	任何大小的肿瘤已直接侵犯了下述结构之一者：纵隔、心脏、大血管、气管、喉返神经、食管、椎体、隆突，同侧不同肺叶内单个或多个的不连续结节
区域淋巴结（N）	
Nx：	区域淋巴结不能评价
N0：	没有区域淋巴结转移
N1：	转移至同侧支气管周围淋巴结和（或）同侧肺门淋巴结，和原发肿瘤直接侵及肺内淋巴结
N2：	转移至同侧纵隔和（或）隆突下淋巴结
N3：	转移至对侧纵隔、对侧肺门淋巴结，同侧或对侧斜角肌或锁骨上淋巴结
远处转移（M）	
Mx：	远处转移不能评价

续 表

M0：	没有远处转移
M1：	有远处转移
M1a：	对侧肺叶的结节、胸膜结节、恶性胸腔或心包积液
M1b：	远处转移

注：*：任何大小的非常见的表浅肿瘤，只要局限于支气管壁，即使累及主支气管，也定义为T1；大部分肺癌患者的胸腔积液是由肿瘤所引起的，但如果胸腔积液的多次细胞学检查未能找到癌细胞，胸腔积液又是非血性和非渗出性的，临床判断该胸腔积液与肿瘤无关，这种类型的胸腔积液不影响分期。

表5-2 UICC第7版肺癌国际分期标准（2010年）

分期	TNM	
隐匿性癌		TxN0M0
0期		TisN0M0
Ⅰ期	ⅠA	T1a，bN0M0
	ⅠB	T2aN0M0
Ⅱ期	ⅡA	T1a，bN1M0
		T2aN1M0
		T2bN0M0
	ⅡB	T2bN1M0
		T3N0M0
Ⅲ期	ⅢA	T1，2N2M0
		T3N1，2M0
		T4N0，1M0
	ⅢB	T4N2M0
		任何TN3M0
Ⅳ期		任何T任何N，M1a，b

对于小细胞肺癌的分期，传统上将其分为局限期（limited disease）和广泛期（extensive disease）两大类。第7版肺癌分期标准推荐将小细胞肺癌按TNM分期进行临床分期，以能更准确地对不同期别的患者施以最佳的个体化治疗。

九、治疗

肺癌的治疗需依据患者的身体状况、影像学分型、病理类型和TNM分期而做全面考虑，进行多学科的综合治疗。一般而言，非小细胞肺癌采取包括手术在内的多学科综合治疗，小细胞肺癌则采取以化疗放疗为主的综合治疗。

1. 外科治疗

（1）手术适应证：临床Ⅰ、Ⅱ期和部分ⅢA期（T3N1M0）的非小细胞肺癌；N2的ⅢA期肺癌经新辅助治疗后能手术切除者；局限期小细胞肺癌经化疗后取得缓解者。

（2）手术术式：以肺叶切除加肺门纵隔淋巴结清扫为首选术式。其他术式包括全肺切除术、肺局部切除术、扩大性肺切除术、气管支气管和（或）血管成型肺切除术。各类术式的选择必须按照最大限度切除肿瘤、最大限度保留肺组织的原则，根据具体情况具体决定。

（3）手术禁忌证：严重心、肺、肝、肾功能损害；严重糖尿病；有远处转移者。

2. 放射治疗　放射治疗是肺癌的重要治疗方法之一，尤其在临床Ⅰ、Ⅱ期的肺癌患者，如果因各种原因不能或不愿手术者，应选择放射治疗。放射治疗在肺癌的治疗上，可分为根治性放射治疗、姑息性放射治疗和综合性放射治疗三类。

（1）根治性放射治疗：以达到消灭原发性肺癌病灶及其区域转移淋巴结、使患者恢复健康为目的的放射治疗，称为根治性放射治疗。肺癌根治性放射治疗照射野的临床靶区体积（clinical target volume，CTV）包括影像学诊断可见的原发灶、转移淋巴结及其直接邻近的淋巴引流区，并包括临床肿瘤边界以外 1～2cm 正常肺组织、亚临床灶外 1cm 左右的正常组织。临床肿瘤灶的标准放射剂量为 60Gy，亚临床灶为 45～50Gy。但越来越多的医生采用仅照射影像学或临床诊断的肿瘤，不做淋巴引流区（亚临床灶）的预防性照射。

（2）姑息性放射治疗：以抑制肿瘤生长、减轻痛苦、改善生活质量为目的的放射治疗，称为姑息性放射治疗。肺癌的姑息性放射治疗主要应用于上腔静脉压迫综合征和骨转移引起的疼痛。放射剂量在 40Gy 左右。

（3）综合性放射治疗：分为术前放射治疗、术中放射治疗和术后放射治疗。

3. 化学治疗（简称化疗）　肺癌的化疗近年发展相当迅速，特别是 20 世纪 80 年代以来以铂类化合物为基础的化疗方案在肺癌临床上的应用大大改变了过去肺癌化疗无可奈何的局面。肺癌的化疗以联合化疗为好。

（1）小细胞肺癌的化疗：小细胞肺癌对化疗高度敏感，因此，其被列入为有可能用化疗治愈的疾病。小细胞肺癌目前的标准化疗方案为 EP（鬼臼乙叉苷 VP－16，顺铂 DDP）。近年公认较好的方案还有 IP（伊立替康 irinotecan 和顺铂 DDP）。

（2）非小细胞肺癌的化疗：非小细胞肺癌对化疗的敏感性不如小细胞肺癌。目前对非小细胞肺癌化疗的共识有：早期肺癌可采用辅助化疗，局部晚期肺癌采用新辅助化疗或辅助化疗或同步化放疗，晚期肺癌采用姑息化疗。化疗方案以两药联合含铂方案为标准方案，化疗周期为 4～6 个周期，首个化疗方案治疗失败后可考虑二线化疗。目前常用的化疗方案有 EP（鬼臼乙叉苷 VP－16，顺铂 DDP）、NP（去甲长春花碱 NVB，顺铂 DDP）、GP（吉西他滨 GEM，顺铂或卡铂 carboplatin）、TP（紫杉醇 TAX，顺铂或卡铂）、DP（多西紫杉醇 DOC，顺铂或卡铂）和 PP（培美曲塞 PEM，顺铂或卡铂，用于腺癌）。

二线化疗的标准方案为多西紫杉醇或培美曲塞二钠（pemetrexed 或 alimta）单药化疗。

4. 分子靶向治疗　分子靶向治疗（molecular targeted treatment）以其完全不同于细胞毒化学治疗的药理学机制而成为 21 世纪恶性肿瘤治疗的一个重要方向。目前可应用于肺癌的分子靶向药物有表皮生长因子受体酪氨酸激酶（EGFR－TKI）抑制剂和 ALK 抑制剂，前者包括了口服的小分子靶向药物，如吉非替尼（gefitinib）、厄罗替尼（erlotinib），还有国产的埃可替尼（icotinib）和第二代的 EGFR－TKI 阿法替尼（afatinib）；ALK 抑制剂为克唑替尼（crizotinib）。携带有 EGFR 外显子敏感突变的肺癌人群首选 EGFR 抑制剂治疗，携带有 ALK 融合基因的肺癌人群首选克唑替尼。另一类已进入临床使用的靶向药物为抗血管生成剂如贝伐单抗（bevacizumab）。

5. 其他治疗　其他治疗包括免疫靶向治疗、基因治疗，都在探索中。中医中药则主要应用于治疗后的调理上。

6. 肺癌的分期多学科综合治疗

（1）非小细胞肺癌的分期多学科综合治疗

1）ⅠA 期非小细胞肺癌的治疗：以手术为首选，术后无须辅助治疗。如果因生理条件限制而不能手术，则推荐原发肿瘤的适形放射治疗。

2）ⅠB～部分ⅢA（N1）期非小细胞肺癌的治疗：以手术为首选，术后辅助含铂类两药联合方案化疗 4 个周期，但ⅠB 期术后辅助化疗的价值有争议。有研究认为，只有肿瘤直径大于 4cm 的ⅠB 期患者，术后辅助化疗才有价值。

3）ⅢA（单组 N2）～ⅢB（N0N1）期非小细胞肺癌的治疗。术前新辅助化疗后手术，或手术后辅助化疗；如不能手术则放射治疗。

4）ⅢA（融合 N2）～ⅢB（N2）期非小细胞肺癌的治疗。联合化放疗，如患者能耐受，同步化放疗优于序贯化放疗。

5）Ⅳ期非小细胞肺癌的治疗。含铂类两药联合方案化疗，如有 EGFR 外显子敏感突变，可采用吉非替尼、厄罗替尼等 EGFR－TKI 一线治疗；如携带 ALK 融合基因可采用克唑替尼一线治疗。

（2）小细胞肺癌的多学科综合治疗：局限期小细胞肺癌，可化疗后手术或放射治疗，随后再行化疗。广泛期小细胞肺癌，以化疗为主。各种组合的治疗效果，仍需继续观察。

十、预后

IASLC 用于肺癌国际分期修订研究的 81 015 例肺癌，其各期 5 年生存率见表 5－3。

表 5－3　IASLC 国际分期的非小细胞肺癌中位生存时间和 5 年生存率

分期		术后病理分期（p Stage）		临床分期（c Stage）	
		中位生存（月）	5 年生存率（%）	中位生存（月）	5 年生存率（%）
Ⅰ	ⅠA	119	73	60	60
	ⅠB	81	68	43	43
Ⅱ	ⅡA	49	46	34	36
	ⅡB	31	36	18	25
Ⅲ	ⅢA	22	24	14	19
	ⅢB	13	9	10	7
Ⅳ		17	13	6	2

（张　坤）

第二节　食管癌和贲门癌

一、解剖

1. 食管的大体解剖　食管始于咽部，经胸腔通过膈肌至胃贲门部。男性食管全长为 25～30cm，女性为 23～28cm，颈段食管长 3～5cm，胸段食管长 18～22cm，腹段食管长 3～6cm。食管镜下自门齿至环咽肌食管入口处长 15cm，至贲门部食管全长为 39～48cm。食管入口起自环状软骨的下缘，相当于第六颈椎椎体的平面，构成正常食管的第一个狭窄，刚好在人体的中线。下行即偏向左侧，在第三、四胸椎处占据最左侧，在第五胸椎平面由于主动脉弓的推压，食管又居于正中线，于此跨越主动脉弓，构成食管的第二个狭窄。再向下行，它略偏右侧，在第八至第十胸椎之间，食管在主动脉的前方，重向右侧移行，在主动脉前方穿过膈肌的食管裂孔而进入腹腔，当它穿过膈肌脚时构成食管的第三个狭窄（图 5－1、图 5－2）。

2. 食管的血液供应　食管的血运供应有节段性，颈段来自甲状腺下动脉；胸段来自支气管动脉及主动脉的食管支，75% 的个体由 1 支源自右侧的支气管动脉和 2 支源自左侧的支气管动脉，加上 2 支直接来源于主动脉的食管支供应胸段食管；腹段由左右侧的膈下动脉及胃左动脉上升支供应，在食管壁内互相交通。静脉上部入甲状腺下静脉，中部入奇静脉及半奇静脉，下部入胃静脉并与门静脉系统相交通，在有肝硬化门脉高压症时，侧支形成食管静脉曲（图 5－3）。

3. 食管的淋巴引流　食管的淋巴管道几乎都位于黏膜下的黏膜下肌层，其交通及密度非常密集，甚至超过了血液供应。食管的淋巴是由黏膜下的淋巴管网、黏膜下肌层的淋巴管网汇集成淋巴输出管，穿出食管壁，一部分沿食管上行，一部分沿食管下行，分别注入食管旁淋巴结，其中一部分淋巴管绕过淋巴结直接进入胸导管，食管淋巴管网密集及相互交通，其引流范围较血供更丰富。颈段食管淋巴管进入气管旁淋巴结、颈深淋巴核及锁骨上淋巴结。胸上段食管淋巴管大部分进入颈段食管淋巴管所到达的淋巴结中，一小部分向下走向食管中 1/3 段所引流的淋巴结中。食管中段的淋巴引流到气管隆突下淋巴结、支气管旁及心包旁淋巴结，同时也向上下两个方向引流。下段食管淋巴管大部向下进入贲门旁及胃左动脉旁淋巴结，一小部分向上到中段食管淋巴管群。由此可见，食管每一段淋巴管都上下通连，形成食管淋巴管侧副通道。而每一段食管的淋巴输出管，都可能与静脉相通，特别是直接注入胸导管，成为食管癌向远处器官转移的途径（图5－4）。

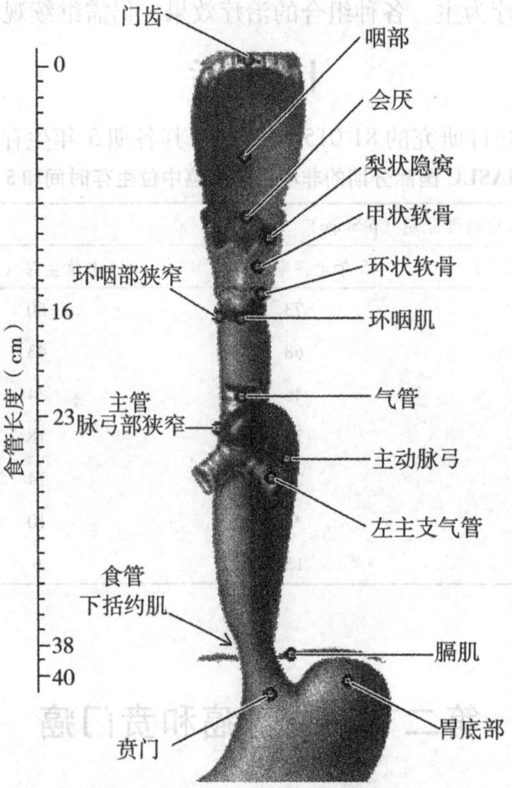

图5－1　食管解剖及相邻重要结构正面观

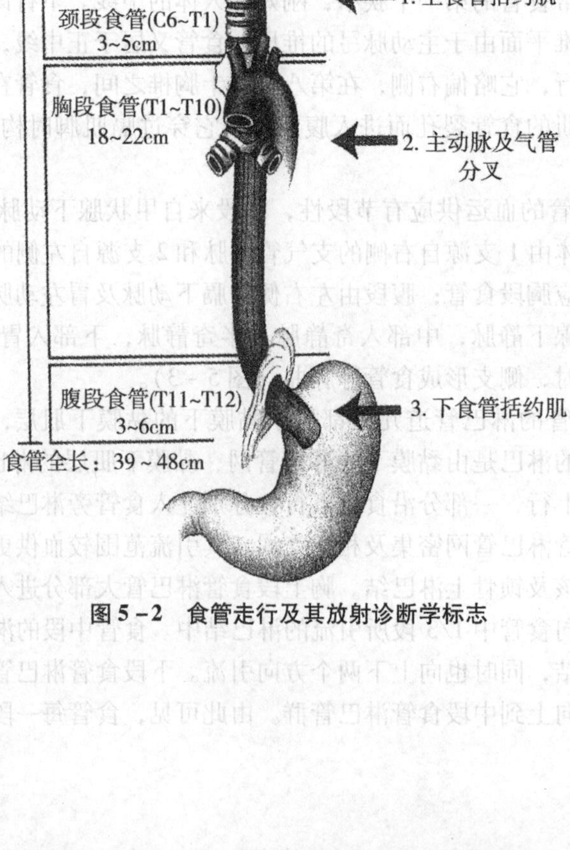

图5－2　食管走行及其放射诊断学标志

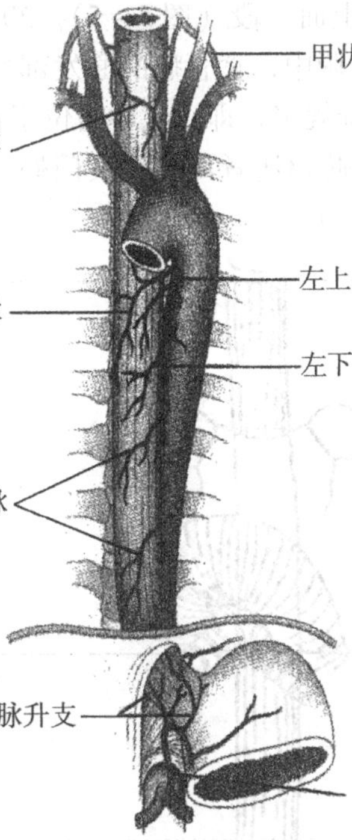

图 5-3　食管的血液供应

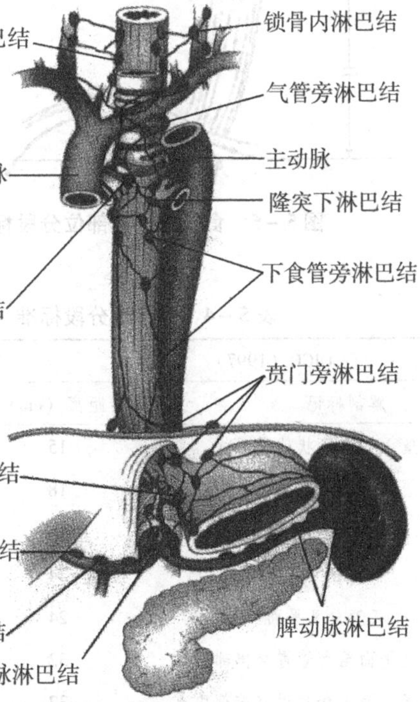

图 5-4　食管的淋巴引流

4. 食管的神经分布　食管的神经主要来自迷走神经和交感神经。颈段食管包括环咽肌及上食管括约肌受左、右两侧喉返神经的支配，喉返神经下支受损不仅会影响会厌的运动，同时会造成环咽肌运动障碍而导致患者吞咽时出现误吸。胸段食管接受左侧喉返神经及双侧迷走神经的支配，食管神经丛由左、右迷走神经支及胸交感链组成，分布于食管的前后壁。

5. 食管的组织结构　食管有黏膜层、黏膜下层和肌层，但无浆膜层，故食管手术后的愈合能力较差。黏膜层为鳞状上皮细胞所组成，至胃贲门部则为柱状上皮。

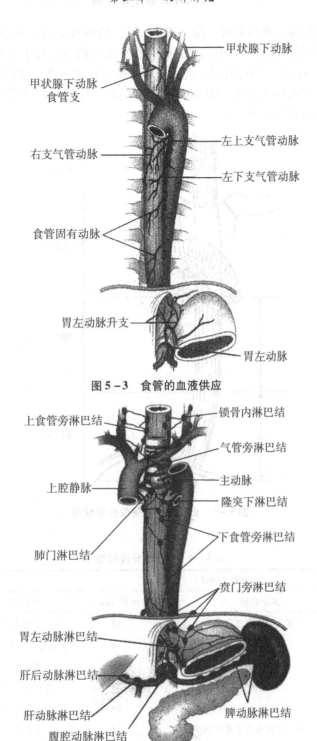

6. 食管癌的病变部位分段　1997 年国际抗癌联盟将食管癌的病变部位分为四段，跨段病变应以病

变中点归段，如上下长度均等，则归上面一段（图5-5）。2010年，在美国癌症联合会（AJCC）主导制订的食管癌国际TNM分期标准第7版中，食管癌的原发部位则以肿块上缘所在的食管位置决定。同时对食管胃交界（EGJ）癌进行了明确规定，即：凡肿瘤位于食管下段、侵犯EGJ，均按食管腺癌TNM分期；胃近端5cm内发生的腺癌未侵犯EGJ者可称为贲门癌，连同胃其他部位发生的肿瘤，按胃癌的TNM标准分期。具体分段标准见表5-4。

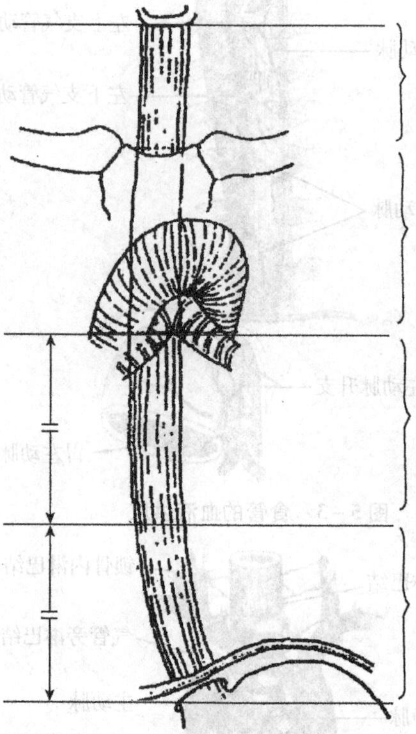

图5-5　食管癌病变部位分段标准

表5-4　食管癌分段标准

分段		UICC（1997）		AJCC（2010）	
		解剖标记	距门齿距离（cm）	解剖标记	距门齿距离（cm）
颈段	上缘	食管入口或环状软骨下缘	15	连接下咽	15
	下缘	胸骨柄上缘平面	18	胸骨切迹平面的胸廓入口水平	20
胸上段	上缘	胸骨柄上缘平面	18	胸廓入口水平	20
	下缘	气管分叉平面	24	奇静脉弓下缘水平	25
胸中段	上缘	气管分叉平面	24	奇静脉弓下缘水平	25
	下缘	气管分叉平面至食管胃交接部中点	32	下肺静脉水平	30
胸下段	上缘	气管分叉平面至食管胃交接部中点	32	下肺静脉水平	30
	下缘	食管胃交接部	40	止于胃	40

二、流行病学与病因学

食管癌是一种常见的恶性肿瘤，据2002年国际肿瘤研究协会（IARC）的统计，全球每年新发病例40余万人，年龄调整发病率为：男性12/10万，居恶性肿瘤发病的第6位；女性8/10万，居恶性肿瘤发病的第8位。中国是世界上食管癌发病率最高的地区之一，2002年国际肿瘤研究协会（IARC）的统计显示中国食管癌年龄调整发病率为：男性27/10万，居恶性肿瘤发病的第4位；女性12/10万，居恶性肿瘤发病的第5位。2005年中国食管癌新发病例为185 211例，估计中国每年新发病例20余万例，占全球新发病例的50%。食管癌的死亡率很高，全球每年约30万人死于食管癌。2002年国际肿瘤研究协会（IARC）的统计显示，全球食管癌年龄调整死亡率为：男性9/10万，居恶性肿瘤死亡的第5位；女性4/10万，居恶性肿瘤死亡的第7位。中国是食管癌死亡率最高的国家，中国食管癌年龄调整死亡率为：男性22/10万，居恶性肿瘤死亡的第4位；女性9/10万，居恶性肿瘤死亡的第4位。1990—1992年中国进行了全国1/10的人口抽样死亡调查，结果显示：食管癌死亡率男性为27.73/10万，女性为13.63/10万；均位居国内恶性肿瘤死因的第4位。

食管癌流行病学的重要特征之一是突出的地理分布差异，虽然食管癌的发病分布于世界各地，但在不同国家及同一国家的不同地区发病情况却差别很大。中国、伊朗、南非、乌拉圭、中亚、法国和意大利的部分地区属食管癌高发区。中国的食管癌高发区集中于华北三省一市的太行山区、闽粤地区、四川盆地及川西北地区，另外湖北、山东、江苏、陕西、甘肃、内蒙古、新疆等部分地区也有高发；其中尤其以河南、河北、山西三省交界的晋东南地区、安阳地区和邯郸地区的死亡率最高。

近年来有许多关于食管癌发病因素的调查研究和实验室观察，一般认为下列几方面是主要导致食管癌发病的因素。

1. 亚硝胺化合物　近年来实验证明诱发食管癌的亚硝胺类有20多种，这些物质存在于某些食物、蔬菜和饮水中，也可在体内和体外形成。例如，河南省林县等地居民常吃的酸菜中，亚硝酸盐的含量甚高。

2. 真菌的致癌作用　用霉变食物可诱发大鼠或小鼠食管和前胃的癌前病变或鳞癌，从这些霉变食物中可分离出白地霉、黄霉、根霉及芽枝霉等，均能诱发动物肿瘤，这类真菌与亚硝胺有促癌的协同作用。从我国调查部分食管癌的资料证明，高发区居民比低发区食用发酵和霉变的食物较多，如广东潮汕地区居民常吃的鱼露。

3. 微量元素缺乏　据调查我国食管癌高发区人体外环境中钼、锌、铜、镍的含量均偏低。

4. 饮食习惯　食物的物理性刺激如热、粗、硬、吸烟、饮酒，以及营养缺乏等似与食管癌的发生有一定的关系。

5. 遗传易感性　无论在食管癌高发区或低发区均可以找到食管癌的高发家族。说明有明显的家族性聚集现象。但是这种家族聚集现象是出于遗传因素所致抑或出于家族成员在相当长的一段时间中接受相同的环境致癌因素所致，目前尚无定论。

6. 食管的癌前病变　食管慢性炎症、反流性疾病、贲门失弛缓症、缺铁性吞咽困难综合征、瘢痕狭窄、白斑病等可能导致癌变。

三、病理

1. 食管癌的临床分型

（1）食管表浅癌（superficial carcinoma of esophagus）：病变只累及上皮、固有膜或黏膜下层，未侵犯肌层。根据标本的肉眼、镜下所见又可分为：隐伏型（旧称平坦型）、糜烂型、斑块型及乳头型。其中隐伏型病变最早，均为上皮内癌（原位癌）。

（2）中晚期食管癌的临床病理类型：①髓质型（medullary type）：肿瘤在食管壁内生长、浸润，使食管壁明显增厚，累及食管周径的全部或大部，管腔因而狭窄。肿瘤上、下的黏膜面呈坡状隆起，病变中部的黏膜常有深浅不均的溃疡，但其余部分的黏膜常较完整。切面上肿瘤呈灰白色、均匀、坚硬的实质性肿块，肌层轮廓消失，或因肿瘤的浸润而变厚。癌组织多已侵透肌层而达食管纤维膜。这一类型较为常见，它常有较明显外侵，手术切除率较低，外科治疗预后较差，放射治疗效果中等，复发率也高。②蕈伞型（fungating type）：肿瘤常呈椭圆、扁平型，周边突起或外翻，界限清楚，犹如蘑菇，故名蕈伞。病变表面为浅溃疡，溃疡底凸凹不平，为灰褐色渗出物覆盖。切面可见肿瘤边缘向腔内隆起，但肿瘤较薄，食管壁增厚不明显。蕈伞型食管癌也较常见。它往往外侵不明显，因而有较高的切除率。放射敏感度较高，放射治疗效果较好。③溃疡型（ulcerative type）：肿瘤为一凹陷而界限清楚的孤立溃疡，其边缘有时稍隆起或悬空。溃疡较深，其底部凹凸不平，往往深达肌层或穿透大部肌层。病变多不累及食管全周。切面可见肿瘤较薄，溃疡底部组织更薄，溃疡周围瘤组织不多。溃疡型食管癌较少见。应避免一旦肿瘤有溃疡灶就定为溃疡型，因为其他类型食管癌也常有溃疡。溃疡型食管癌常有较明显但较局限外侵，切除率中等。本类型因有穿孔危险，放射治疗应密切注意。④缩窄型（constrictive type）：肿瘤在食管壁内浸润，形成明显的环形狭窄，一般长度约3cm，很少超过5cm。肿瘤呈向心性收缩，使其上下端食管黏膜呈辐射状皱缩。切面可见癌组织较坚硬，纤维化很明显。这一类型食管癌较少见。病变虽较短，但外侵较严重，切除可能性一般。因管腔狭窄，放射治疗症状改善较差。⑤腔内型（intraluminal type）：此型以食管鳞癌为多，癌肉瘤较少见。肿瘤体积巨大，并向食管腔内凸入，管腔明显扩大。肿瘤表面有不规则的浅糜烂区。肿瘤往往只占食管周径的一部分，其余部分管壁较正常。多数病例肿瘤只侵及部分食管肌层，只有少数侵透全部肌层。腔内型食管癌虽体积常较巨大，但常无明显外侵，因此手术切除率很高。放射治疗也甚敏感。但不论手术或放射治疗，除早期者外，远期效果均不满意。

2. 食管癌的组织学类型　食管癌发生于食管黏膜上皮细胞，绝大多数是鳞状细胞癌。食管下端及贲门部则可由黏膜组织发生腺癌。偶见鳞状细胞癌及腺癌合并发生在一个癌中，称为鳞腺癌，此外有癌肉瘤、腺样囊性癌及未分化癌，但更少见。与西方食管癌病理类型不同（60%为腺癌），中国人食管癌病例中的鳞癌占90%～93%，腺癌占5%，其余约占3%。

3. 食管癌的扩散与转移

（1）食管壁内扩散：癌组织通过食管黏膜及黏膜下层的淋巴管形成广泛的黏膜及黏膜下层的癌细胞浸润。有时出现互不相连的癌结节，可距原发灶5～6cm之外，故手术时食管的切断与癌边缘的距离应超过上述距离。

（2）直接浸润邻近器官：食管颈段癌侵入喉部、气管及颈部组织，甚至甲状腺。胸段食管癌可浸润支气管，形成食管支气管瘘，也可侵入胸导管、奇静脉、肺门及肺组织，少数病例则浸润至主动脉，形成主动脉瘘，突然大出血而死亡，也可累及贲门及心包。

（3）淋巴道转移：食管癌的淋巴道转移较为常见，一般顺淋巴引流方向而转移。

（4）血行转移：以肝、肺转移最为常见。

四、临床表现

1. 食管癌的临床表现

（1）食管浅表癌症状：多数食管浅表癌有肯定的但较轻微的症状，主要表现为进食时胸骨后的不适、摩擦感、微痛或异物停留感。这些症状常只在吞咽食物时出现，开始是间歇性，以后逐渐变为经常性。

（2）中晚期症状：①进行性吞咽困难是中晚期食管癌的典型症状，即初期进食固体食物时觉吞咽障碍，以后则进半流质甚至流质饮食也有此症状，最后可发展至滴水不入。此症状的发展速度随着病理类型的不同而相差很大，一般蕈伞型、腔内型及溃疡型较其他类型轻些。呕吐黏液为食管癌另一常见症状。吐出量随肿瘤梗阻程度而增减。因为涎液及食管分泌液不能流入胃内，加上癌瘤和炎症引起食管腺和唾液腺反射性分泌增加，这些液体存积于肿瘤上方的食管腔内，当积存量太多时，便会吐出，并溢入呼吸道内，引起阵发性呛咳，严重者可引起吸入性肺炎。②胸和（或）背部持续性隐痛也很常见。食管周围炎、纵隔炎、食管溃疡或肿瘤较严重的外侵常导致此隐痛，若疼痛剧烈，伴有发热，常预示着肿瘤穿孔。③由于进食量的减少，呕吐大量黏液，疼痛及精神上的烦恼，必然引起营养不良、脱水及消瘦以至恶病质。④肿瘤侵犯气管，引起呼吸道阻塞时可致呼吸困难；向气管或支气管内穿破则引起食管气管瘘或食管支气管瘘、纵隔炎症、脓肿等。肿瘤压迫或侵犯喉返神经引起声带麻痹可致声嘶；侵犯大血管可引起大出血。此外，还可引起肺炎、肺脓肿、心包炎、胸腔积液及腹腔积液等。⑤肝、肺、脑等器官及锁骨上淋巴结都可以发生转移，引起相应的黄疸、腹腔积液、肝衰竭以致昏迷、呼吸困难、全身水肿等表现。

2. 贲门癌的临床表现　贲门癌与食管癌的发病比例约为1∶2。二者病理学虽不同，但症状上有很多相似。不过，贲门癌的症状较食管癌更不明显，到诊断明显时，大多已非早期。①贲门癌初期可间歇性渐进性出现腹部不适、微痛、烧灼感或轻度吞咽梗阻感。如有明显吞咽困难，大多数已较晚期。②贲门癌出血较食管癌常见，轻微出血可出现大便潜血阳性，重则出现柏油样大便，也可发生呕血现象。③当肿瘤本身或其转移灶严重侵犯胰腺或腹后壁组织时，常引起上腹部和背、腰部的持续性疼痛，此已预示病情较晚，手术切除的可能性甚少。④贲门癌亦可与一般胃癌一样引起盆腔的种植。其他症状及远处转移情况似食管癌。

五、诊断和鉴别诊断

1. 诊断　对年龄40岁以上，有吞咽不适和（或）异物感，尤其是进行性吞咽困难者，应想到本病之可能，必须做食管气钡双重造影检查及食管镜或胃镜检查。经上述检查后，绝大部分患者可获确诊，对一时尚难确诊者，经短期治疗观察仍高度怀疑者，可考虑剖胸或剖腹探查，以免错过治疗时机。

（1）体格检查：早期病例，在体格检查上无特殊发现。在中、晚期病例中，常有不同程度的衰弱、消瘦、贫血及脱水现象。重点应检查双侧锁骨上窝深部有无淋巴结肿大，对贲门癌病例还要注意左上腹深部是否有肿块，必须做直肠指检以明确盆腔有无癌种植。

（2）实验室检查：患者因长期食物摄入不足，常有贫血、低蛋白及水电解质失调现象，反映在相应的化验检查上。

（3）X线检查：此乃一项较简便而实用的方法，诊断率也较高，特别是在肿瘤定位上必不可少。不同肿瘤的生长方式和病理类型特点有不同的X线表现，其基本改变归纳为：①黏膜皱襞增粗、迂曲、中断或消失。这些黏膜改变，主要是由于肿瘤侵犯黏膜层或黏膜下层所造成，为早期肿瘤的重要诊断依据。②管腔的充盈缺损和狭窄。常见管腔边缘不规则，有如虫食或鼠咬状，主要是由于肿瘤管内突入或侵犯肌层所致。管腔狭窄程度，视肿瘤突入管腔或侵犯肌层的程度而异。③管腔舒张度减低、消失以致管壁僵硬。主要是由于癌瘤侵犯黏膜、黏膜下层或肌层所产生的功能改变。管腔舒张度减低常是癌细胞尚局限于黏膜或黏膜下层的表现。而至于蠕动消失、管腔僵硬，则表示癌细胞已侵犯肌层。④软组织肿块阴影。主要是肿瘤向食管壁外侵或贲门癌向胃腔凸入所造成，是中、晚期病例的常见表现。⑤钡剂通过及排空障碍。主要是由于癌瘤突入管腔所引起的不同程度的管壁僵硬和管腔狭窄的表现。

（4）细胞学诊断：近年来由于细胞取材方面的改进，所以细胞学检查的阳性率可以高达90%～95%，若与其他诊断方法配合应用，更能大大提高诊断的阳性率。目前国内所使用的采集食管及贲门癌表层细胞的工具暂称为食管细胞采取器。一般用单腔或双腔塑料或橡皮管末端接上一胶囊，囊外套上一层线网而制成。

（5）食管镜检查：当上述检查未能明确诊断时，可作食管镜检查，它往往可以进一步了解病变的部位、性质、范围，对治疗后的患者可排除复发等。

（6）其他辅助检查手段：如CT、磁共振、食管腔内超声、纵隔镜检查等方法对于食管癌的进一步分期和制订治疗方案有较大帮助，如CT、MR等在T分期及N分期方面有价值，特别在M分期上可提供很大的帮助。而食管腔内超声对肿物的外侵程度判定、N分期方面有价值。纵隔镜在N分期方面可提供明确的病理学诊断。故有条件的单位可以开展此类检查。

2. 鉴别诊断　食管癌和贲门癌应与下列疾病相鉴别。①食管炎：该病的临床表现与早期食管癌相似，细胞学检查见食管上皮细胞不同程度的增生或炎症改变。②功能性吞咽困难：这类患者主诉常有食管异物感，阻塞感，吞咽不畅，甚至吞咽困难，如重症肌无力患者可有此表现，食管镜及细胞学检查并无阳性发现，食管吞钡检查无异常。③食管良性狭窄：如常见的食管烫伤或化学烧伤，这类患者常有吞服强酸或强碱史，这种瘢痕狭窄有可能癌变，尤须警惕。④外压性食管梗阻：食管受外压而引起吞咽困难者可能为邻近器官的异常，如异位锁骨下动脉、双主动脉弓、主动脉瘤、胸内甲状腺等；纵隔原发性或转移性肿瘤、巨大淋巴结、肺结核瘤或肺癌等。外压性吞咽不适，食管只见移位，黏膜无破坏。除恶性肿瘤引起外压症状发展较快外，其他外压引起吞咽困难程度进展缓慢。⑤食管或贲门部的良性肿瘤：常见为食管平滑肌瘤，病程长，症状亦轻。X线可见圆形或卵圆形有时呈分叶状的充盈缺损，表面光滑，黏膜无破损。⑥贲门失弛缓症：患者年龄较轻，女性多见，虽吞咽困难，但非进行性，可因情绪变化而间歇发生，病程长，进展缓慢。X线检查可见狭窄上段食管高度扩张，钡剂呈漏斗状通过贲门部，狭窄部可因注射阿托品或吸入硝酸戊酯而松解。⑦食管憩室：也常有吞咽不适、胸骨后疼痛等症状，但很少有吞咽困难，通过钡餐检查，不难鉴别。

六、分期

食管癌TNM定义：1987年美国癌症联合会（AJCC）及国际抗癌联盟（UICC）首次明确制订了食管癌的TNM分期系统，1997年进行了更新（第6版），它较1987年版在转移疾病方面有所不同，主要强调食管壁病变浸润的深度及淋巴结状况对分期的影响，而非病变长度。2010年，美国癌症联合会（AJCC）主导制订了食管癌国际TNM分期标准第7版（表5-5）。在新分期中将T1、T4期细分为T1a、T1b，T4a、T4b，N分期依据区域淋巴结转移数分为N1、N2、N3，M分期取消了M1a、M1b（表5-6、表5-7）。增加了癌细胞病理类型和分化程度等因素。

表5-5　第6版、第7版TNM分期对T、N、M及G的定义

第6版	第7版
T——原发肿瘤	T——原发肿瘤
Tx：原发肿瘤不能测定	Tx：原发肿瘤不能确定
T0：无原发肿瘤证据	T0：无原发肿瘤证据
Tis：原位癌	Tis：重度不典型增生
T1：肿瘤只侵及黏膜固有层或黏膜下层	T1：肿瘤侵犯黏膜固有层、黏膜肌层或黏膜下层
	T1a：肿瘤侵犯黏膜固有层或黏膜肌层
	T1b：肿瘤侵犯黏膜下层
T2：肿瘤侵及肌层	T2：肿瘤侵犯肌层
T3：肿瘤侵及食管纤维膜	T3：肿瘤侵犯纤维膜
T4：肿瘤侵及邻近器官	T4：肿瘤侵犯周围结构
	T4a：肿瘤侵犯胸膜、心包或膈肌（可手术切除）
	T4b：肿瘤侵犯其他邻近的不能手术切除的结构，如主动脉、椎体、气管等
N——区域淋巴结	N——区域淋巴结
Nx：区域淋巴结不能测定	Nx：区域淋巴结转移不能确定
N0：无区域淋巴结转移	N0：无区域淋巴结转移
N1：区域淋巴结转移	N1：1~2枚区域淋巴结转移
	N2：3~6枚区域淋巴结转移
	N3：≥7枚区域淋巴结转移
M——远处转移	M——远处转移
Mx：远处转移不能测定	
M0：无远处转移	M0：无远方转移
M1：有远处转移	M1：有远方转移
胸上段食管癌	G——肿瘤分化程度
M1a：颈淋巴结转移	Gx：分化程度不能确定——按G1分期
M1b：其他的远处转移	G1：高分化癌
胸中段食管癌	G2：中分化癌
M1a：不应用	G3：低分化癌
M1b：非区域性淋巴结或其他的远处转移	G4：未分化癌——按G3分期

续　表

第6版	第7版
胸下段食管癌	
M1a：腹腔动脉淋巴结转移	
M1b：其他的远处转移	

注：颈段食管癌区域淋巴结：颈部淋巴结，包括锁骨上淋巴结。胸段食管癌区域淋巴结：纵隔及胃周淋巴结，不包括腹腔动脉旁淋巴结。

表5-6　第7版食管鳞状细胞癌（包括其他非腺癌类型）TNM分期

分期	T	N	M	G	部位*
0	Tis（HGD）	N0	M0	G1，X	任何部位
ⅠA	T1	N0	M0	G1，X	任何部位
ⅠB	T1	N0	M0	G2～3	任何部位
	T2～3	N0	M0	G1，X	下段，X
ⅡA	T2～3	N0	M0	G1，X	上、中段
	T2～3	N0	M0	G2～3	下段，X
ⅡB	T2～3	N0	M0	G2～3	上、中段
	T1～2	N1	M0	任何级别	任何部位
ⅢA	T1～2	N2	M0	任何级别	任何部位
	T3	N1	M0	任何级别	任何部位
	T4a	N0	M0	任何级别	任何部位
ⅢB	T3	N2	M0	任何级别	任何部位
ⅢC	T4a	N1～2	M0	任何级别	任何部位
	T4b	任何N	M0	任何级别	任何部位
	任何T	N3	M0	任何级别	任何部位
Ⅳ	任何T	任何N	M1	任何级别	任何部位

注：*：肿瘤部位按肿瘤上缘在食管的位置界定，X指未记载肿瘤部位。

表5-7　第7版食管腺癌TNM分期

分期	T	N	M	G
0	Tis（HGD）	N0	M0	G1，X
ⅠA	T1	N0	M0	G1～2，X
ⅠB	T1	N0	M0	G3
	T2	N0	M0	G1～2，X
ⅡA	T2	N0	M0	G3
ⅡB	T3	N0	M0	任何级别
	T1～2	N1	M0	任何级别
ⅢA	T1～2	N2	M0	任何级别
	T3	N1	M0	任何级别
	T4a	N0	M0	任何级别
ⅢB	T3	N2	M0	任何级别
ⅢC	T4a	N1～2	M0	任何级别
	T4b	任何N	M0	任何级别

续 表

分期	T	N	M	G
	任何 T	N3	M0	任何级别
Ⅳ	任何 T	任何 N	M1	任何级别

注：新分期具有一定的局限性，仅适用于单纯手术切除，未经术前或术后辅助放疗、化疗患者的预后评估；不适用于非手术切除、无法手术切除及单纯手术探查患者；对 T4b 及 M1 患者的代表性差；不包括颈段食管癌。

七、治疗

1. 外科治疗　目前，手术切除仍然是治疗食管癌的主要手段，对于0、Ⅰ期的食管癌，手术是标准的治疗手段，可获得满意的生存率。对于大部分Ⅱ期或若干Ⅲ期患者一旦明确诊断，在患者全身情况许可时，应争取外科治疗，其5年生存率仍能达到20% ~30%。随着手术技术、麻醉、围手术期处理日趋完善，使手术切除率由早年的60%左右提高到了90%以上，并发症和死亡率明显下降，手术死亡率从30%降至5%左右。

（1）外科治疗的原则：外科手术的进路、途径、吻合部位、重建方法应取决于病变情况、患者身体条件以及医生的擅长、经验及习惯等因素，但应遵循下列原则：①在病变比较局限的情况下，应力求彻底切除肿瘤以达到根治性切除。这就要求在保证患者安全的前提下，有足够的食管切除长度和充分的淋巴结和食管旁结缔组织的清扫。一般胸中、下段食管癌应行主动脉弓上、胸顶部或必要时颈部吻合术，胸上段食管癌应行颈部吻合术。食管上下缘切除长度一般应距离病变边缘5cm以上。②在病变已有广泛转移或有明显外侵（T4）并经探查判断不可能行根治性切除的情况下，则仍应争取姑息性切除以达到改善生活质量和延长生命的目的。术后再进行可能的放射或药物治疗。行姑息切除时应避免切开或切碎肿瘤组织而加速医源性肿瘤的扩散转移，并应力求减少肿瘤残留体内。可能时应放置金属标记，以便为术后放射治疗时定位参考。③在肿瘤已明显侵入周围器官形成冻结状态确定不能切除时，则应根据患者吞咽困难的程度、周身和术时情况等考虑是否进行减状手术（如食管胃分流吻合术、胃空肠造瘘、腔内置管术等）或中止手术。

（2）早期食管癌的外科切除：手术切除是早期食管癌治疗的标准治疗方式，特别是对于黏膜下浸润癌，因为它有淋巴结转移的可能，应进行食管癌根治性切除术。国内报道手术治疗早期食管癌远期效果良好，5年、10年、15年和20年生存率分别为86% ~93%、71% ~75%、58% ~64%和38% ~56%。

（3）内镜技术在早期食管癌治疗中的应用：早期食管癌的内镜下治疗技术大致可分为两大类：其一为癌组织切割技术，主要指内镜食管黏膜切除术（endoscopic esophageal mucosal resection，EEMR），具有诊断和治疗的双重作用，能从回收的切除标本检查癌灶浸润深度和判断切除是否完全，是内镜治疗的首选方法；其二为癌组织破坏技术，包括氩离子束凝固术、光动力学治疗（photodynamic therapy，PDT）、内镜激光治疗、局部药物注射等，不能回收病灶，判断切除的彻底性有赖于术前的正确诊断和术后的长期随访。应用内镜技术治疗早期食管癌的研究越来越多，取得了良好的治疗效果。据报道在日本内镜下切除早期食管癌的比例已占整个早期食管癌手术的60%以上，已作为首选方法在临床上得以广泛使用，并不断为西方国家所接受。

氩离子束凝固术（argon plasma coagulation，APC），俗称氩气刀，是一种非接触性电凝固技术。APC成功应用于外科开放手术后，德国Grund等于1991年首次通过特殊设计的内镜APC探头将该技术应用于可屈式内镜。国外主要应用于Barrett食管黏膜的重度不典型增生及食管腺癌的原位癌。国内王国清等报道应用该技术治疗40例早期食管癌病灶直径大于2cm或病变广泛而分散患者，认为其安全，快捷。

光动力学疗法（PDT）是一种光激发的化学疗法。肿瘤组织选择性摄取光敏剂，并储于其内，随后在适当波长光线局部照射后，光敏剂被激活，产生光敏效应，从而杀灭肿瘤细胞。PDT亦是目前有效而简便地消除Barrett上皮的手段，不仅能有效地消除Barrett食管高度不典型增生，对早期腺癌也有良好效果。PDT 对低度不典型增生、高度不典型增生、早期癌的治愈率分别是 92.9%、77.5%、44.4%。

内镜激光治疗是指经内镜活检钳道插入激光光导纤维，利用激光的凝固、气化、烧灼、切割等作用治疗早期食管癌。虽然报道疗效良好，但照射深度难以控制准确是食管内镜激光治疗的主要缺点，限制了其临床使用。

（4）进展期食管癌的手术治疗：手术切除目前是治疗进展期食管癌的主要手段。自 1940 年吴英恺教授进行了首例食管癌切除、食管胃胸内吻合成功以来，我国食管癌外科发展迅速，文献报道食管癌的切除率达 58% ~92%，并发症发生率波动在 6.3% ~20.5%，30 日手术死亡率在 2.3% ~5%，切除后的 5 年、10 年生存率分别为 8% ~30% 和 5.2% ~24%。虽然手术切除率稳步提高，30 日手术死亡率逐步下降，但是由于收治者大多为中晚期食管癌患者，术后 5 年生存率始终徘徊在 30% ~40%。在淋巴结清扫范围上，日本学者推崇进行三野（颈、胸及腹部）清扫，他们在这方面的研究处于领先水平。一般三野清扫的手术并发症的发生率较高，尤其是喉返神经麻痹和呼吸道并发症。广泛性淋巴结清扫是否能够提高远期生存率，大部分报告以食管癌切除并三野淋巴结清扫为优。一般认为食管癌发生于气管隆突以上部位者为三野清扫的适应证，对Ⅰ期 ~ⅡB 期的食管癌患者为佳，但如果有很多淋巴结转移的情况下，肿瘤的远处或血行转移机会势必相应增大，三野或二野淋巴结清扫的预后就无明显差别。

随着微创手术在肺癌、胃癌、肠癌等肿瘤中的运用，近十余年来越来越多单位开展微创食管癌切除术。与开放手术相比，微创手术降低了手术并发症，缩短了恢复时间。Luketich 等报道了 222 例胸腔镜下食管癌切除资料，死亡率只有 1.4%，住院时间为 7 天，短于大多数开放手术患者的住院时间，只有 16 例（7.2%）患者需中转开胸。微创手术对高龄患者有利。目前尚无随机试验评价微创手术是否可以改善生存。目前，开放手术仍然是标准术式。

（5）常见术后并发症诊治：食管、贲门癌的手术复杂，牵涉呼吸及消化系统，手术耗时长，因此术后容易发生各种并发症，常见的有以下 4 种。①呼吸道并发症：一般多发生在术后头 3 天，患者主要表现为体温升高，脉快气短，烦躁，多汗甚至可有不同程度的发绀，胸部体检可听到干、湿啰音，发生于术后早期 1 ~2 天内，应考虑是否胸腔内病变所致，如自发性气胸、纵隔摆动、气管受压移位等，应作 X 线检查，及时处理。常见有肺部炎症，多发生于术后 3 ~4 天，持续体温上升，这是由于麻醉剂刺激气道黏膜，痰分泌物多，黏膜水肿，加上患者不敢用力咳嗽，引起呼吸道感染，因此应给足量抗生素及液体，供氧，化痰剂，超声雾化抗生素吸入，必要时可作气管切开。此外，术后也会出现呼吸窘迫综合征，病变主要为肺实质性水肿，治疗比较困难。②吻合口瘘：常在术后近期发生，发生原因很多，如局部血运不良，吻合口张力过大，缝合技术欠佳等，若发生在术后 3 ~4 天，常有高热、急性张力性肺脓气胸，处理不及时可引起休克甚至死亡。若发生在一周以后，肺已和胸膜粘连，则多会形成较为局限的脓胸或脓气胸。X 线检查见有液气胸，如未拔除引流管，口服少量甲紫，可见从引流管排出，得以确诊。早期发现吻合口瘘，若患者情况许可，则可考虑再开胸切除吻合部重新吻合，瘘口小的也可作肌瓣修补术。一般来说，吻合口瘘多行保守治疗，其处理有三项措施，立即作胸腔闭式引流且应保持引流通畅；应用大量抗生素；补足量液体及蛋白质保证营养。必要时可作高位空肠造瘘术。③吻合口狭窄：早期吻合口狭窄，大多数是吻合技术不佳所致，一般经内科治疗（如扩张等）可缓解。后期的狭窄分为良性狭窄及恶性狭窄，良性狭窄主要是吻合口瘢痕增生所致，可定期作食管扩张术，必要时可行食管支架置入术。而恶性狭窄要注意是否有肿瘤的复发，应作食管镜检查找出原因再作相应的治疗，如为肿瘤复发可考虑作放射治疗及激光光动力治疗，覆膜支架的植入也是晚期恶性狭窄的治疗方法之一。④乳糜胸：乳糜胸是术中误伤胸导管所致，一般术后 2 ~5 天出现，患者常有呼吸促、脉快、胸腔引流大量增加（日引流量可达 1 000mL 以上）。胸液早期微红，后呈橙红，用苏丹Ⅲ染色可见脂肪滴。如患者情况许可，一般在补足液体及纠正电解质平衡失调后，重新开胸结扎胸导管，若病情不容许，则必须十分注意保证水及电解质平衡，并加强营养。

2. 放射治疗　目前采用单一外科方法治疗食管癌和贲门癌的效果均不满意，其主要障碍是肿瘤的复发和转移。采用术前和（或）术后放射与外科综合治疗，以期减少肿瘤的转移、复发，从而提高疗效是近年来临床研究的重要课题之一。

术前放射治疗旨在消灭或抑制活跃的肿瘤细胞，使原发肿瘤缩小，外侵减轻，淋巴结转移率降低，从而提高手术切除率。但术前放疗是否提高术后生存率一直存在争议，近年来国内外大宗随机对照研究显示：术前放疗+手术组与单一手术组相比，其5年生存率仅提高3%～4%，无统计学意义，即术前放疗仅能提高切除率，不能延长生存期。

目1992年Nygaard等第一次报道食管癌术前放化疗的临床研究以来，术前放化疗联合手术的方法越来越多地被采用。术前放化疗具有以下优点：①肿瘤血运完整，有利于保持病灶局部化疗药物强度和氧浓度；②术前患者耐受性较好；③可降低肿瘤病期，提高R0切除率；④早期消灭亚临床远处转移灶；⑤减少术中肿瘤种植转移；⑥术前放化疗还具有互相增敏的协调作用；⑦可作为肿瘤对化疗药物体内敏感性评价。虽然术前放化疗加重了毒性反应，但尚安全可行。术前同步放化疗可提高食管癌生存率。国内外有多个随机对照试验比较术前放化疗加手术与单纯手术的疗效，它们的结果互不相同。近年来4个Meta分析均显示术前放化疗可提高食管癌患者的预后，特别是达到病理性完全缓解（PCR）的患者，同时显示，术前放化疗对食管鳞癌（HR=0.84；95%CI=0.71～0.99；P=0.04）与腺癌（HR=0.75；95%CI=0.59～0.95；P=0.02）的预后获益均等。

术后放射治疗常应用于有肿瘤残存部位，由于目标明确，可用较小放射野和较大剂量，因而有较肯定的效果。但30年来的研究并没有肯定术后预防照射能改善长期生存，国内外多项研究显示：术后放疗对转移淋巴结阳性者和Ⅲ期患者有益，而淋巴结阴性或Ⅰ、Ⅱ期患者术后放疗对提高生存率并无明显优势。近年来在放疗技术方面进行了大量的研究，如三维适形放疗、IMRT、IGRT能更准确的设置靶区，故有可能提高放疗对食管癌的局部控制率，减少正常组织的损伤，从而提高生存率。

对于不能手术的局部晚期食管癌，同期放化疗在国际上早已成为标准的治疗模式，并有充分的循证医学证据说明：同期放化疗比单纯放疗或化疗具有更好的疗效。如RTOG8501研究中，Cooper等对局部晚期的食管癌进行同期放化疗及单纯放疗的长期随访比较，认为综合性治疗对（T1～3N0～1M0）食管癌患者有较大的生存获益。

3. 化学治疗　单药化疗的效果不理想，而联合化疗方案中以DDP+5－FU缓解率最高。虽然单一治疗（包括手术、放疗、化疗）在局部病变的控制方面有一定效果，但由于复发和转移造成食管癌的总体疗效欠佳，生存率没有明显提高。

2007年，Gebski等的Meta分析，收集了8个术前化疗的随机对照临床试验（包括MRC的研究，n=1 724），结果显示，8个试验中的4个提示新辅助化疗有益，但仅有一个（样本量最大的一个试验）具有显著性意义，各临床试验或时间趋势上未发现有差别（P=0.1）。总的结果，术前化疗可使食管癌患者的死亡相对危险度减少10%（HR=0.90；95%CI=0.81～1.00；P=0.05），并可使食管癌患者的2年生存率增加7%。术前辅助化疗在不同病理类型食管癌的疗效有所不同，术前化疗仅能使食管腺癌获益（HR=0.78；95%CI=0.64～0.95；P=0.014），而鳞癌的预后无获益（HR=0.88；95%CI=0.75～1.03；P=0.12）。

术后辅助化疗的作用，长期以来也存在争议。2004年，Leonard等报告多中心临床试验，认为辅助化疗可以改善食管鳞癌患者术后无疾病生存期，但不能延长总的生存期。美国肿瘤东部协助组（ECOG）组织Ⅱ期多中心临床试验（E8296）以评价术后Taxol、PDD治疗对下段食管腺癌、食管与胃交界处腺癌及贲门癌根治术后生存率的影响，结果显示辅助化疗组2年生存率为60%，较对照组提高了20%。国内许多学者也进行了相关辅助化疗的研究，但是结果也不统一。2006年发表的一篇荟萃研究分析了1995—2005年术后化疗相关研究，结果显示与单纯手术者相比，食管癌手术并术后化疗患者3年内死亡的合并相对危险度RRs=0.83，P=0.009，95%置信区间为0.71～0.95，结果显示术后辅助化疗能够改善3年生存率。目前认为对于局部晚期食管癌存在高危因素者术后给予辅助化疗有益于生存率的提高。

尽管DF方案仍然是目前食管癌化疗中的经典方案，但近年来的大量随机对照研究也在寻求新的化疗药物及方案，如拓扑替康（irinotecan CPT－11）、泰素、泰索帝、白蛋白、紫杉醇等，而希罗达（xeloda）、环氧化酶－2抑制剂、吉西他宾（gemcitabine）、替吉奥（S1）等也在研究中。

另外，随着分子靶向治疗时代的到来，一些分子靶向药如西妥昔单抗、厄洛替尼、曲妥珠单抗和贝伐单抗等已进入临床试验中，并显示出一定的治疗前景，为食管癌的个体化治疗带来了希望。

（张　坤）

第三节　乳腺癌

乳腺癌（carcinoma of breast）是女性最常见的恶性肿瘤之一。在西欧、北美等发达国家，乳腺癌发病率居女性癌瘤的首位。我国虽属低发国家，但其发病率有明显上升趋势，其发病率也已跃居女性各种癌瘤之首。据估计，到2015年，我国城市女性乳腺癌发病率将达53.87/10万（年发病185 585例），农村女性为40.14/10万（年发病132 432例）。严重威胁着女性的健康和生命。

一、解剖及生理

1. 应用解剖

（1）外形与范围：成年未育妇女的乳腺呈圆锥形隆起，已哺乳者趋于下垂而稍平扁，年老妇女的乳腺则逐渐萎缩。两侧乳腺大小相似，但不一定完全对称。女性乳腺大部分位于胸大肌之前，其外下方小部分在前锯肌的前面。上、下界位于第2~6肋或第3~7肋之间，内界为胸骨旁线，外界为腋前线，偶达腋中线。有些乳腺的外上极可延伸至腋窝，形成乳腺的腋尾部，又称“腋突”。

（2）乳腺结构（图5-6）：乳腺的中心为乳头，其周围有环形的乳晕。乳晕有多个凸起的乳晕腺，哺乳期可分泌皮脂，润滑乳头。乳腺有15~20个乳腺小叶，每一个小叶为一个乳管系统。每个乳管系统都从乳头开始呈放射状排列。乳管系统可分为乳窦、乳管壶腹、大导管、中导管、小导管、末端导管和腺泡等部分。有些大导管在到达乳头之前相互汇合。因此，乳管开口的数目比乳腺小叶的数目要小。自乳管开口至乳窦覆盖复层鳞状上皮细胞，自乳窦以下至大导管则为双层柱状细胞覆盖，再往下的各级导管皆为单层柱状上皮细胞，腺泡则衬以单层柱状或立方上皮细胞。

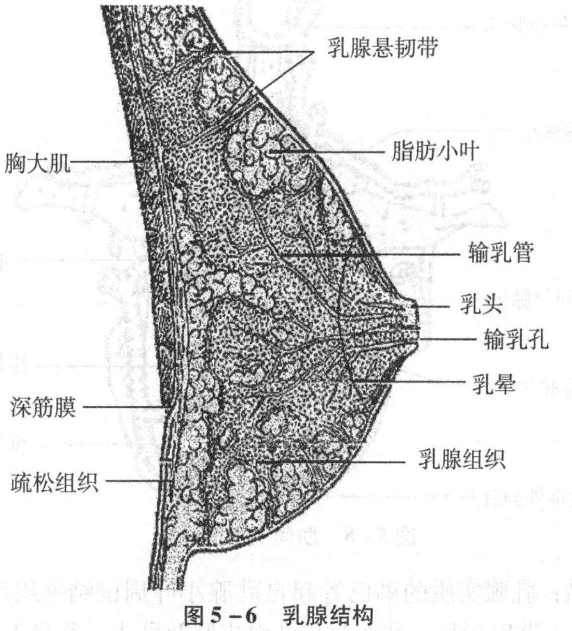

图5-6　乳腺结构

（3）与乳腺有关的筋膜：乳腺位于皮下浅筋膜的浅层与深层之间。浅筋膜的浅层纤维与乳腺腺体之间有网状的纤维束带相连，称之为乳腺悬韧带（cooper's ligament）。如果此韧带受肿瘤浸润则收缩，相应皮肤则出现凹陷，临床称其为“酒窝征”。乳腺的后方为皮下浅筋膜的深层，在胸大肌筋膜前方呈疏松结构，称为乳腺后间隙，故乳腺可在胸大肌表面自由推动。如果肿瘤侵犯了胸大肌筋膜或胸大肌，其活动就会减弱或与之固定。

（4）血液供应（图5－7）：乳腺的血液供应主要来自腋动脉的分支、内乳动脉的第1～4肋间穿支和第3～7肋间动脉穿支。腋动脉分支中从内到外有胸最上动脉、胸肩峰动脉和胸外侧动脉。在胸外侧动脉稍外有一稍大的肩胛下动脉。此血管虽然不供血于乳腺，但作乳癌根治术时需清除其周围的淋巴结，术中易损伤，需小心操作、必要时可结扎、切断。

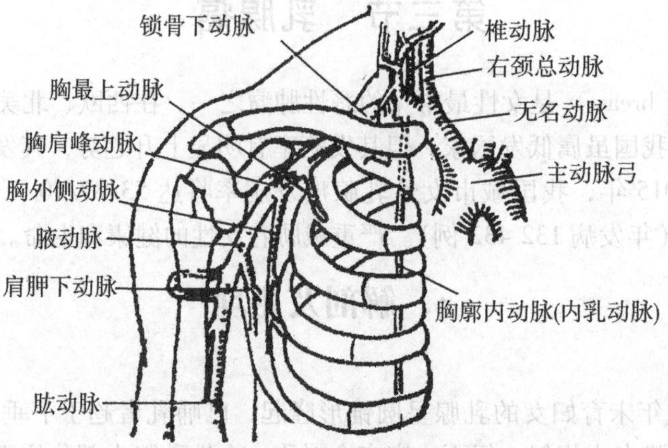

图5－7　乳腺血液供应

静脉回流可分为浅、深两组。浅静脉位于皮下，显而易见，其血液注入内乳静脉或颈浅静脉。深静脉与上述同名动脉伴行，分别注入腋静脉、内乳静脉和奇静脉或半奇静脉。值得注意的是，肋间静脉与椎静脉丛相交通（图5－8）。椎静脉丛无静脉瓣且压力低，是沟通上下腔静脉的重要途径。随着椎静脉压的变化，椎静脉内的血液可在未进入腔静脉前来回流动。因此，乳腺癌细胞可经肋间静脉注入椎静脉系，并可在注入腔静脉前流入股骨上段、盆骨、椎骨、肩胛骨、颅骨等处且可能形成转移灶。临床称其肋间－椎静脉系转移。

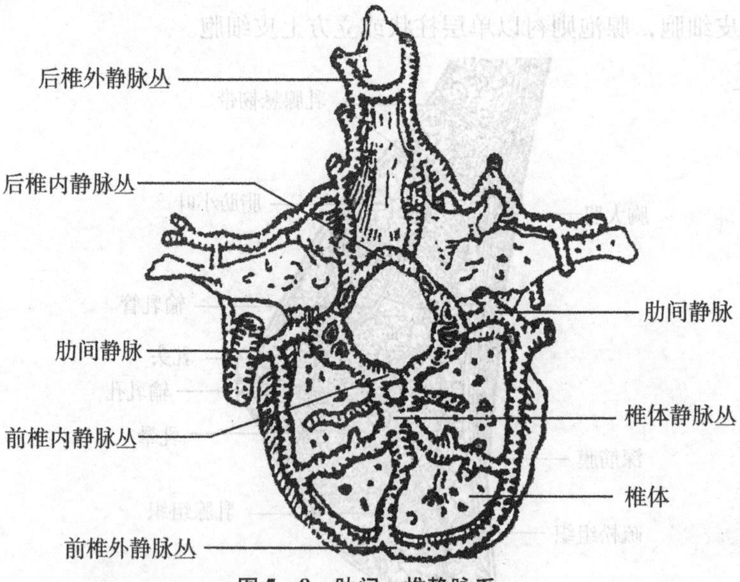

图5－8　肋间－椎静脉系

（5）淋巴回流与淋巴结：乳腺实质的淋巴管起自乳腺小叶周围结缔组织内的毛细淋巴管网，沿输乳管向乳头聚集，汇入乳晕下淋巴管丛，并在此与乳腺皮肤及乳头、乳晕下的淋巴管相交通。当癌细胞浸润乳腺实质并阻塞其淋巴回流时，产生淋巴逆流，经皮肤毛细淋巴管网而转移到对侧乳腺及腋窝淋巴结，胸、腹部皮肤及皮下。汇入了乳腺腺体、皮肤等淋巴管的乳晕下淋巴管丛，进一步形成集合淋巴管，汇合为较粗的输入淋巴管进入区域淋巴结。乳腺深部的淋巴管尚可与胸大肌筋膜的淋巴管相交通，穿胸肌和肋间引流到胸骨旁淋巴结。与乳腺相关的淋巴结主要包括：腋窝淋巴结、胸肌间淋巴结、胸骨旁淋巴结和锁骨上淋巴结。在解剖学上腋窝淋巴结分为5群：①前群，沿胸外侧血管排列；②外侧群，在肩胛下血管的远侧端沿腋静脉排列；③后群，沿肩胛下血管排列；④中央群，在腋动、静脉后下方的结缔组织中；⑤尖群，又称锁骨下淋巴结，沿腋静脉的近端排列。1955年Berg按照淋巴结与胸小肌的关系将腋窝淋巴结分成不同的水平。第Ⅰ水平（腋下组）位于乳腺外侧到胸小肌外侧缘之间；第Ⅱ水平（腋中组）位于胸小肌后方和胸大肌与胸小肌之间的Rotter's淋巴结；第Ⅲ水平（腋上组）位于胸小肌内侧端以内。乳腺癌患者发生不同水平的淋巴结转移其预后也不一样。Berg的淋巴结分组在临床上很简单、实用，因而在国际上均采用这一同样分类法。此外，与乳腺癌相关的淋巴结还包括胸骨旁淋巴结和锁骨上淋巴结。胸骨旁淋巴结又称内乳淋巴结，位于胸骨两旁，沿胸廓内动、静脉排列，主要位于上3个肋间。锁骨上淋巴结属颈深下淋巴结的最下群，位于锁骨内1/3的后方，沿锁骨下动脉和臂丛神经排列。

（6）有关神经：乳腺由第2~6肋间神经及颈丛3~4支支配。与手术关系密切的神经有：①胸外侧神经：约在胸小肌内侧缘处跨腋静脉前方下行进入胸大肌深面。②胸内侧神经：约在胸外侧神经外1cm处，不跨腋静脉进入胸小肌和胸大肌。在做改良根治术时勿损伤此二神经，否则术后胸肌萎缩。③来自颈丛的胸长神经：紧贴胸壁下行，支配前锯肌。根治术时应避免损伤。④来自臂丛的胸背神经：与肩胛下血管伴行，支配肩胛下肌、大圆肌。根治术时一般不必切除。但如果其周围有淋巴结难以清除干净时，则可将其切断。

2. 生理功能　乳腺的基本生理功能是分泌乳汁，哺乳婴儿。另一重要功能为女性重要的第二性征之一，属重要的性征器官。乳腺为多激素的靶器官，其发育、泌乳等功能只接受内分泌系统和大脑皮质的间接控制。乳腺小管的发育和增生主要依赖促性腺激素和雌激素，而腺小叶则赖于适当比例的孕激素和雌激素的共同作用才能充分发育。

二、流行病学

1. 地区差异　北欧、北美洲为乳腺癌高发区，南欧、南美洲为中发区，亚洲、非洲为低发区。我国虽属低发区，但大、中城市（特别是沿海城市）的发病率比农村及内陆地区高且逐年递升。我国肿瘤登记地区乳腺癌发病率2001年为33.52/10万，2008年上升至47.64/10万。这可能与地区经济和生殖行为向西方方式转变有关。移民流行病学研究认为乳腺癌发病的地区差异并不完全与遗传易感性有关，同时还受环境因素的影响，尤其与早期的生活环境有关。

2. 发病的年龄　乳腺癌在小于20岁的女性中罕见，30岁以前的也较少，随着年龄的增长，发病率明显上升。2005—2009年，美国乳腺癌发病率在30~34岁女性为26.5/10万，在45~49岁上升到188.4/10万，而70~74岁为419.7/10万。患者的中位发病年龄为61岁。在我国，据中山大学附属肿瘤医院6 263例资料分析，乳腺癌患者年龄为17~90岁，按5岁年龄段计算，45~49岁的患者最多（25.2%），其次为40~44岁（15.8%）和54~59岁（15.6%）。中位年龄47岁。

3. 性别差异　本病患者主要为女性，女性发病率较男性发病率高100倍左右，男性乳腺癌占所有乳腺癌的0.6%~1%。

4. 近年来发病率和死亡率的趋势　我国乳腺癌的发病率近年来一直呈上升趋势。而发达国家早期乳腺癌发病率自20世纪80年代起明显上升，近年来趋于稳定。早期癌发病率的上升与钼靶筛查的普及有关。乳腺癌死亡率自20世纪90年代起呈下降趋势，年轻乳腺癌患者死亡率下降较老年者明显。乳腺癌死亡率下降的主要原因是包括多药联合化疗、内分泌治疗、靶向治疗等综合治疗的进步，也可能与乳腺癌知识的普及、危险因素的干预、乳腺癌普查等因素有关。

三、病因

大多数乳腺癌的病因尚不明确，但资料表明与以下因素较为密切。

1. 家族史与乳腺癌相关基因　研究认为有一级亲属患乳腺癌的妇女发生乳腺癌的概率较无家族史的高2~3倍。如果有乳腺癌易感基因BRCA-1和BRCA-2突变者，发生乳腺癌的概率可超过80%。

2. 月经、婚育因素　月经初潮年龄小、绝经晚和月经周期短是患乳腺癌的高危因素。终生不育者、首次生育年龄大于 30 岁和生育后未行哺乳者的发病率较高。

3. 乳腺本身疾病　乳腺重度不典型增生和乳头状瘤病发生乳腺癌的风险较大，被视为癌前病变。大导管内乳头状瘤有可能发展为大导管内乳头状癌。一侧患乳腺癌者，对侧发生乳腺癌的危险性增加 3～4 倍。

4. 既往用药　绝经后联合用雌激素及孕激素的激素替代治疗，会小幅增加浸润性乳腺癌发病风险及死亡风险，而单用雌激素则小幅降低此类风险。另有报道长期服用利舍平、甲基多巴、三环类止疼药等会导致催乳素水平升高，对乳腺有致癌的危险。

5. 电离辐射　乳腺为对电离辐射较敏感的组织，过多地暴露于射线者患癌风险较大。

6. 营养饮食　许多病例对照研究认为脂肪和高能量饮食与乳腺癌的发生呈正相关，且有资料表明 50 岁以后肥胖者发生乳腺癌的机会增大。饮酒可增加体内雌激素水平和生物利用度，每日饮酒 3 次以上的妇女乳腺癌的危险性增加 50%～70%。另有研究显示血液中类胡萝卜素（carotenoid）水平较高者，乳腺癌尤其是 ER 阴性的乳腺癌发病风险较低；此外，高纤维素、鱼类蛋白、维生素 D、维生素 A 和高黄豆蛋白饮食也可能降低乳腺癌的发生风险。

四、病理

1. 病理类型　乳腺癌多为混合型癌，往往几种形态同时存在。目前国内外多使用 2003 年世界卫生组织（WHO）颁布的乳腺癌分类标准（表 5－8）。

表 5－8　2003 年 WHO 乳腺癌病理学分类

1. 非浸润性癌	④大细胞神经内分泌癌
（1）导管内癌	（8）浸润性乳头状癌
（2）小叶原位癌	（9）浸润性微乳头状癌
（3）导管内乳头状癌	（10）大汗腺癌
（4）囊内乳头状癌	（11）伴化生的癌
2. 微小浸润癌	①纯上皮化生癌
3. 浸润性癌	②鳞状细胞化生癌
（1）浸润性小叶癌	③腺癌伴梭型细胞化生
（2）浸润性导管癌	④腺鳞癌
（3）小管癌	⑤黏液表皮样癌
（4）浸润性筛状癌	⑥上皮/间叶混合性化生性癌
（5）髓样癌	（12）富脂质癌
（6）黏液癌和其他富含黏液的癌	（13）分泌性癌
①黏液癌	（14）嗜酸细胞癌
②囊腺癌和柱细胞黏液癌	（15）腺样囊性癌
③印戒细胞癌	（16）腺泡细胞癌
（7）神经内分泌癌	（17）富糖原透明细胞癌
①实体神经内分泌癌	（18）皮脂癌
②非典型类癌	（19）炎性乳癌
③小细胞癌	4. 乳头 Paget 病

2. 转移途径

（1）局部浸润：乳腺癌大部分起源于腺管上皮细胞。肿瘤首先在管内蔓延，其后浸润管壁并向四周浸润生长，前方可侵犯皮肤，后方可侵及胸肌乃至胸壁。

（2）区域淋巴结转移：腋窝淋巴结是乳腺癌最常转移的部位。我国资料显示：近 60% 的乳腺癌患者在初诊时有腋窝淋巴结转移。病期越晚，癌细胞分化越差，转移率越高。内乳区淋巴结也是转移的重要途径。据临床病例观察，肿瘤位于内侧且腋窝淋巴结阳性时，内乳区转移率 50%；若腋窝淋巴结阴性，其转移率为 15%。腋窝淋巴结与内乳区淋巴结转移癌均可进一步转移至锁骨上淋巴结。

（3）血道转移：癌细胞可经淋巴道最后进入血道，也可直接侵入血管（经腔静脉或肋间 - 椎静脉系）而出现血液播散。尸检资料表明，最常转移的部位为骨、肺、胸膜、肝、脑和肾上腺等器官。

五、临床表现

1. 肿块　乳腺无痛性肿块是乳腺癌最常见的首发症状。肿块位于外上象限者居多，一般为单个病灶，质较硬，边界不清，表面不光滑，无压痛，活动度差（晚期尚可完全固定在胸壁上）。肿块有逐渐增大倾向。

2. 皮肤改变

（1）酒窝征：当肿瘤侵及 Cooper's 韧带时，该韧带缩短导致皮肤内陷而呈“酒窝征”。

（2）橘皮样改变：当皮下淋巴管被癌细胞阻塞时，因淋巴回流障碍导致皮肤水肿、毛囊内陷而呈“橘皮征”。

（3）皮肤卫星结节：当进入皮下淋巴管内的癌细胞独自形成转移结节时，在原发灶周围可见分散的多个结节，临床称其“卫星征”。

（4）皮肤受侵、溃烂：肿瘤侵犯皮肤时，可呈红色或暗红色样变。当肿瘤继续增大时，局部可缺血、溃烂成菜花样改变，这时被称为“菜花征”。

（5）炎症样改变：当癌细胞播散到皮下淋巴管网，导致癌性淋巴管炎，表现为整个乳腺皮肤充血、红肿、局部皮温增高，酷似炎症，但疼痛、发热的全身症状不明显，临床称为“炎性乳腺癌”，我们可称其为“炎症征”。此类型常见于妊娠、哺乳期的乳腺癌。

3. 乳头改变

（1）乳头回缩、偏歪：多为肿瘤侵犯乳头下方组织所致。

（2）乳头溢液（多为溢血）：常为大导管内乳头状癌或肿瘤侵及大导管所致。

（3）湿疹样变：为表现特殊的湿疹样癌（Paget's 病）的特有表现。临床可见乳晕、乳头糜烂、结痂、渗液、脱屑，酷似湿疹。

4. 区域淋巴结肿大　同侧腋窝淋巴结肿大可为单个或多个，初期活动，其后可相互融合或与周围组织粘连。随着病情发展，同侧锁骨上淋巴结也会相继肿大。值得注意的是，有极少数乳腺癌患者仅表现为腋窝淋巴结肿大而临床检测不到乳腺病灶，我们称之为隐匿性乳腺癌。

5. 远处转移　晚期乳腺癌可扩散至全身组织或器官。常见转移的部位为骨、肺、胸膜、肝、脑等器官。

六、诊断和鉴别诊断

1. 诊断

（1）询问病史：应包括月经情况、婚育、哺乳情况、既往乳腺疾病、肿瘤家族史、甲状腺功能情况及妇科疾病等。现病史中尤其要注意肿块发生时间、生长速度、与月经的关系等。

（2）体格检查：包括全身体格检查（按常规进行检查）和乳腺检查。①视诊：观察双侧乳腺大小、对称性，注意是否有肿物隆起或皮肤的病理征改变（如皮肤凹陷、潮红、水肿、溃烂、卫星结节等）。注意双侧乳头是否对称，是否有回缩、偏歪、糜烂等病理变化。②触诊：一般采用卧位，也可坐卧相结合。检查时将四指并拢，用指尖和指腹按逆时针或顺时针方向轻柔触诊，禁忌抓捏乳腺。然后轻轻挤压乳晕、乳头处，看是否有乳头溢液。如果发现有肿块，必须详细检查并记录其具体位置、肿块大小、硬度、边界情况、表面情况、活动度、压痛等。检查肿块与胸壁是否有粘连时，应令患者患侧上肢叉腰，使胸大肌收缩。如果肿块与皮肤或胸壁有粘连、活动受限制者，癌的可能性甚大。如果有乳头溢液，则需涂片作细胞学检查。区域淋巴结检查最好取坐位。检查右腋窝时，用左手托起患者的右肘部，而用左指尖对腋窝循序全面触诊。检查左腋窝时则反之。最后检查锁骨上淋巴结。

(3) 辅助检查：①乳腺照片检查：乳腺照片的优点是能将临床上难以扪及或虽能扪及但不甚典型的肿物成像，又能发现无肿块而仅有钙化灶的乳腺病变，既可供诊断分析又可作为随诊依据。诊断符合率约 80%。②超声检查：高频实时换能器的应用使图像质量大大改善，超声不仅能很好地判断肿块为囊性或实性，同时又能了解其血液供应和周围组织的情况，为诊断提供很好的依据。目前临床工作中，乳腺 X 照片和超声扫描是乳腺影像检查的“黄金组合”。③乳腺磁共振成像（MRI）检查：由于乳腺肿瘤存在异常的微血管密度（microvascular density，MVD），应用造影剂的乳腺 MRI 在早期乳腺癌的诊断方面具更高的敏感性和特异性。但该项检查价格昂贵，难于普及，但在诊断困难（如隐匿性乳腺癌）或欲行保乳治疗又须排除多中心乳腺癌者，很有临床应用价值。此外，CT、ECT 及 PFT 等检查有助于肿瘤的全身评价和分期，常依病情需要决定相应的检查。④乳管内视镜检查：乳头溢液是乳腺疾病常见临床症状之一。应用乳管镜检查有助于诊断乳管内微小病变和乳管内病变的定位。⑤细针抽吸细胞学检查：此法简便、安全，准确率达 90% 以上。大宗资料表明，针吸穿刺不影响其治疗效果。⑥空芯针穿刺组织学检查：本项检查既有细针抽吸细胞学诊断法的简便和安全的优点，又可作组织学诊断及相关免疫组化检查。本项检查在临床广泛应用。近年来开展真空辅助穿刺旋切活检可增加活检组织量，对作新辅助化疗者，能进一步满足组织学诊断及免疫组化检测的标本量需求。⑦活体组织检查：活检方式可为切除活检或切取活检，但一般都做切除活检。有条件的医院可作术中快速冰冻切片检查。无此条件者对可手术乳腺癌不宜做肿物切取活检术，以免肿瘤医源性扩散。对晚期有溃破的病例作钳取活检即可。⑧实验室检查：目前尚无乳腺癌特异性标志物。癌胚抗原（CEA）的阳性率为 20% ~70%，单克隆抗体 CA15 -3 的阳性率为 33% ~60%，可供临床诊断和随诊参考，

2. 鉴别诊断

(1) 乳腺纤维腺瘤：好发于青年妇女，18 ~25 岁最为常见。本病病史长，发展慢。肿块为圆形、椭圆形，质中，表面光滑，活动良好。

(2) 乳腺囊性增生病：多见于中年妇女且常与月经有关。月经前数天开始有肿痛感，月经来潮后胀痛消失且“肿物”缩小。临床检查见腺体粗厚或呈条索状或砂粒状，有些可扪及有囊性感的肿块（腺管内分泌物致腺管扩张所致）。

(3) 大导管内乳头状肿瘤：中年妇女多见。主要表现为乳头溢液（以暗红色最常见），此乃为肿瘤并发炎性感染渗血所致。细心轻按乳晕区或稍为外围，有时可摸及肿物，但大多数肿物并不具体。按压病变时可见相应的乳管开口溢液。

(4) 积乳囊肿：常见哺乳后期或断奶后多年的妇女。目前认为乳管阻塞为起病的基础。阻塞原因可为炎症，也可为先天性乳腺结构不良。临床表现为乳腺圆形肿块，质中。针吸可见乳汁样液。

(5) 乳腺结核病：中年妇女多见。肿块增大缓慢，似慢性炎症表现。部分患者可同时有腋窝淋巴结和肺部结核。确诊有赖于病理。

七、分期

目前临床上普遍应用 AJCC 的 TNM 分期法（2010 年版）。

1. 临床 cTNM 分类

(1) 原发肿瘤（T）

Tx：原发肿瘤无法评估（如已切除）

T0：无原发肿瘤的证据

Tis：原位癌。包括导管内癌，小叶原位癌，无肿块的乳头 Paget’s 病（伴有肿块的 Paget’s 病根据肿瘤大小分类）

T1：肿瘤最大径≤2cm

T1mic：微小浸润≤0. 1cm

T1a：最大径 >0. 1cm，但≤0. 5cm

T1b：最大径 >0. 5cm，但≤1cm

T1c：最大径 > 1cm，但≤2cm

T2：肿瘤最大径 > 2cm，但≤5cm

T3：肿瘤最大径 > 5cm

T4：任何大小的肿瘤，直接扩散至胸壁和皮肤（胸壁包括肋骨、肋间肌、前锯肌，不包括胸肌）

T4a：扩散至胸壁

T4b：乳房皮肤水肿（包括橘皮样改变）或溃疡，或同侧乳房有卫星结节

T4c：T4a 和 T4b 并存

T4d：炎性乳腺癌

（注：①多个微小浸润癌灶，根据体积最大者分类，不应以多个病灶体积的总和计算；②对于炎性乳腺癌，若皮肤活检阴性而且没有可测量的原发肿瘤，病理分类为 pTx。）

（2）区域淋巴结（N）

a. 临床 N（cN）。

Nx：区域淋巴结不能评估（如先前已切除）

N0：无区域淋巴结转移

N1：同侧腋窝可活动的第Ⅰ/Ⅱ水平淋巴结转移

N2：同侧腋窝第Ⅰ/Ⅱ水平转移淋巴结相互融合与其他组织固定，或临床证据显示有内乳淋巴结转移但无腋窝淋巴结转移

N2a：同侧腋窝第Ⅰ/Ⅱ水平转移淋巴结相互融合或与其他组织固定

N2b：临床证据显示有内乳淋巴结转移，但无腋窝淋巴结转移

N3：同侧锁骨下（第Ⅲ水平）淋巴结转移，或临床证据显示内乳淋巴结转移合并腋窝淋巴结转移，或同侧锁骨上淋巴结转移

N3a：同侧锁骨下淋巴结转移

N3b：临床证据显示同侧内乳淋巴结转移合并腋窝淋巴结转移

N3c：同侧锁骨上淋巴结转移

[注：临床证据指由临床检查、影像学检查（不包括淋巴结闪烁成像）发现的证据或细针穿刺推测有宏转移的证据。]

b. 病理 N（pN）。

只做前哨淋巴结活检、未做腋窝清扫的淋巴结分期应注明（sn），如 pN0（sn）。

pNx：区域淋巴结无法评价

pN0：组织学检查区域淋巴结没有转移

[注：孤立肿瘤细胞（isolated tumor cell，ITC）指直径≤0.2mm 的散在的肿瘤细胞簇或孤立的肿瘤细胞，或单张切片少于 200 个细胞的细胞簇，通常免疫组化检测发现，也可以被 HE 染色发现。有 ITC 的淋巴结计数时不计入阳性淋巴结，但应计入可评价淋巴结数量。]

pN（i-）：组织学检查区域淋巴结没有转移，IHC 技术检查阴性

pN（i+）：转移灶不大于 0.2mm（HE 染色检出或 IHC 检出 ITC）

pN（mol-）：组织学检查区域淋巴结没有转移，分子学检查（RT-PCR）技术检查阴性

pN（mol+）：分子学检查（RT-PCR）技术检查阳性，组织学检查或 IHC 监测区域淋巴结没有转移

pN1：微转移；同侧腋窝 1~3 个淋巴结转移，或临床未发现但前哨淋巴结活检镜下发现内乳淋巴结转移

pN1mi：微小转移灶（均 > 0.2mm，且≤2.0mm）

pN1a：同侧腋窝 1~3 个淋巴结转移

pN1b：临床未发现但前哨淋巴结活检镜下发现内乳淋巴结微转移或宏转移

pN1c：pN1a 合并 pN1b

pN2：同侧腋窝 4 ~9 个淋巴结转移，或临床发现内乳淋巴结转移但无腋窝淋巴结转移

pN2a：同侧腋窝 4 ~9 个淋巴结转移，且至少 1 个转移淋巴结最大径 >2mm

pN2b：临床发现内乳淋巴结转移但无腋窝淋巴结转移

pN3：同侧腋窝 10 个或 10 个以上的淋巴结转移；或同侧锁骨下淋巴结转移；或临床发现内乳淋巴结转移且有 1 个以上腋窝淋巴结转移；或有 3 个以上腋窝淋巴结转移，伴临床阴性但前哨淋巴结活检镜下发现内乳淋巴结微转移或宏转移；或同侧锁骨上淋巴结转移

pN3a：腋窝 10 个或以上淋巴结转移，且至少 1 个转移淋巴结最大径 >2mm；或锁骨下淋巴结转移

pN3b：临床发现内乳淋巴结转移且有 1 个以上腋窝淋巴结转移；或有 3 个以上腋窝淋巴结转移，伴临床阴性但前哨淋巴结活检镜下发现内乳淋巴结微转移或宏转移

pN3c：锁骨上淋巴结转移

（3）远处转移（M）

M0：无临床或影像学远转移证据

cM0（i +）：无临床或影像学远转移证据，但在无转移症状或体征患者中，由血液循环、骨髓或其他非区域淋巴结组织经分子或显微镜检测出≤0.2mm 的肿瘤细胞沉积物

M1：由传统临床或影像学方法检查出，或组织学证实≥0.2mm 的远转移病灶

2. 临床分期

0 期	Tis	N0	M0
ⅠA 期	T1	N0	M0
ⅠB 期	T0 ~1	N1mic	M0
ⅡA 期	T0	N1	M0
	T1	N1	M0
	T2	N0	M0
ⅡB 期	T2	N1	M0
	T3	N0	M0
ⅢA 期	T0	N2	M0
	T1	N2	M0
	T2	N2	M0
	T3	N1，N2	M0
ⅢB 期	T4	任何 N	M0
ⅢC 期	任何 T	N3	M0
Ⅳ期	任何 T	任何 N	M1

[注：①T1 包括 T1mic；②M0 包括 M0（i +）；③pM 的命名是不可靠的，任何 M0 都应是临床 M0；④如果新辅助化疗前为 M1 的Ⅳ期患者，新辅助治疗后不管疗效如何均为Ⅳ期；⑤未经新辅助治疗的患者，在术后 4 个月内无其他疾病进展情况下，影像学检查发现远处转移，原分期可做改动；⑥新辅助治疗后分期需加前缀 yp 或 yc。但对于新辅助化疗后完全缓解者，不给予如 ypT0ypN0Cm0 之类的分期。]

八、治疗

手术是治疗乳腺癌的最主要手段，但放疗、化疗、内分泌治疗及靶向治疗等在乳腺癌的综合治疗中均有相当重要的地位。乳腺癌的基础和临床研究显示，肿瘤的分期及其生物学特征对治疗决策有很大帮助。对乳腺癌患者进行治疗时，应综合多方面的因素，在个体化的基础上制订合理的综合治疗方案。

1. 手术治疗　首次治疗时属 0 期、Ⅰ期、Ⅱ期和部分Ⅲ期（一般为ⅢA 期）患者称可手术乳腺癌。常用的手术术式有以下几种。

（1）乳腺癌根治术：1890 年 Halsted 首次设计和提倡乳腺癌根治术，其术式包括离肿瘤至少 3cm 的皮肤、全乳腺、胸大肌、胸小肌及锁骨下全腋窝淋巴脂肪组织在内的连续整块切除。此根治术的观念为

肿瘤外科的里程碑，为其他实体瘤根治术观念的产生与发展奠定了基础。不过，近20多年来，随着对乳腺癌生物学特性不断的深入了解，加上中、早期病例不断增多及综合治疗的进步，传统的乳腺癌根治术在临床上已很少应用。

（2）改良根治术：手术切除范围与根治术相似，但保留胸大肌和胸小肌（Auchincloss术式）或保留胸大肌、切除胸小肌（Patey术式）。本术式有增进术后功能恢复等优点，但难于清扫腋上组的淋巴结。目前，改良根治术被称为标准根治术，在临床上应用最为广泛。改良根治术是沿用名称，实际上称全乳腺切除伴腋窝淋巴结清扫更为确切。

（3）全乳腺切除术：仅作全乳腺切除而不清扫淋巴结。本术式主要用于导管内原位癌及部分老年患者。

（4）乳腺区段切除术加腋窝淋巴结清扫术：又称为保留乳房手术。区段切除意指切除肿瘤的边缘带有部分正常的乳腺组织，在显微镜下的切缘没有肿瘤浸润。腋窝淋巴结清扫的范围通常也包括腋下组和腋中组淋巴结。随着乳腺癌早期诊断的进展，检出符合保乳标准的早期患者越来越多。另外，随着乳腺癌综合治疗效果的提高及患者对美和生活质量的追求，近年来作保乳手术的病例越来越多。

（5）前哨淋巴结活检术：是近年来乳腺癌手术的重要进展之一。腋窝前哨淋巴结是乳腺癌淋巴结转移的第一站。对临床评估腋窝淋巴结阴性者，可作前哨淋巴结活检。如果病理阴性可考虑免作传统的腋窝淋巴结清扫，从而可避免腋窝淋巴结清扫的并发症。若病理阳性，则行常规腋窝淋巴结清扫。不过也有研究表明，对T1～2期的保乳患者，如果未接受新辅助化疗且保乳术后将行放疗，即使前哨淋巴结1～2个转移，也可考虑不做进一步的腋窝清扫。

（6）乳房切除后的重建：乳房重建的时机分为即时重建和后期重建。传统上认为应在乳腺癌手术切除1～2年后，对无复发者进行乳房重建。但随着研究的深入，证明乳腺癌根治术后的即时重建安全可行，在并发症、复发率和死亡率等方面与单纯乳腺癌根治术相比并无差异，故目前在欧美国家越来越倾向于即时重建。当然，乳房重建应根据患者的意愿、病情、年龄和个体差异来选择，特别强调的是重建的术区无肿瘤残留。乳房重建的方法很多，如假体填充乳房重建；胸腹部皮管乳房重建；背阔肌肌皮瓣转移乳房重建；腹直肌肌蒂皮瓣转移乳房重建和游离的皮瓣或肌皮瓣乳房重建等。

2. 放射治疗　放射治疗是乳腺癌综合治疗的重要组成部分，主要包括三个方面。

（1）辅助性放疗：依放疗时间的安排可分为术前放疗和术后放疗。术前放疗主要用于局部晚期患者，可使部分不能手术的转变为“可手术的乳腺癌”。术后放疗指乳房切除术后的辅助放疗，其目的是根除局部或区域可能存在的病变，预防和降低复发。乳房切除术后放疗的指征是：原发肿瘤直径≥5cm或侵犯皮肤；胸肌筋膜受侵；腋窝淋巴结转移数等于或大于4个（有报道腋窝淋巴结转移数少于4个者也可考虑放疗）。照射靶区应包括胸壁和锁骨上、下区。内乳区是否常规放疗尚有争议。

（2）保留乳房术后的放射治疗：它是保留乳房治疗的重要组成部分，其目的是降低保乳术后的局部复发。文献报道保乳术后可使患者5年局部复发率自26%下降到7%。其放疗范围是全乳放疗并瘤床追加放疗，对区域淋巴结的放疗视腋窝淋巴结的状况而定，与全乳切除术后的辅助放疗相同。近年来，随着对保乳术后复发模式认识的深入及放疗技术的提高，放疗专家还正进行部分乳腺放疗的研究，其远期效果有待进一步观察。

（3）姑息性放疗：主要用于晚期复发、转移灶的姑息治疗，对缓解疼痛（尤其骨转移者）有很好的效果。另外，以往用放射线照射双侧卵巢，以抑制卵巢功能而达到去势的效果，但由于定位、剂量控制和不良反应等问题，近年来已很少采用。

3. 化学治疗

（1）术前化疗：又称新辅助化疗（neoadjuvant chemotherapy），主要目的是降低原发肿瘤的分期，将部分“不可手术的局部晚期乳腺癌”转变为“可手术的乳腺癌”。近年来，也有研究对可手术的乳腺癌进行新辅助化疗，目的是为了有利保乳手术或期望提高治疗效果。目前，新辅助化疗后肿瘤“降期”的近期效果无可非议，而是否提高总生存率尚有许多争议。

（2）术后辅助化疗：大量的临床研究表明术后辅助化疗可降低复发率和死亡率，从而提高总生存率。化疗方案的选择主要依据患者年龄、腋窝淋巴结状况、肿瘤大小、组织学分级、脉管受侵状况和激素受体及 HER－2 等肿瘤生物学指标来制订，有条件的单位尚作多基因检测为治疗方案提供依据。可供选择的化疗方案很多，美国 NCCN（National Comprehensive Cancer Network）乳腺癌治疗指南将治疗方案分为包括或不包括曲妥珠单抗（trastuzumab）两大类。推荐不含曲妥珠单抗的方案有：AC－P 方案（P 为双周或单周给药）和 TC 方案；其他还有 AC 方案，FAC/CAF 方案，CMF 方案，AC－T 方案，FEC－T 方案和 TAC 方案等。含曲妥珠单抗的方案有：AC－P＋H 方案、TC（卡铂）H 方案等。

［注：A：阿霉素；C：环磷酰胺（有旁注者例外）；E：表阿霉素；F：氟尿嘧啶；H：曲妥珠单抗；M：氨甲蝶呤；P：紫杉醇；T：多西紫杉醇。近年来，随着临床和基础研究的不断深入，乳腺癌术后辅助化疗在规范化治疗的基础上，逐渐在分子水平上研究个体化治疗并取得进展。基因芯片技术、测序技术的发展，使得肿瘤学家能对肿瘤相关基因进行高通量检测，获得肿瘤细胞基因表达情况，将有助于化疗方案的选择和药物敏感性的判断，为乳腺癌患者实现个体化治疗提供了广阔的前景。如通过 21－基因检测、70－基因检测等预后评分工具，预测患者的复发风险，从而制定某些低危患者免予化疗的相关方案。］

（3）晚期或复发转移性乳腺癌的化疗：是一种姑息性治疗手段，其主要目的是缓解症状、延长寿命。实施前应先了解患者的先前用药情况，再作个体化处理。凡未用过蒽环类和紫杉类药者，首先要考虑蒽环类和紫杉类药。一线治疗方案可参照辅助化疗方案。二线常用的药物有诺维苯、长春碱、健择、顺铂和希罗达等。HER－2 过表达者首选抗 HER－2 的靶向治疗与化疗联合使用。

4. 内分泌治疗　激素依赖型乳腺癌的发生、发展和雌激素密切相关，乳腺癌的内分泌治疗主要是通过降低体内雌激素水平或抑制雌激素的作用而达到抑制肿瘤细胞生长的目的。内分泌治疗主要包括外科和内科内分泌治疗。外科内分泌治疗主要是指对绝经前妇女采用的卵巢切除术（又称去势手术），而以往的肾上腺切除和垂体切除已基本被弃用。内科内分泌治疗在近二十余年来有很大进展。目前在临床使用的主要有以下几种。①抗雌激素类药物：三苯氧胺（tamoxifen）为选择性雌激素受体调节剂（selective estrogen receptor modulator，SERM），其主要的作用机制为竞争性地与 ER 结合，阻断信号向肿瘤细胞内传导而达到治疗目的，是目前应用最为广泛的内分泌治疗用药。但三苯氧胺也有类雌激素作用，有发生深静脉血栓和子宫内膜癌等副作用，必须加以注意定期随诊。②促黄体激素释放激素类似物：该类药目前主要为戈舍瑞林（goserelin），其作用是抑制促性腺激素分泌，从而全面抑制卵巢功能使血清雌二醇水平下降。因此，本类药可选择性地达到"药物切除卵巢"的作用。③芳香化酶抑制剂：绝经后妇女的雌激素主要来自肾上腺网状层分泌的胆固醇和脂肪、肝脏、肌肉等组织所含的雄烯二酮，以上两种物质经芳香化酶作用而转化为雌二醇和雌激素。芳香化酶抑制剂的作用就是抑制芳香化酶的活性，从而抑制或减少雄性激素转化为雌激素。目前临床上应用的芳香化酶抑制剂为第三代的非甾体类的阿那曲唑（anastrozole）、来曲唑（letrozole）和甾体类的依西美坦（exemestane）。芳香化酶抑制剂只用于绝经后激素受体阳性的患者，多个临床试验证实其疗效比三苯氧胺更有优势。本类药物有骨质丢失等不良反应，必须做相应监测和处理。④黄体酮类药物：临床上较常应用的有甲孕酮（medroxyprogesterone acetate，MPA）和甲地孕酮（megestrol acetate，MA）。主要用于卵巢切除后或绝经后患者。其主要机制是通过孕激素反馈性作用，产生下丘脑－垂体－肾上腺轴抑制，雄激素减少，从而减少了转变为雌激素的来源而达到降低雌激素水平的目的。此外，此类药物尚有增进食欲、改善患者一般状况作用。⑤选择性雌激素受体下调剂（selective estrogen receptor down regulater，SERD）：代表药物为氟维司群（fulbestrant），与选择性雌激素受体调节剂相比，无雌激素激动活性，竞争性与 ER 结合后，可促使 ER 快速降解，在低雌激素水平下有较好的抗肿瘤活性。目前推荐用于绝经后转移性乳腺癌。

5. 靶向治疗　靶向治疗是乳腺癌等恶性肿瘤全身治疗近年来发展最为迅速的领域。目前乳腺癌靶向治疗的主要药物有以下几种。

（1）曲妥珠单抗：是一种人源化单克隆抗体，对 c－erbB2 基因（HER－2）过度表达的乳腺癌有明显的治疗作用。目前发现它不仅能拮抗 HER－2 网络中的生长信号，尚能产生抗体依赖性细胞介导的细胞毒作用，从而发挥抗肿瘤作用。近年来的研究表明曲妥珠单抗治疗可使早期乳腺癌患者复发风险降低36%～52%，死亡风险降低33%。

（2）拉帕替尼（lapatinib）：是一种口服的小分子表皮生长因子酪氨酸激酶抑制剂，同时作用于EGFR与HER－2。拉帕替尼也是对HER－2阳性乳腺癌治疗有效的治疗药物，与曲妥珠单抗无交叉耐药，且能通过血脑屏障，对曲妥珠单抗耐药及脑转移的患者是一种新的选择。

（3）帕妥珠单抗（pertuzumab）：通过与HER－2结合，阻止HER－2与其他HER受体形成二聚体起作用。帕妥珠单抗与曲妥珠单抗及紫衫类细胞毒药物联用是目前HER－2阳性复发/转移性乳腺癌的首选用药方案。

（4）TDM－1：是曲妥珠单抗与一种细胞毒药物美登素（maytansine）结合的复方制剂。目前作为首选用药用于既往接受过曲妥珠单抗治疗的复发/转移性乳腺癌。

其他有较大潜力并已取得较确切临床效果的靶向治疗药物包括有：针对磷脂酰肌醇－3－激酶/蛋白激酶B/雷帕霉素靶蛋白（PI3K/Akt/mTOR），信号通路靶向治疗药物如依维莫司等；细胞周期蛋白依赖性激酶（CDK）抑制剂中的palbociclib（PD－0332991）。

九、预后

影响预后的因素有很多，这也是历来乳腺癌研究的热点。TNM分期是判断预后的重要依据，据中山大学附属肿瘤医院1964—2003年可手术乳腺癌6 263例的资料分析，淋巴结阴性和阳性的乳腺癌术后5年生存率分别为80%和59%，0～Ⅰ、Ⅱ和Ⅲ期的5年生存率分别为92%、73%和47%。很显然，肿瘤的分期明显影响预后。随着诊断、治疗等的进步，目前早期乳腺癌的5年生存率可达98%以上。

此外，组织学类型、激素受体状态、HER－2状态等病理学、分子生物学特征不同的肿瘤可呈现不同的预后特征。例如，黏液癌、小管癌等预后明显好于常见的浸润性导管癌或小叶癌；炎性乳腺癌预后极差；骨转移患者在激素受体阳性的乳腺癌中发生较多，无内脏器官转移的骨转移患者经治疗后可长期生存；三阴乳腺癌较易发生内脏转移及脑转移且转移发生高峰期多出现在诊断后1～3年内。

就目前研究水平而言，提高乳腺癌生存率的关键是及时发现、及时进行规范化的诊断和治疗。为了做到及时发现，进行乳腺癌有关知识的宣传，教育妇女自行检查乳腺是一种切实可行的有效措施。

（张　坤）

第四节　纵隔肿瘤

纵隔不是器官，而是一个解剖的区域，源于此区域的肿瘤统称原发性纵隔肿瘤，由于各种器官、结构和细胞组织在纵隔各有特定优势解剖位置，虽然纵隔肿瘤的种类繁多，据其所在位置和影像表现对缩窄鉴别诊断范围起决定性作用。原发肿瘤中以良性多见，国内统计资料显示，发病率以神经源性肿瘤占第1位，其次为畸胎类、胸腺肿瘤和甲状腺肿瘤，各种囊性肿瘤最少。

一、解剖

纵隔为胸腔的一部分，位于胸腔中部，两侧胸膜腔之间。前面是胸骨，后面是脊柱，两侧为纵隔胸膜，使其和胸膜腔分开。上界为胸廓入口，与颈部相连，下界为横膈，经膈肌裂孔与腹腔相连。

纵隔的分区及相应结构内容（图5－9）：以第四胸椎下缘与胸骨角的连线，可将纵隔分为上纵隔、下纵隔，上纵隔以气管划分为前上纵隔（胸腺、主动脉及其分支、动脉韧带、前纵隔淋巴结）、后上纵隔（气管、胸导管、食管）；下纵隔以心包及大血管所占据的部位为中纵隔（心包、心脏及大血管、奇静脉末端、膈神经、淋巴结群），胸骨后缘至心包前者为前纵隔（前纵隔淋巴结、胸廓内动脉分支、胸腺的下端），心包后方为后纵隔（气管、支气管、食管、胸导管、奇静脉、半奇静脉、交感神经干、后纵隔淋巴结群）。纵隔分区对纵隔肿瘤的诊断及治疗有较重要意义。

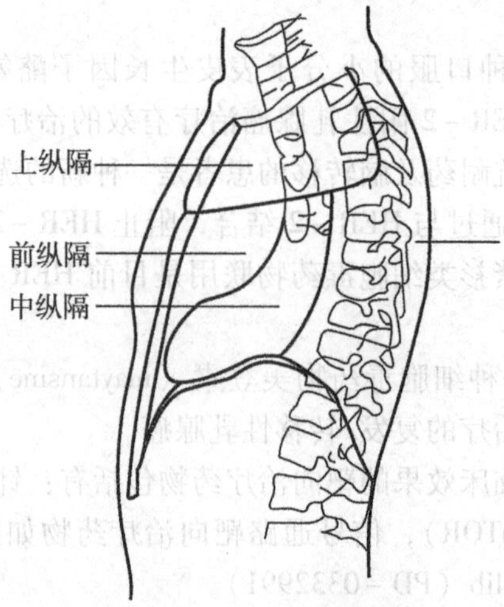

图5-9 纵隔分区

肿瘤类型及分布部位：纵隔内组织器官较多，来源复杂，因此纵隔肿瘤种类较多，并且都有其好发部位，相应部位以纵隔肿物为初步诊断者众多（表5-9）。肿瘤所在部位对临床诊断提供了有价值的线索。但由于纵隔分区是人为划分的，之间并没有解剖界线，因此并不是绝对的。肿物所在、年龄、有无症状三大因素，对提示肿物可能为恶性起决定性影响。虽然2/3的纵隔肿瘤为良性，前纵隔肿瘤更多为恶性、淋巴瘤和精原细胞瘤多发于青少年、恶性肿瘤有症状者比例明显高于良性者。

表5-9 解剖位置与纵隔肿物的鉴别诊断

前	中	后
胸腺瘤	淋巴瘤	神经源性肿瘤
畸胎瘤，精原细胞瘤	心包囊肿	支气管囊肿
淋巴瘤	支气管囊肿	肠囊肿
癌	转移性囊肿	黄色肉芽肿
甲状旁腺腺瘤	系统性肉芽肿	膈疝
胸内甲状腺肿		脊膜突出
脂肪瘤		脊旁囊肿
淋巴管瘤		
主动脉瘤		

二、临床表现

（1）纵隔肿瘤的患者约1/3无临床症状，是常规体检和其他疾病检查胸部X线时发现的。

（2）症状和体征与肿瘤的大小、部位、生长方式和速度和相关的并发症状等有关。

（3）最常见的症状有：咳嗽（60%）、胸痛（30%）、发热/寒战（20%）和呼吸困难（16%），大部分症状可归类为局部和系统两种：局部症状是继发于肿瘤的侵袭，常见的包括呼吸道压迫、吞咽困难、肢体/膈肌/声带麻痹、霍纳综合征、上腔静脉综合征。系统性症状通常由过量释放的激素、抗体、细胞因子所致，典型例子如甲状旁腺腺瘤引起的高钙血症。

三、诊断

正侧位胸片是可疑纵隔肿物的初筛检查，可提供大小、解剖位置、密度、肿物构成的相关信息，CT扫描可进一步明确纵隔肿物的特征，如囊实性、血管性、与比邻结构的关系；在特殊病例中，透视、食管吞钡、血管造影、3D重建等可提供补充信息，MRI主要用于排除/评价神经源性肿瘤和心血管受累程度。虽然核素扫描和生化检查有助鉴别，但绝大部分需要组织学诊断，初步检查后如果认为肿物为良性，可不行活检而直接外科切除；否则，可根据病变解剖位置和影像特点，经胸/支气管/食管针刺活检、经纵隔镜/胸腔镜/前纵隔切开术/颈淋巴结/剖胸活检，取得诊断性活检标本。

鉴别诊断和治疗因不同肿瘤而异，需分别按各自病种而定。

四、常见纵隔肿瘤

（一）前纵隔肿瘤

1. 胸腺瘤　胸腺瘤是前纵隔最常见的肿瘤，发病率为0.15/10万，儿童罕见，占成人前纵隔肿瘤20%。胸腺瘤组织学呈多元化，分型基于优势细胞类型如淋巴细胞、上皮细胞、梭形细胞变异，组织学亚型与侵袭性和预后密切相关，因此WHO推荐的基于细胞类型差异的新分类系统（表5－10），将有助于确定治疗方案和预测预后。

表5－10　WHO胸腺瘤分类

分类	细胞学特征
A	梭形细胞、髓质细胞样
AB	混杂
B1	富淋巴细胞、淋巴细胞、皮质细胞优势、器官胚芽样
B2	皮质细胞
B3	上皮细胞、非典型细胞、鳞状细胞样，高分化胸腺癌

大部分胸腺瘤为实性，但1/3病例可见坏死、出血或囊性成分，1/3病例可出现肿瘤包膜外侵袭至比邻结构，如经膈肌侵及腹腔、同侧胸膜和心包膜侵袭，而经淋巴或血行播散罕见。基于侵袭肿瘤包膜外结构程度分类的Masaoka临床分期系统（表5－11），对预后判断很重要。

表5－11　Masaoka胸腺瘤分期系统

期别	侵袭程度	5年生存率（%）
1	肉眼包膜完整且镜下无包膜侵袭	96～100
2	肉眼侵袭周围脂肪组织或纵隔胸膜/镜下包膜侵袭	86～95
3	肉眼侵及比邻器官	56～69
4a	胸膜或心包膜播散	11～50
4b	淋巴或血行转移	

典型的胸腺瘤病例多为胸片偶然发现，1/3病例有与肿瘤压迫或侵袭相关症状，如胸痛、咳嗽、气促，少见转移症状，但可出现胸腺瘤相关的副瘤综合征，如重症肌无力、低丙球蛋白血症、红细胞再生障碍等。

重症肌无力常见于女性且与胸腺瘤相关，可出现复视、眼睑下垂、吞咽困难、乏力等，30%～50%的胸腺瘤患者可伴有重症肌无力，而10%～15%的重症肌无力可发现有胸腺瘤，发病机制与来自胸腺的粒细胞谱系，识别神经肌肉接头的抗原而产生自身抗体，并结合于接头上的乙酰胆碱受体致肌肉疲劳，切除胸腺可缓解症状，但常延迟至术后数月始显效。鉴于胸腺瘤与重症肌无力的关联性，应在胸腺瘤术前，检测血清抗乙酰胆碱受体抗体水平，以排除重症肌无力的存在。

胸腺瘤在胸片上表现为前上纵隔边界清楚的分叶状肿物，进一步行胸部增强CT可显示为具包膜、边界清楚的软组织肿物，常伴有出血、坏死或囊肿形成，也可表现为囊性为主、间以岛状实性成分。

可手术切取活检诊断，而超声和CT引导细针穿刺活检的准确率随操作者和病理学家水平而定，如果临床和影像都强烈提示为胸腺瘤，可行肿物完整切除的同时取得组织学诊断。

无论非侵袭或侵袭性胸腺瘤，通过外科切除术才能获得最佳预后，因此都是标准治疗。辅助化疗、放疗用于局部侵袭、转移或不可手术者。具以下特征提示预后不良：转移、巨大肿瘤（>10cm）、气管或血管明显受压、小于30岁、上皮细胞或混合组织学类型、伴有副瘤综合征。

2. 胸腺癌　胸腺瘤是一组混杂的富于侵袭性的上皮性恶性肿瘤，发病率低，多见于中年男性；大部分患者有咳嗽、气促、胸痛，常见乏力、消瘦、厌食，可出现上腔静脉综合征、心包填塞。大体组织学上表现为巨大浸润性硬块，内含囊性变和坏死；分为低分化和高分化类型，鳞状细胞样和淋巴上皮瘤样变异是最常见的细胞类型；胸腺癌与胸腺瘤相比，细胞形态上恶性特征明显（细胞渐进性坏死、异形、分裂），影像上不均质（含坏死、钙化）、胸腔心包积液。治疗及预后取决于分期和分化程度，用于胸腺瘤的 Masaoka 分期系统不能用于胸腺癌的预后预测，提示预后不良的形态学特征有：肿瘤边缘浸润性生长、无分叶、重度不典型增生和坏死、>10 有丝分裂/高倍视野。完整的外科手术切除术是首选治疗并可望治愈，不可切除者可行化疗和放疗。

3. 纵隔生殖细胞肿瘤（germ cell tumors，GCTs）　源自胚胎发育早期未能迁移的原始生殖细胞，青年多见，占成人前纵隔肿物 15%，恶性多见于男性（>90%），GCTs 要注意检查排除性腺原发恶性肿瘤。

GCTs 按细胞类型分为三类：良性畸胎瘤、精原细胞瘤、胚胎性肿瘤；胚胎性肿瘤也称恶性畸胎瘤或非精原细胞性 GCTs，包括绒癌、卵黄囊癌、胚胎性癌、畸胎癌等肿瘤，这些肿瘤常产生血清标志物，如甲胎蛋白（AFP）、人绒毛膜促性腺激素（HCG），从而有助诊断评估。

4. 纵隔畸胎瘤（良性）　含至少来自 3 个原始胚层中的两种组织，是最常见的纵隔生殖细胞肿瘤；外胚层组织常占优势，包括：皮肤、头发、汗腺和牙齿样结构，中胚层（如脂肪、软骨、骨、平滑肌）和内胚层（如呼吸道和肠道上皮）。多数纵隔畸胎瘤为组织学上明确定义良性的成熟畸胎瘤，而含有胎儿组织或神经内分泌组织，则定义为不成熟/恶性畸胎瘤。在儿童预后良好，但常可复发或转移。

大部分患者完全无症状，如其他纵隔肿物，也可出现咳嗽、气促、胸痛；畸胎瘤瘤体中发现的肠黏膜或胰腺组织可分泌消化酶类，可致支气管、胸膜、心包、肺损毁破裂，而咳出头发、皮脂等瘤体内容物。成熟畸胎瘤也可在罕见病例中出现各种恶变，有报道横纹肌肉瘤、腺癌、白血病、未分化小细胞肿瘤均确定可继发于成熟或非成熟畸胎瘤。

良性畸胎瘤在胸片上表现为边界清楚、圆形或分叶状肿物，因常含有骨头或牙齿成分，1/4 可见钙化；行 CT 和 MRI 可确定富含脂肪样组织而支持诊断、评估可切除性，首选治疗为完整外科手术切除，次全切除可缓解症状，再视病理辅以化疗、放疗。

5. 纵隔精原细胞瘤　原发性纵隔精原细胞瘤占恶性纵隔生殖细胞肿瘤的 25%～50%，常见于 20～40 岁男性，患者可出现气促、胸骨后疼痛、虚弱、发热、男性乳腺发育、消瘦，依肿瘤所在，10% 患者可出现上腔静脉综合征；不过也有肿瘤达 20～30cm 仍无症状。

影像上呈巨大、分叶状均质肿物，局部侵袭罕见，但可发生淋巴结和骨转移。

精原细胞瘤对放疗、化疗均很敏感，长期疗效好，手术仅用于救援（补救）治疗。

6. 纵隔非精原细胞瘤　纵隔非精原细胞瘤包括不同种类的肿瘤：胚胎细胞肿瘤、内胚层胸腺肿瘤、绒癌、卵黄囊瘤、混合性生殖细胞肿瘤，多有症状且为恶性，罹患主要为年轻男性，可伴发恶性血液病，20% 有克氏综合征（XXY 综合征）。85% 有胸痛、咯血、咳嗽、发热、消瘦、男性乳腺发育等症状；影像上肿瘤呈巨大的、不规则形状，中央区域性坏死、出血、囊肿形成，测定 AFP 和 β-HCG 水平对诊断很重要，AFP 增高提示内胚窦肿瘤或胚胎癌，结合纵隔肿物存在可诊断。一般在接受化疗后行残留肿物切除，总体预后较精原细胞瘤差。

7. 纵隔甲状腺肿　行甲状腺切除术患者中，有 1%～15% 发现有纵隔甲状腺肿，绝大多数为甲状腺功能正常、体检时偶然发现；影像上为有囊包裹、分叶、非均质肿物，典型的 CT 扫描发现甲状腺肿物自颈部延至纵隔。如甲状腺肿含功能组织，行放射性核素碘扫描可诊断。针刺活检结果并不可靠且部分可发展为恶性，因此一般推荐直接手术切除，几乎均较容易经颈部切口切除。

8. 纵隔甲状旁腺腺瘤　纵隔是异位甲状旁腺肿瘤最好发部位，20% 的甲状旁腺腺瘤发生在纵隔，其中 80% 在前纵隔。肿瘤呈有囊包裹、圆形，常 <3cm，CT 上不确定时，MRI 或 ^{99m}Tc 和 ^{201}Tl 核素扫描可更有效诊断。外科切除可治愈。

9. 原发性纵隔淋巴瘤　原发性纵隔淋巴瘤只占纵隔淋巴瘤的 10%，淋巴瘤多发生于前纵隔，为全身广泛病变之一部分。霍奇金病（HD）占50%～70%、非霍奇金病（non－Hodgkin lymphoma，NHL）占15%～25%。最常见的三种纵隔淋巴瘤类型是：结节硬化性霍奇金病、大B细胞和成淋巴细胞性淋巴瘤。大部分有全身症状：发热、盗汗、消瘦；纵隔受累可致咳嗽、气促、胸痛、胸腔积液、上腔静脉综合征。出现RS细胞（Reed－Stemberg cells）是HD的特征，典型的免疫组化描述是CD15和CD30表达阳性。CT扫描常可诊断，治疗按分期由早到晚给予放疗、化放疗、化疗等。

NHL虽然分类和分级众多，成淋巴细胞型和大B细胞型是最常见累及纵隔的亚型，多见于28～35岁患者；中后纵隔淋巴结受累较前纵隔多见；前者起源于胸腺淋巴细胞，侵袭性强，除纵隔外，可累及骨髓、中枢神经系统、皮肤和性腺；后者起源于胸腺，胸外结构受累较少。治疗按不同亚型和分期而定，综合采用化疗（强化、维持、常规、高剂量－同种骨髓移植支持）、放疗（纵隔、颅脑）等。

（二）中纵隔肿瘤

1. 中纵隔囊肿　纵隔囊肿占纵隔肿物的12%～20%，最常见的是源于胚胎异常的前肠囊肿，其中50%～70%为肠源性、7%～15%为支气管源性。除支气管源性囊肿、肠源性囊肿外，尚有心包囊肿、神经管原肠囊肿。

2. 淋巴管瘤　罕见的淋巴管先天性畸形，典型者为单发孤立性肿物，也可为更广泛病变或伴发染色体异常。良性，75%发现于颈部，10%延至纵隔，伴发乳糜胸和血管瘤。虽然多数在2岁前发现，但若为单独病变，则可大致产生压迫症状。影像上，囊性改变易与心包囊肿混淆，淋巴管瘤更多见分叶。治疗首选完全切除，而并有乳糜胸的复杂病例加上放疗可能获益。多见于年轻女性的淋巴管瘤病则是一种更严重的疾病，可累及多个器官结构，如肺、心、骨等。

（三）后纵隔肿瘤

几乎皆是神经源性肿瘤。源于神经嵴，包括来自周围、自主、副神经节的神经系统细胞，95%的后纵隔肿物源于肋间神经分支或交感干区域，按细胞类型分类，占纵隔肿物的12%～20%，70%～80%为良性，半数无症状，余可产生压迫或神经系统症状。

在组织学上，根据组织起源通常将神经源性肿瘤分为以下三类。①起源于神经鞘细胞的，有神经鞘瘤、神经纤维瘤、恶性神经鞘瘤，是成年人所有后纵隔肿瘤中发病率最高的一组肿瘤。②起源于神经细胞的，如成神经细胞瘤、神经节瘤、神经节母细胞瘤及神经母细胞瘤。仅限于儿童发病，其中成神经细胞瘤是儿童纵隔神经源性肿瘤中最常见的，并且是恶性程度很高的肿瘤。③起源神经内分泌细胞的，如嗜铬细胞瘤、副神经节细胞瘤。治疗以手术切除为主，少数需辅以化放疗。

（张　坤）

第六章

腹部消化系肿瘤

第一节　胆囊癌

胆囊癌是原发在胆囊中的恶性肿瘤。胆囊癌发病率占消化道恶性肿瘤第5位，是胆管系统恶性肿瘤中最常见的。

胆囊癌的发病有明显的地区差别。有报道胆囊癌的发病率在所有癌中占2.9%，占消化道恶性肿瘤的31.8%；而在美国其位于消化道肿瘤直肠、结肠、胰腺和胃后，占消化道肿瘤的3%。女性比男性高3~4倍。因胆囊癌患者临床上缺乏特异性，多数就诊时往往已不是早期，据大宗病例分析，能获得根治性切除的胆囊癌只占27%左右。

一、病因

胆囊癌的病因不明。临床上观察到大部分胆囊癌合并有胆囊结石。国外文献报道，胆囊癌与胆囊结石并存为54.3%~96.6%和70%~98%，国内综合报道，手术切除胆囊标本中，胆囊癌合并结石者占56.5%。结石与胆囊癌的病因学之间的关系尚不很清楚，可能由于结石的长期刺激及胆囊黏膜的慢性炎症改变，或胆汁中致癌物质作用的结果。近年来，有关石胆酸代谢的研究提示，胆囊癌变可能与胆汁中有较高浓度的具有致癌毒性的石胆酸长期刺激有关。淤胆和感染会使胆汁中的致癌物质更具活性。另外胆囊息肉的癌变，当息肉>1cm时，其恶变的可能性很大。其他原因如胰胆管连接异常，这种先天性畸形可能使胰液逆流入胆囊内，故使胆囊发生炎症与间变，最终可引起胆囊癌变。此外，胆囊癌的发病有家族性倾向。

二、病理

胆囊癌多发生于胆囊体部，偶见于底部，仅10%可发生在颈部。大体可分为两型，即隆起型和浸润型。其表现：隆起型，囊壁局限性增厚呈乳头状、绒毛状、菜花状肿块向腔内突出；浸润型，呈浸润状胆囊壁增厚表现为胆囊缩小、变硬，外表虽光滑但浆膜失去光泽。组织学上胆囊癌可分为硬癌、腺癌、鳞癌、黏液癌、未分化癌、色素癌，75%~90%为分化良好的腺癌，10%为未分化癌，5%为鳞形上皮细胞癌。恶性程度较高仅有生长快和转移早的特点。胆囊紧贴肝脏，有丰富的淋巴血管网，肿瘤极易扩散，可直接浸润肝、胆总管、十二指肠、肾、胰腺和前腹壁，血行转移可见于直肠、卵巢、乳腺、肺、椎骨和皮肤；经淋巴道可扩散至胆囊淋巴结，腹主动脉周围淋巴结，晚期患者还可出现远处转移。约有一半患者肿瘤侵犯胆总管而引起阻塞性黄疸，有时阻塞胆总管后可继发感染，产生急性胆囊炎。病理上以腺癌较为多见，其次为鳞状上皮细胞癌。而腺癌又分为以下几种：①乳头状腺癌。可能由乳头状或息肉恶变而来，肿瘤向胆囊腔内生长，影响胆囊排空，肿瘤表面有溃疡，易引起感染。肿瘤如果阻塞胆囊颈，可使胆囊肿大，胆囊壁变薄，类似胆囊脓肿或积液。②浸润型腺癌。较多见，约占腺癌的70%，可导致胆囊缩小，胆囊壁变硬且增厚。③硬化型腺癌。可同时伴有胆管硬化，导致胆管任何部位发生梗阻。④黏液型腺癌。肿瘤松软，容易破溃导致胆囊穿孔。

三、临床表现

1. 症状　胆囊癌的临床症状主要有中上腹疼痛不适，消化不良，嗳气，胃纳减退，黄疸和体重减轻。因胆囊癌的这些症状均缺乏特异性，因而早期诊断常不及时，有的只有在因胆囊结石施行胆囊切除术时偶然发现。合并有胆囊结石的胆囊癌患者，常表现为长时间的胆石症病史，病程往往在5年以上，说明胆石发生在癌变之前，不合并胆囊结石的胆囊癌患者，病程多较短，常在半年左右。晚期胆囊癌主要表现为右上腹的持续性钝痛，黄疸。

2. 体征

（1）右上腹部硬块，体重下降。

（2）黄疸主要发生于有肝十二指肠韧带处淋巴结转移及肝外胆管受阻塞的患者，说明肿瘤已无法手术切除。但是，有时因胆总管内结石阻塞，而此时肿瘤因在早期，也可出现黄疸，应注意鉴别。胆囊癌如侵犯十二指肠或胃幽门部，可出现胃幽门梗阻。胆囊癌早期实验室检查一般无特殊性，晚期有26.2%的患者Bil升高，19.7%的患者AKP升高，血白细胞 $>10\times10^9$/L者占27.9%，贫血者占73.8%。在肿瘤标本的CEA免疫组化研究的报道中，胆囊癌的CEA阳性率为100%，进展期胆囊癌患者血清CEA值可达9.6ng/L，但在早期无诊断价值，CA19－9、CA125、CA15－3等肿瘤糖链抗原在胆囊癌诊断中的意义虽有报道，但早期假阴性率高，亦无特异性，仅能作为胆囊癌的辅助检查。在发生胆囊急性炎症时，可出现与急性结石性胆囊炎相类似的症状和体征。

3. 检查

（1）实验室检查：肝功能检查可了解肝脏功能情况及鉴别黄疸性质，呈阻塞性黄疸。肿瘤标志物：在肿瘤标本的CEA免疫组化研究的报告中，胆囊癌的CEA阳性率为100%。进展期胆囊癌患者血清CEA值可达9.6ng/mL，但在早期诊断无价值。CA19－9、CA125、CA15－3等肿瘤糖链抗原仅能作为胆囊癌的辅助检查。

（2）X射线检查：胆囊造影可见胆囊黏膜不光整，腔内充盈缺损。ERCP发现胆管突然中断，出现充盈缺损呈偏心性，边缘不规则或胆管狭窄范围较长。CT、腹腔镜均有较高诊断价值。胆囊癌患者临床上缺乏特异性表现。多数被误诊为胆囊炎、胆石症。这类患者在出现右上腹痛、右上腹包块或贫血等症状时病情常常已属晚期。近年来诊断水平提高主要依靠现代影像学的进展和对本病认识的加深。

（3）腹部彩超检查：彩超检查简便无损伤，可反复使用，其诊断准确率达75%～82.1%，应为首选检查方法。但彩超易受腹壁肥厚、肠管积气的影响，并且不易判定结石充满型及萎缩型胆囊壁情况。近年来，人们采用EUS（内镜超声）的方法，较好地解决了US的上述问题。EUS用高频率探头仅隔胃或十二指肠壁对胆囊进行扫描，极大提高了胆囊癌的检出率，并且能进一步判定胆囊壁各层结构受肿瘤浸润的程度。因而人们将EUS作为US检查后的进一步精确判定方法。不论US或EUS，其早期胆囊癌的超声图像主要表现为隆起型病变与局限性囊壁肥厚，亦有两者混合型。

（4）腹部CT检查：腹部CT检查对胆囊癌的敏感性为50%，尤其对早期胆囊癌的诊断不如彩超及内镜超声。CT影像改变可分3种类型：①壁厚型：胆囊壁局限或弥漫不规则增厚。②结节型：乳头状结节从胆囊壁突入腔内，胆囊腔存在。③实变型：因胆囊壁被肿瘤广泛浸润增厚加之腔内癌块充填形成实质性肿块。如果肿瘤侵犯肝脏或肝门、胰头淋巴结转移，多能在CT影像下显示。

（5）彩色多普勒血流显像：国内文献报告，在胆囊肿块和壁内测到异常的高速动脉血流信号是胆囊原发性恶性肿瘤区别于胆囊转移癌或胆囊良性肿块的重要特征。

（6）ERCP：有人报告ERCP对于能够显示出胆囊的胆囊癌诊断率可达70%～90%，但ERCP检查有半数以上不能显示胆囊。其影像表现可分三种情况：①胆囊胆管显影良好：多为早期病变，典型病例可见胆囊充盈缺损或与囊壁相连、基底较宽的隆起病变。胆囊壁浸润者可见囊壁僵硬或变形。②胆囊不显影：多属中晚期病例。③胆囊不显影并有肝或肝外胆管狭窄：充盈缺损及梗阻上方肝胆管扩张已是晚期征象。

（7）细胞学检查：细胞学检查法有直接取活检或抽取胆汁查找癌细胞2种。直接活检的方法有：

彩超引导下胆囊病变穿刺、PTCCS（经皮胆囊镜检查）、经腹腔镜等方法。采取胆汁的方法更多，如ERCP下抽取胆汁、B超引导下胆囊穿刺、PTCD、胆管子母镜等。文献报告的细胞学检查的阳性率虽不高，但结合影像学检查方法，仍可对半数以上胆囊癌患者做出诊断。

四、诊断与鉴别诊断

1. 诊断　胆囊癌由于症状不典型或仅有类似胆囊结石的症状，很容易被忽视，能在手术前确诊者较少。当出现上述典型的临床表现时，一般诊断并不困难，但此时病情已至晚期。B超检查简便无损伤，可反复使用，其诊断准确率达75%～82%，应作为首选检查方法。B超检查时发现胆囊内有肿块后，即应考虑有胆囊癌存在的可能；肿块越大，胆囊癌的可能性就越大；如肿块影直径>1cm，胆囊癌的可能性更大。CT亦能显示胆囊的形态学改变以及病变浸润。对<1cm的病变易漏诊。如B超和CT结合可使诊断率明显提高。内镜超声（FU）用于早期胆囊癌的诊断阳性率可达90%。可显示胆囊的全层结构，对早期胆囊癌的诊断和分期有较高的价值。但对胆囊底部的扫查较困难。彩色多普勒检查可呈现异常的高速动脉血流信号是区别胆囊良性病变的特征，可用于良、恶性疾病的鉴别。口服胆囊造影（OCG）和静脉胆囊造影在86.4%的患者不显影，少数显影时表现为胆囊壁局限性增厚，如伴有胆囊结石，使诊断难度增大。而ERCP和PTC仅在肿瘤已有转移和侵及周围邻近结构时才有所表现。但对术前估计病变范围和选择术式似有一定帮助。同时它可显示胰胆管合流异常在有此畸形时有发生胆囊癌可能，可提示做进一步细致的胆囊检查。

有资料报道在其他影像学诊断方法的基础上配合使用经皮胆囊镜检查及经皮胆囊双重造影可提高早期浅表型微小胆囊癌的确诊率。采用选择性腹腔动脉造影可获得72%的确诊率，但多已属晚期。腹腔镜和腹腔镜胆管造影可对70%～90%的胆囊癌做出诊断。但多属已侵犯浆膜外者，且腹腔内粘连影响视野使其检查受限。B超引导下细针细胞学穿刺近来越来越引起人们的兴趣。此外还可以用十二指肠引流、ERCP、经皮肝胆囊穿刺及经皮胆镜、腹腔镜穿刺所得胆汁标本进行细胞学检查，其敏感率可达50%。然而一般认为最主要的诊断方法为手术探查诊断。手术中发现胆囊为肿瘤浸润性改变，或在胆囊腔内有瘤样组织，最终必须经冷冻切片检查方能证实是否为胆囊癌。近年来腹腔镜穿刺活检已较多应用于胆囊癌的诊断，有一定的诊断正确率。

2. 鉴别诊断　早期胆囊癌与良性疾病鉴别对其预后至关重要。一般认为胆囊癌伴有胆囊结石者达50%～95%，胆囊结石患者中有1%发生胆囊癌。有研究在因结石切除的833例胆囊标本中发现浸润癌占2.80%。胆囊结石所致炎症，增生，不典型增生到原位癌的移行演进过程已被病理学研究所证实。因此在临床上不应满足于胆结石的诊断。出现下列情况之一者应予以高度重视：①老年女性胆石症患者(63%胆囊癌患者在70岁以上)。②慢性胆囊炎胆石症定期彩超检查有新变化者。③胆囊形态不规则或不规则增厚者。④彩超团块回声不随体位变化而移动，不伴声影者。⑤配合腹部CT检查，内镜超声，彩色多普勒及肿瘤标志物检测有阳性征象者。

胆囊息肉样变（PLG）中有10%是早期癌。有报道在85例早期胆囊癌中98%为息肉恶变。在PLG的检查中彩超、CT、OCG的检出率分别为89%，66.1%，75%。以下几点应高度可疑癌变：①单发PLG。②PLG直径>10mm。③广基或蒂粗大。④病变渐增长。⑤年龄>50岁。⑥合并结石。以上诸项可作为PLG的手术指征并行常规术中、术后病理检查。在病理检查中，核仁组成区相关嗜银蛋白染色方法对胆囊癌有鉴别诊断的意义。有许多胆囊癌在术中仍不能做出诊断，大部分原位癌或早期癌只是在胆石症等术后的标本中被发现。因此应强调术中认真检查和常规术中、术后病理检查。

五、治疗

胆囊癌的治疗以手术为主，但早期诊断困难而切除率低，仅为33.7%，其中根治性手术为15%。化疗和放疗及其他治疗为辅助手段效果未被肯定。

1. 手术治疗　胆囊癌手术治疗方式的选择主要根据其病理及临床分期，主要手术方法如下。

（1）单纯胆囊切除术：在为胆囊结石或急性胆囊炎做胆囊切除手术后，意外地从病理切片中发现有胆囊癌，病变局限于胆囊壁的浆膜层以下，此时病理分期多为 Nevin Ⅰ期的胆囊癌。绝大多数学者认为这类患者做胆囊切除已足够，不必要再进行扩大根治术，并认为即便再做手术扩大根治范围，不一定能改变生存率和预后。肿瘤浅表未浸及浆膜层者，无论采用何种切除手术，均可收到良好的效果。

（2）根治性切除术：胆囊癌属于 Nevin 分期Ⅱ期，Ⅲ期、Ⅳ期者应进行胆囊癌根治性切除术，即进行局部淋巴结清扫手术及部分肝切除。如果肿瘤范围已超过胆总管淋巴结或胆囊床无须进行根治手术。淋巴结清扫范围是：Colot 三角区，胆总管右和后侧，十二指肠及胰头后方。肝切除主要是指楔形切除，包括距胆囊床 2cm 以内的无瘤肝组织，这种胆囊癌根治方法，在临床上应用最广。有作者强调，若在第 1 次手术后发现的胆囊癌，即便是肿瘤仅局限于胆囊浆膜层内，仍有局部淋巴结及肝脏转移之可能，故主张再行第 2 次根治手术。

（3）扩大根治术：胆囊癌早期和可以切除阶段，因缺乏病理学依据和症状而难以发现，尤其是在广大的基层医院更是如此。尽管广大外科医生常对广泛侵及周围器官的晚期癌致力于积极的外科处理，但 5 年生存率极低。Nakamura 报道 13 例胆囊癌施行扩大根治术，包括右肝叶切除，胰十二指肠切除，门静脉重建等联合手术，其中 2 例患者经广泛切除后已分别存活 7 年 8 个月和 8 年 5 个月。因此，近年来胆囊癌的扩大根治术又受到关注。Matsumoto 等报道认为应扩大切除范围以获得根治性切除率的提高。他们认为：①扩大胆囊切除术加肝十二指肠韧带内胆道切除是Ⅰ、Ⅱ期患者的最佳术式，根治性切除率达 100%。②对Ⅲ期患者更彻底的切除包括胰十二指肠和/（或）广泛的肝切除可获得根治性切除，根治性切除率可达 75%。③对于Ⅳ期患者，如十二指肠侵犯者或直接肝浸润者胰十二指肠切除或扩大的肝叶切除可获得 33.3% 的根治性切除率。但值得注意的是手术范围的扩大，可明显增加手术的死亡率，且能否提高治疗效果还是可疑的。一般认为胆囊癌已侵犯浆膜层，即便做扩大根治术，效果也不会理想。

（4）姑息性手术：胆囊癌晚期，肿瘤已扩散至胆管，患者周身状态很差而又伴有阻塞性黄疸，有的肝脏已有多处转移灶，此时已不可能做根治性手术，姑息性手术主要是指各种减黄手术，以减轻症状，提高生活质量。如肝总管未受侵犯的可做肝总管空肠 Roux - Y 吻合术或 T 形管引流术；如无法做胆管近端引流，可行经肿瘤置 T 形管或 U 形管支撑引流，或行左肝管空肠吻合术（longmive 手术）；无法手术引流的，可行经肝穿刺胆管引流；侵及十二指肠引起梗阻的行胃空肠吻合术；侵及结肠肝曲引起结肠梗阻的，可行捷径手术以恢复胃肠道的通畅。

2. 放射治疗　胆囊癌单纯手术效果不佳，而胆囊癌对放疗有一定的敏感性，为防止和减少局部复发，一些欧美学者积极主张辅加放疗。

（1）术前放疗：高桥对 14 例胆囊癌进行术前放疗，剂量为 30Gy，手术切除 9 例，其中治愈性切除 4 例。术前放疗者手术切除率为 64.2%，对照组为 61.5%，术前放疗可略高于手术切除率，且不会增加组织脆性和术中出血。

（2）术中放疗：术中放疗具有定位准确，减少或避免正常组织器官放射损伤的优点。有日本学者报道 42 例非治愈切除的 TNMⅣ期胆囊癌中的 23 例进行术中放疗，一次剂量为 70Gy，术后 2 年生存率为 17.4%，5 年生存率为 11.6%；术中未进行放疗的 15 例 2 年生存率为 0。

（3）术后放疗：包括体外照射和腔内照射。体外照射是根据术后病理所见确定照射范围，原则上应包括原发灶和区域淋巴结。病灶局限又无远隔转移的非治愈性切除是术后体外照射的最好适应证。选择的剂量既为肿瘤的治疗量又应在正常组织耐受范围内。一般每周照射 5d，每日 1 次，每次 1.8 ~ 2.0Gy。治愈性切除的预防性照射进行 5 周，总量为 50Gy，非治愈切除的根治性放射总量为 60 ~ 65Gy。腔内照射是指通过 PTCD 导管将镭、钴、^{192}Ir 等密封的小放射源置入胆管腔内的放疗。腔内照射具有局部病灶照射剂量大、周围脏器放射损伤小的优点，尤其适用于胆管狭窄。但对远离放射源的胆管断端及手术剥离面照射剂量不够，所以一般将腔内照射与体外照射联合应用，剂量分别为 10 ~ 20Gy 和 40 ~ 50Gy。

3. 化学治疗　胆囊癌的化疗效果不佳，应用尚不广泛，迄今仍缺少系统的研究和行之有效的化疗方案。常用的化疗药物与其他消化道癌相似，主要有 5 - 氟尿嘧啶（5 - FU）、阿霉素（ADM），丝裂霉素（MMC）及亚硝基尿素（nitrosouyea）等。

4. 介入治疗　胆囊癌已广泛侵入肝实质或一侧肝脏发生多发转移时，可采用介入治疗。一般经肝动脉插管进行栓塞治疗。有报道13例伴有肝转移的胆囊癌患者采用动脉插管注入5－FU及丝裂霉素治疗，9例获得较好疗效。介入治疗因例数不多，其真正疗效尚待进一步总结。

5. 免疫治疗　有报道64例非治愈性切除的胆囊癌患者采用化学免疫治疗，平均生存6.1个月，对照组为3.6个月。其中5－FU＋MMC＋环磷酰胺（CTX）＋溶血链球菌SU（OK－432）和5－FU＋MMC＋OK－432或云芝多糖K（PSK）等多制剂联合应用效果较好。

6. 其他治疗　胆囊癌其他治疗上尚有温热疗法，温热疗法应用不多，有深部加温和腔内加温2种方法，一般采用微波或激光加温，多与放疗、化疗联合应用。至今温热疗法在加热方法，温度测定及疗效判定方面尚有许多问题待解决。其他还有基因治疗，应用各种生物反应调节剂，如干扰素、白介素等，尚处于探索阶段，有待进一步研究。

六、预后

总体上胆囊癌患者中位生存期为3个月，1年和5年生存率分别为14%和5%，多数在发病后1年死亡。故有些外科医生对胆囊癌的治疗持悲观态度。近年来，由于对胆囊癌根治性手术的开展，术后5年生存率已有明显提高。有报道经根治性手术，伴有淋巴结转移的胆囊癌患者，术后5年生存率为45%，总体5年生存率为65%。故对于胆囊癌患者，外科医生应持积极的态度，以求进一步提高其术后生存率。

（董亮亮）

第二节　胰腺癌

胰腺癌（pancreatic cancer）主要是指胰外分泌腺腺癌，是胰恶性肿瘤中最常见的一种，占消化道肿瘤的8%～10%，占全身肿瘤的1%～4%。近年来世界各地胰腺癌的发病有明显增高趋势。在我国上海地区，胰腺癌的发病率1963年为1.16/10万，居全身恶性肿瘤第20位；1977年为3.8/10万，居第12位；1982年为6.9/10万，居第8位；1995年男、女患病率分别为9.6/10万和9.2/10万，居第7位；2002年统计胰腺癌死亡率居我国恶性肿瘤的第6位，美国占第4位。胰腺癌早期诊断困难，确诊后中位生存期约6个月，5年生存率为0.4%～4%。

一、病因和发病机制

胰腺癌的病因与发病机制迄今尚未阐明，下列因素可能与胰腺癌的发生有一定关系。

（一）吸烟因素

许多研究显示吸烟是胰腺癌的一个重要病因，吸烟者发生胰腺癌的危险性为非吸烟者的2～6倍。在40岁及以上人群中，与非吸烟者比较，男、女性吸烟者胰腺癌死亡的相对危险度分别为1.70和1.53。吸烟者发生胰腺癌的危险性随每日吸烟量、吸烟年限和累积年包数而显著升高，而随戒烟年限增长而降低，戒烟10年以上者发生胰腺癌危险性和非吸烟者相似。吸烟导致胰腺癌的机制可能为：①烟草中致癌物由胆汁反流至胰管。②致癌物经血流至胰腺。但也有研究认为吸烟与胰腺癌无关。

（二）糖尿病

糖尿病与胰腺癌发病的确切关系尚无定论，糖尿病和胰腺癌之间的关系有2种学说：①认为糖尿病是胰腺癌的病因之一。Mossa等前瞻性研究可疑有胰腺癌患者99例，定期测定血糖、血浆胰岛素，后来确诊为胰腺癌32例，其中34%的病例在先前就诊时确诊糖尿病，47%的病例葡萄糖糖耐量降低。研究同时发现发生胰腺癌者的血浆胰岛素分泌也较未发生胰腺癌者低，且分泌反应出现较迟，提示糖尿病可能发生于胰腺癌之前，是后者的病因而非结果。在美国，从1982年开始对无肿瘤病史467 922名男性及588 321名女性进行16年随访，显示糖尿病与胰腺癌密切相关。②认为糖尿病是胰腺癌的一个早期症状，而非致病因素。动物实验显示胰腺癌的高血糖仅见于胰腺癌发生之后。Gullo 等研究发现胰腺癌患者中 22.8% 伴发糖尿病，其中 6.1% 患者糖尿病与肿瘤同时发病或诊断胰腺癌前 2 年内发病。

（三）慢性胰腺炎

慢性胰腺炎与胰腺癌的关系密切，据统计约 10% 胰腺癌患者在临床上曾被误诊为慢性胰腺炎，胰腺癌尸检病理伴慢性胰腺炎约占 50%，伴胰腺间质纤维化约占 84%，病理学也观察到从正常胰腺组织逐渐发展至不典型增生，最后发展为胰腺癌的组织学证据。利用基因微矩阵方法分析 5 600 个基因，发现 34 个基因在胰腺癌和慢性胰腺炎患者中表达均减少，157 个基因在慢性胰腺炎中表达增强，其中 152 个基因在胰腺癌中也有表达增强，从分子水平证明了慢性胰腺炎和胰腺癌之间有着一定的联系。

（四）饮酒因素

饮酒与胰腺癌的因果关系尚无定论，有研究报道长期大量或中量饮酒者发生胰腺癌的机会要比不饮酒为高，可能是由于酒精摄入后可持续刺激胰腺细胞分泌活性，引起胰腺慢性炎症，导致胰腺损害，或由于酒精中含有其他致癌物如亚硝胺等的作用。

（五）遗传、基因因素

胰腺癌与多种高度特征性遗传性综合征相关，如研究发现遗传性慢性胰腺炎、家族性多发性非典型丘状黑色素瘤综合征、黑色素斑－胃肠多发性息肉综合征（Peutz－Jeghers 综合征）、Von Hippel－lindau 综合征及遗传性非息肉性结肠癌等患者更易患胰腺癌。研究已证实遗传性慢性胰腺炎是常染色体显性遗传综合征，外显率约 80%，其遗传缺陷位于 7 号染色体上的阳离子胰蛋白酶原基因（PRSSI），编码产物为功能不完全的阳离子胰蛋白酶原，发展成胰腺癌的比例是正常人群中慢性胰腺炎的 20 倍。Peutz－Jeghers 综合征也是一种常染色体显性遗传病，受累者表现为胃肠道多发性错构瘤性息肉和口腔黏膜的色素沉着，肠外恶性肿瘤发病率高达 10%～30%，包括胆道和胰腺的恶性肿瘤。

（六）咖啡因素

美国科学家研究发现咖啡与胰腺癌的发病有关，常饮咖啡者比不饮咖啡者患胰腺癌的可能性大 2～3 倍。美国每年大约有 2 万人死于胰腺癌，其中半数以上可能与饮用咖啡有关。在对 33 976 名美国妇女（不限年龄和是否吸烟）分析发现，每周摄入 181 杯咖啡以上者胰腺癌的发病率是每周摄入 7 杯左右者的 2 倍，而适量地饮用咖啡不会对身体造成不良影响。研究证明咖啡可以抑制细胞 DNA 的修复，并在 DNA 复制完成前诱导有丝分裂过程，为其致癌的主要原因。

（七）其他

胰腺癌的发生也可能和内分泌有关，其根据是男性发病率较绝经期前的女性为高，女性在绝经期后则发病率增高。有报道暴露于化合物环境的职业人群患胰腺癌的风险性增加，这些职业包括橡胶和塑料制品工业、化学加工业、医药加工业、重金属工业等。感染也可能与胰腺癌发病相关，如有研究发现幽门螺旋杆菌可增加胰腺癌发病的危险性，血清幽门螺旋杆菌 CagA 抗体阳性者胰腺癌危险性为血清幽门螺旋杆菌 CagA 抗体阴性者的 2 倍。

二、病理

（一）病变部位

胰腺癌按肿瘤发生部位可分为胰头癌和胰体尾癌。261 例胰腺癌资料统计分析，发生于胰头者较胰腺体尾部约多 1 倍，即胰头癌占 59.4%，胰体尾癌占 29.1%。

（二）病理分类

胰腺癌 80% 来源于胰腺导管上皮，只有少数发生于腺泡及不能肯定其来源，根据 Baylon 和 Bery 对 5 075 例胰腺癌的组织学分类，96.1% 为腺癌，0.2% 为囊腺癌。

胰腺恶性上皮类肿瘤分类（2000 年 WHO 肿瘤国际组织学新分类）。

（1）导管腺癌：包括：①黏液性非囊性癌。②印戒细胞癌。③腺鳞癌。④未分化癌（分化不良癌）。⑤未分化癌伴破骨细胞样巨细胞。⑥混合性导管－内分泌癌。

（2）浆液性囊腺癌。

（3）黏液性囊腺癌：包括：①非浸润型。②浸润型。

（4）导管内乳头状黏液癌：包括：①非浸润型。②浸润型（乳头状－黏液癌）。

（5）腺泡细胞癌：包括：①腺泡细胞囊腺癌。②混合性腺泡内分泌癌。

（6）胰母细胞瘤。

（7）实性假乳头状癌。

（8）其他类型。

（三）分期

理想的肿瘤分期不仅可判断是否转移、评估肿瘤的可切除性，还可以用于制订治疗策略、比较治疗结果、设计和评估临床研究的长期趋势及判断患者的预后。

UICC 胰腺癌的分期（2002 年版）：T，原发肿瘤。Tx，原发肿瘤不能确定；T_0，无原发肿瘤证据；Tis，原位癌；T_1，肿瘤局限于胰腺，直径≤2cm；T_2，肿瘤局限于胰腺，直径>2cm；T_3，肿瘤侵犯胰腺周围组织，但未累及腹腔干或肠系膜上动脉；T_4，肿瘤侵犯腹腔干或肠系膜上动脉（不能切除原发灶）。N，区域淋巴结。Nx，局部（胰腺周围）区域淋巴结转移不能确定；N_0，无局部淋巴结转移；N_1，有局部淋巴结转移。M，远处转移。Mx，远处转移不能确定；M_0，无远处转移；M_1，有远处转移。

TNM 临床分期：0 期 $TisN_0M_0$；Ⅰ A 期：$T_1N_0M_0$；Ⅰ B 期：$T_2N_0M_0$；Ⅱ A 期，$T_3N_0M_0$；Ⅱ B 期，$T_1N_1M_0$，$T_2N_1M_0$，$T_3N_1M_0$；Ⅲ期，T_4、任何 N、M_0；Ⅳ期：任何 T、任何 N、M_1。

（四）转移方式

4 种转移方式：①直接蔓延。②淋巴转移，可较早出现，淋巴结转移主要在胰头前后、肠系膜上动脉周围、横结肠系膜根部、肝总动脉周围及肝十二指肠韧带内淋巴结。③血行转移，经门静脉转移至肝最为常见。④沿神经鞘转移。

三、临床表现

胰腺癌临床表现因病变部位、大小、有无转移或邻近器官受累情况不同而不同。早期症状通常为非特异性的，出现明显临床症状时常已至晚期。

（一）症状

1. 腹痛　最常见的症状。早期腹痛常位于上腹部，呈弥漫性，以后逐渐局限。胰头癌的腹痛部位偏右上腹，而胰体尾癌则偏左上腹，少数患者甚至可在右下腹或左下腹等处。后期患者可有腰背部束带状痛，常与体位有关，仰卧时加剧，而弯腰或前倾坐位或侧卧位时稍缓解，患者夜间往往不敢平卧而取前倾坐位，此种强迫体位是胰腺癌特别是胰体尾癌的特点，常提示病变已进入晚期。胰腺癌腹痛发生机制可能为：①胰腺癌引起胰管梗阻，导致胰管内压力增高，尤其在餐后，胰液分泌增多时更高，一旦胰管破裂，可致胰腺组织内发生局限性炎症。②胰头癌压迫胆总管或对胆总管作围管性浸润，导致胆总管梗阻，引起胆管内压力增高和管径扩大，刺激内脏神经感受器，引起早期所见的各种上腹饱满、闷胀不适，或钝痛、胀痛、隐痛等不易明确定位的症状。当胆管发生收缩时，则可发生绞痛等严重的上腹部疼痛。③胰腺癌可循神经纤维鞘向外转移浸润腹膜后神经丛。

2. 体重下降　在消化道肿瘤中，胰腺癌所造成的体重减轻最为突出，以胰体尾癌较多。胰腺癌相关的体重下降可能是多因素造成的：①基础耗能增加。②血清 TNF、IL－6 等致炎细胞因子浓度的增高。③胆总管下端和胰管梗阻，胆汁和胰液不能进入十二指肠。上述因素影响消化及吸收功能，导致食欲不振、食物摄入减少和脂肪吸收障碍，进食后上腹不适或诱发腹痛而不愿进食等原因都与体重下降有关。

3. 黄疸　为胰头癌的突出表现，肿瘤部位若靠近壶腹周围，黄疸可较早出现，常呈持续且进行性加深。胰体或胰尾部的肿瘤出现黄疸，常由于肝转移或肝门淋巴结转移而不能手术。无痛性黄疸作为首发症状发生率为10% ~30%。黄疸时可同时伴有尿液深黄、白陶土样粪便和皮肤瘙痒。

4. 其他

（1）糖尿病：有些胰腺癌患者可在上述症状之前出现糖尿病症状，或原来控制较好的糖尿病无特殊原因突然加重。

（2）血管栓塞性疾患：据尸检资料，胰腺癌血栓性静脉炎的发生率可达25%，多见于细胞分化较好的胰尾癌晚期患者，并导致脾大、脐周结节、腹水、周围性水肿等相关表现。

（3）少数胰腺癌患者可因病变侵及十二指肠或胃壁而发生胃肠道出血，偶然也可以因脾静脉发生血栓性或癌性静脉汇流障碍而致食管静脉曲张破裂出血。

（4）部分患者以急性胆囊炎、急性胰腺炎、神经精神障碍、多发性关节炎、原因不明的发热等症状为表现。

（二）体征

胰腺癌在早期一般无明显体征；晚期胰腺癌者可出现上腹固定的肿块、腹水征阳性，进一步可有恶病质及肝、肺或骨骼转移等表现。出现黄疸时，常因胆汁淤积而有肝大、质硬，晚期患者肝大常是肝转移癌所致。胆囊肿大主要见于胰头癌并发肝外胆道梗阻者，阻塞性黄疸伴胆囊肿大而无压痛称 Courvoisier 征。腹部肿块多在上腹部，呈结节状或硬块，肿块可以是肿瘤本身，也可以是腹腔内转移的淋巴结。胰腺癌的肿块一般不活动，而肠系膜或大网膜的转移癌则有一定的活动性。晚期患者可有腹水，多由于腹膜转移所致。少数患者可出现锁骨上淋巴结转移，或直肠指诊可摸到盆腔有转移癌。

四、辅助检查

（一）实验室检查

1. 血、尿和粪便检查　可出现贫血、尿糖增高、尿胆红素阳性及粪便潜血或粪便中含有脂肪滴和不消化的肌肉纤维。血清胆红素常有进行性升高，以结合胆红素升高为主。约30%患者血清淀粉酶和脂肪酶升高。50%以上患者葡萄糖耐量试验异常及空腹或餐后血糖增高。胰实质严重破坏或伴有胰管梗阻患者，胰腺外分泌功能降低。

2. 血清中肿瘤相关抗原的检测

（1）糖抗原决定簇 CA19 -9：正常胰、胆管细胞和胃结肠、唾液腺上皮均可表达。CA19 -9 是在胰腺癌诊断中应用最广的一种肿瘤标志物，当以 37IU/mL 为临界值时，其敏感性为68% ~93%，特异性为76%。在一些其他肿瘤甚至良性疾病中 CA19 -9 也会升高，如胆管癌、肝癌、胃癌、结肠癌、急性胆管炎等。CA19 -9 对于早期胰腺癌敏感性较低，直径 <2cm 的 T_1 期肿瘤的阳性率仅有37.5%，因此血清 CA19 -9 虽可作为监测胰腺癌病情、反映预后的指标，但不能用于早期胰腺癌的筛查，限制了它在检测早期可切除肿瘤中的作用。胰液中 CA19 -9 水平在胰腺癌诊断中的价值，各学者报道不一，正常人及慢性胰腺炎患者胰液中 CA19 -9 含量显著低于胰腺癌患者，如果以 7 500IU/mL 为临界值，胰液中CA19 -9 诊断早期胰腺癌的敏感性、特异性、诊断准确率分别为42.9%、46.7%、44.8%。

（2）胰腺癌胚抗原（POA）：从人胚胎胰腺中提取出来的糖蛋白，分子量为800 ~900kDa。在胰腺癌患者中的敏感性、特异性分别为73%、65%，而胃癌、结肠癌及慢性胰腺炎的阳性率则分别为49%、39%及22.6%。

（3）胰腺癌相关抗原（PCAA）和胰腺特异性抗原（PaA）：PCAA 是胰腺癌患者腹水中提取出来的糖蛋白，分子量为1 000 ~1 500kDa；PaA 则为正常人胰腺提取出来的单肽链蛋白质，分子量为44kDa。胰腺癌患者血清 PCAA 阳性率为53%，其中Ⅰ期患者阳性率为50%，但慢性胰腺炎和胆石症患者阳性率分别为50%和38%；血清 PaA 阳性率为66%，其中Ⅰ期患者阳性率达60%，良性胰腺疾病和胆石症患者的阳性率分别为25%和38%。该两种抗原的敏感性和特异性都不够满意，但如将两者联合应用，则敏感性及特异性可提高至90%、85%。

（4）CA50：血清 CA50 诊断胰腺癌的敏感性、特异性分别为 65%、73.2%，并不优于 CA19－9。CA50 对早期胰腺癌的诊断价值也不大，有研究表明 T_1、T_2、T_3 期胰腺癌 CA50 的阳性率分别为 20%、80%、89%。

（5）CA242：其诊断胰腺癌的敏感性、特异性、准确性分别为 74%、91%、84%，对于Ⅰ期可切除的胰腺癌的阳性率为 50%，因此对术前判断肿瘤可切除性有一定价值。

（6）CA494：CA494 多克隆抗体是 De－Ta 结肠癌细胞系免疫 Balb/C 小鼠产生的，它对分化较高的胰腺导管腺癌有高度亲和力，目前虽然知道它是一种糖蛋白，但其具体结构尚不清楚。CA494 诊断胰腺癌的敏感性、特异性分别达 90%、96%，高于 CA19－9，各期胰腺癌之间 CA494 阳性率无显著差异。CA494 对胰腺癌特别是早期胰腺癌的诊断价值还需大规模临床实验来验证。

（7）CAM17.7/WGA：为最近研制出的一种 IgM 抗体。CAM17.7 在胰腺癌组织中过度表达，其血清临界值为 39IU/L。其诊断胰腺癌的敏感性、特异性为 86%、91%，其中无黄疸患者敏感性、特异性分别高达 89% 和 94%，是一种颇有希望的肿瘤标志物，值得进一步临床研究。

（8）组织蛋白酶 E（CTSE）：系人胃黏膜内 4 种免疫学不同组型的门冬氨酸蛋白酶之一，分子量为 42kDa，由 2 个亚单位组成。研究发现胰腺癌瘤细胞胞质内 CTSE 呈弥漫性染色阳性率为 72.7%，而正常胰腺导管细胞染色阴性，慢性胰腺炎的阳性率为 9.3%。胰液中 CTSE 诊断胰腺癌的敏感性、特异性、准确性分别为 66.7%、92% 和 82.5%，在没有主胰管梗阻的患者中其敏感性可达 85.7%。胰液内 CTSE 可能是诊断胰腺癌的一种有用的标志物。

（9）DU－PAN－2：由人胰腺癌细胞所制备的单克隆抗体，其抗原决定簇也是一种糖蛋白。胰腺癌阳性率为 71.8%，胆管癌、胃癌、结肠癌、肝癌各为 40%、19.2%、6.7%、44.4%，而胰腺炎为 3.6%，胰腺良性疾病的总阳性率为 5.1%。

（10）癌胚抗原（CEA）：胰腺癌血清 CEA 阳性率为 56%～85%，在结肠癌和其他消化系肿瘤的阳性率也颇高，因而缺乏特异性。但有人报道 CEA 对病程随访有一定帮助，在Ⅰ期、Ⅱ期、Ⅲ期胰腺癌患者，血清 CEA 平均值分别为 19ng/mL、26ng/mL 和 97ng/mL；在肿瘤切除后 CEA 降低，病情恶化时增高；分化不良的胰腺癌患者血清 CEA 高于分化良好者；血清 CEA 增高的患者，其生存期短于 CEA 正常者，前者生存期约为后者的一半。

一种肿瘤可以表达不同的标志物，而不同肿瘤也可表达相同的标志物，因此联合检测可以弥补单一指标的局限性，从而提高诊断的敏感性和特异性。

3. 胰腺癌相关基因检测

（1）p^{53}：多项研究显示 p^{53} 基因突变对胰腺癌总的诊断敏感性为 40%～60%，且有研究显示 p^{53} 基因突变在慢性胰腺炎中的阳性率也可达 60%，与胰腺癌之间无统计学差异，因此单独检测 p^{53} 基因突变对早期诊断意义不大。p^{53} 检测对判断预后有一定意义，胰腺癌病理标本 p^{53} 突变检测阳性者生存期仅为 10 个月，阴性者可达 20 个月。

（2）K－ras：胰腺癌 K－ras 基因突变的发生率可达 90%～100%，突变位点一般在 12，13，61 位密码子，而 12 位密码子突变最为多见，约占总突变发生率的 76% 以上。胰腺癌、慢性胰腺炎患者纯胰液中 K－ras 基因 12 位密码子突变阳性率分别为 66%、32%。单独检测 K－ras 基因突变尚不能满足胰腺癌诊断的需要，但胰液中 K－ras 基因检测具有一定的组织和器官特异性，对临床上胰腺癌筛选诊断有一定的意义。

（3）胰腺癌缺失基因 4（deleted in pancreatic cancer 4，DPC4）：综合研究发现 DPC4 基因缺失发生率在胰腺癌约为 50%，以纯合缺失为主，在肝癌、肺癌、肾癌等其他恶性肿瘤的发生率不超过 10%。但是，基因纯合缺失的检测方法比较复杂，技术难度较高，因此 Smad/4DPC4 基因缺失分析亦不适合胰腺癌早期诊断需要。

（4）p16/INK4a：p16/INK4a 位于人类 9 号染色体 p21 区，其编码的 p16 蛋白是细胞周期蛋白依赖性激酶 4 的抑制剂，在细胞周期调节中发挥重要作用。胰腺导管内乳头状瘤 p16 基因失活达 50%，其失活机制主要是 p16 基因启动区发生甲基化。胰腺导管内乳头状瘤是胰腺癌的癌前病变，故 p16 基因甲基化是胰腺癌发生的早期事件之一，检测 p16 基因甲基化可为胰腺癌早期诊断提供依据。

（5）血管内皮生长因子（VEGF）：VEGF 等促血管生长因子可促进肿瘤微血管内皮细胞增殖和迁移，胰腺癌组织中 VEGF 呈高表达，而慢性胰腺炎低或无表达，提示 VEGF 可能与胰腺癌的发生、发展有关。但是肿瘤血管生成相关基因检测目前仅用于肿瘤预后的判断，对肿瘤的诊断尤其早期诊断还需进一步研究。

（6）端粒酶：胰腺癌组织标本端粒酶活性阳性率约为 95.3%，而胰腺良性肿瘤均为阴性。近年来通过检测胰液中端粒酶活性诊断胰腺癌的研究有了很大进展，胰液脱落细胞端粒酶活性检测可望成为一种有价值的手段，用于胰腺癌的早期诊断及鉴别诊断。

（7）多基因联合检测：基因芯片技术是基因突变分析、基因测序和基因表达研究的高效手段，在感染性疾病、遗传病和恶性肿瘤等的诊断方面有独特优势。最近一项研究采用含 18 000 个 cDNA 克隆的芯片对胰腺癌标本进行表达谱分析，发现上调基因 102 条，下调基因 353 条，其中已知基因 274 条，未知基因 181 条，但是由于无大样本研究资料，所以还需进一步深入研究。

（二）影像学检查

1. X 线检查

（1）胃肠道造影：低张十二指肠造影对胰腺癌有意义。胃肠造影仅见间接征象：胃窦部因胰头癌可呈局限性外压性充盈缺损和前上移位，轮廓僵直；梗阻性扩张的胆总管和胆囊可导致十二指肠球后带状压迹（笔杆征）和球部上方弧形压迹；十二指肠可见反“3”字征；部分胰尾癌可发生脾静脉阻塞而出现胃底静脉曲张。

（2）内镜逆行胰胆管造影（ERCP）：大部分胰腺癌发生于导管上皮，因此肿瘤较小时即可导致胰管病理性改变。ERCP 检查时胰管、胆总管显示率分别为 83.2%、70.6%。表现为主胰管或胆总管的截断，局限性不规则狭窄，尾侧胰管广泛性扩张或串珠状扩张。同时有胰管的狭窄和梗阻，则呈“双管征”。ERCP 还可排除胃、十二指肠疾病，诊断壶腹旁肿瘤，进行胰胆管成像，而且通过刷检和活检还可获得细胞学和组织学证据。

（3）DSA：肿瘤区域动脉不规则狭窄或平滑状狭窄，实质期见无血管区，少数腺泡细胞癌表现为肿瘤血管及染色。除检出肿瘤外，还可明确脾静脉、肠系膜上静脉及门静脉有无受累，胰头癌浸润可引起门静脉主干、肠系膜上静脉狭窄或阻塞，脾静脉受累常导致胃冠状静脉、胃网膜静脉曲张。

2. CT　CT 诊断胰腺癌可切除性总的敏感性、特异性分别为 91%、90%，阳性预测值、阴性预测值分别为 96%、79%，准确性达到 91%。CT 判断胰腺癌肝转移的敏感性为 75% ~79%，准确性为 87%。胰腺癌主要表现为：①胰腺平扫多为等密度或低密度肿块，增强后肿块轻度强化。②扩张的胆总管下端突然变窄或变形，肝内胆管亦可扩张；扩张胰管的边界光滑或呈串珠状扩张，不规则扩张发生率相对较低；胆管、胰管“双管征”。③胰腺肿瘤包膜外侵犯时胰周间隙密度增高或消失。④癌栓可阻塞脾静脉、肿块压迫门静脉或胆管梗阻等可继发胆汁性肝硬化或左侧门静脉高压。⑤邻近脏器受累及淋巴结转移征象。

3. MRI 及磁共振胰胆管造影（MRCP）　胰腺癌 MRI 表现为：①局部肿块。T_1 加权像多为低信号，T_2 加权像为稍高信号，T_1 加权静脉增强后因胰腺组织明显增强而肿瘤无明显强化，故显示更清楚。②胰胆管扩张。③胰腺癌侵及血管表现为肠系膜上动脉、肠系膜上静脉、门静脉、脾静脉及腹腔动脉狭窄和闭塞。④胰周浸润表现为中等信号的结节状或条索状结构伸向高信号的脂肪组织，边界可以清楚、锐利，亦可模糊不清，或表现为腹膜后脂肪网格状低信号。⑤MRCP 无侵及性、无创伤、不需注入造影剂、无放射线损害，主胰管、胆总管显示率及对胰腺癌的诊断率与 ERCP 相似。

4. 超声检查

（1）经腹 B 超：为黄疸患者首选的非侵袭性筛查方法，可了解原发肿瘤的大小、部位、性质、胆道和胰管的直径以及梗阻的部位，同时还可了解是否存在淋巴结转移、肝转移等。多普勒超声判断胰腺周围主要血管受累的准确率为 84% ~87%，判断可切除性敏感性为 46% ~88%，特异性为 90% ~97%。强回声多普勒超声诊断胰腺癌敏感性和特异性分别达 87% 和 94%。但当患者肥胖、腹水或肠胀气时，很难对胰腺肿块的大小以及侵犯的范围进行精确评估。

（2）内镜超声（EUS）：EUS 是将超声探头置入胃肠腔内探测胰腺，避免了肠道气体的干扰，可以准确地测定肿瘤大小并定位，可提供较 CT 更为准确的关于胰腺周围局部受侵情况、淋巴结转移及主要血管受累的评估结果。对直径≤2cm 病灶的敏感性达到 93% ~100%，特异性为 97%，EUS 特别适合于 ERCP 发现胰管异常改变，而腹部 B 超、CT 又未见占位性病变者。胰管内超声（IDUS）是借助十二指肠镜，将高频微超声探头通过活检通道插入主胰管进行超声检查。由于 IDUS 的超声探头从胰管内探查实质，因此受到的干扰最少，可准确地探及胰腺癌的位置、大小及胰管内扩散的程度。诊断直径 >2cm 的肿瘤，IDUS、US、CT、ERCP + EUS 的敏感性分别为 100%、80%、80%、93%。EUS 引导下细针穿刺活检术（EUS guided fine needle aspiration，EUS - FNA）对直径 <10mm 的病变进行穿刺活检可获得病理学诊断，对鉴别胰腺良、恶性占位尤为重要，特异性可达 100%。

（三）内镜检查

1. 腹腔镜　若影像检查不能得出结论，那么在术前需要行腹腔镜探查来分期。位于胰头部位的肿瘤，腹腔镜检查发现隐匿性转移的概率是 22%，胰体尾癌隐匿性转移的发现率为 18%。采用腹腔镜检查，至少 4% ~13% CT 判断无远处转移的患者发现了远处转移，从而避免了单纯诊断性的剖腹探查术，从而提高根治性切除率。

2. 胰管镜检查　将胰管镜通过十二指肠镜的操作孔插入主胰管，可直接观察胰管内的病变。正常主胰管胰管镜下呈类圆形，黏膜光滑、淡红色，血管透明可见。胰腺癌则表现为胰管壁不规则隆起，管腔非对称性狭窄或完全阻塞，黏膜表面不规则、质脆、易出血、发红或糜烂，血管扭曲扩张。

（四）PET

PET 是一种非侵袭性的影像检查方法，其主要原理是肿瘤细胞对葡萄糖的代谢利用远远高于正常胰腺组织。联合应用 PET - CT 扫描，可以同时获得结构和功能性影像，有助于诊断 <2cm 的肿瘤，并能发现淋巴结、腹膜或网膜等胰腺外组织的转移。

五、诊断

胰腺癌早期临床表现无特异性，又缺乏准确的直接检查方法，因此早期诊断十分困难。如出现明显的体重下降、黄疸、与体位有关的腹痛和腰痛或相关影像学提示胰腺占位时，诊断胰腺癌当无困难，但多数已属晚期，丧失了根治的机会。为了早期诊断，应重视本病的各种首发症状，因此对具有以下危险因素的高危人群应提高警惕：①年龄 >40 岁，有上腹部不适症状，其他诊断不能满意解释者。②有胰腺癌家族史。③突发糖尿病患者，特别是不典型糖尿病，年龄在 60 岁以上，缺乏家族史，无肥胖，很快形成胰岛素抵抗者。④慢性胰腺炎患者，特别是家族性慢性胰腺炎和慢性钙化性胰腺炎。⑤导管内乳头状黏液瘤。⑥家族性腺瘤息肉病。⑦良性病变进行远端胃大部切除者，特别是术后 20 年以上的人群。⑧胰腺囊肿患者。⑨有恶性肿瘤高危因素者，如大量饮酒，长期接触有毒、有害化学物质或放射线等。病史提示有罹患胰腺癌可能者，应进行 CA19 - 9、CA242、CA50、CEA 等检测，同时先行 B 超检查。如胰腺轮廓形态有改变，胰腺内有低密度区，应行胰腺薄层 CT。当 CT 难以明确时，可行 MRI、MRCP、ERCP、EUS 等检查，必要时在 B 超或 CT 引导下做细针穿刺细胞学检查，或加做选择性动脉造影以明确病变部位、范围及预计手术切除的可能性。

六、治疗

手术切除是唯一可能治愈胰腺癌的治疗方法，因此胰腺癌的治疗仍以争取手术根治为主。手术切除率仅约为 15%，对不能手术根治者需做姑息手术、化疗、放疗、内镜介入治疗或对症治疗等综合治疗，根据美国国立癌症数据库 1985—1995 年 100 313 例胰腺癌患者的数据调查得出的结论，近 20 年来胰腺癌的总体生存率没有改变，因此胰腺癌诊治仍然是一项复杂而艰巨的工作。

（一）外科治疗

早期手术治疗是治疗胰腺癌最有效的措施，但是极大部分胰腺癌患者就诊时已经属于Ⅲ、Ⅳ期，因此手术切除率只有10% ~20%。胰腺癌的手术方式有下列几种。

1. 胰、十二指肠切除术　为治疗胰头癌的经典术式，切除范围包括远端胃、十二指肠及近端空肠、胆总管下段、胆囊、肠系膜血管前方的胰腺组织，并应廓清周围淋巴结，保留胰腺断端应行快速冰冻病理检查，以防病变残留。一般状态好、生理年龄<70岁、无肝转移及腹水、Ⅰ和Ⅱ期胰头癌、癌肿未浸润周围血管的胰头癌均适宜行此术。

2. 保留幽门的胰头十二指肠切除术　在胰、十二指肠切除基础上保留了幽门，在幽门下方3~4cm处切断十二指肠后将十二指肠断端与空肠吻合，选择该手术方式时需无十二指肠球部和胃幽门部浸润，无胃周围淋巴结转移。

3. 胰体尾切除术　切除范围包括脾脏、胰体尾部、肿瘤及周围淋巴结，手术并发症少，死亡率低。由于胰体尾部癌多在发生腹部包块或腰背部疼痛时才被确诊，多属中、晚期，因此手术远期生存率低。

4. 全胰切除术　胰腺癌多中心灶或跳跃性转移性病灶发生率是20% ~33%，有主张胰腺癌首选术式为全胰切除术。胰腺癌波及全胰、无肝转移及腹膜种植者为全胰切除术的绝对适应证。全胰切除后可发生以腹泻为主的营养不良、难以控制的糖尿病及终身需要胰岛素和消化酶治疗，而且全胰切除术远期生存率并未提高，目前多不主张全胰切除，故应严格掌握全胰切除的适应证。

5. 扩大根治术　显著地提高了胰腺癌的手术切除率，但有学者认为扩大根治术超越了手术界限，对于Ⅲ、Ⅳ期胰腺癌，尤其是门静脉、肝动脉、肝脏受累的患者行扩大根治术对生存率无改善，而且手术死亡率高，认为该手术的意义不大。

6. 姑息性手术　多数胰腺癌患者就诊较晚，肿瘤难以切除，姑息性切除从客观上解决了胆管、胰管梗阻和十二指肠梗阻的问题，方法简便，术后生存期为6~7个月，胆道感染的机会少。

（二）放射治疗

胰腺导管腺癌放射敏感性差及邻近脏器耐受量较低，限制了传统大野放疗的临床实施。20世纪80年代开展的立体定向适形放射疗法使肿瘤受到高剂量照射的同时，最大限度地保护了周围正常组织，已成为胰腺癌现代治疗策略的重要组成部分。适形放疗可进行术中、术后放疗，常可使癌痛等症状明显改善、存活期延长。对无手术条件的患者可行高剂量照射或放射性核素局部植入照射治疗，可以有效地控制肿瘤、快速缓解症状，明显提高了患者的生存质量。

（三）化学治疗

胰腺癌在消化道肿瘤中对化疗反应欠佳，目前化疗方案仍主要以氟尿嘧啶（5-FU）为基础，最常用的方案有5-FU+多柔比星（ADM）+丝裂霉素（MMC）；5-FU+顺铂（DDP）；5-FU+吉西他滨；吉西他滨单药。其他如紫杉类、喜树碱类、异环磷酰胺（IFO）、链脲霉素（STZ）等均已用于治疗胰腺癌。吉西他滨治疗局部晚期或转移胰腺癌患者中位生存期达5~7个月，1年生存率为18%，腹痛改善率为87.5%。化疗给药途径主要有全身系统化疗和经腹腔干、门静脉或肝总动脉的局部灌注区域性化疗。

（四）内镜治疗

胰腺癌患者晚期可出现阻塞性黄疸、胰管梗阻性疼痛及十二指肠梗阻等严重并发症，内镜下介入治疗已成为晚期胰腺癌首选姑息治疗手段。

1. 黄疸的治疗　胰腺癌病程中50% ~80%患者可出现阻塞性黄疸，内镜下置入胆管支架在解除阻塞性黄疸、改善全身状况、延长生存期等方面已取得满意疗效。内镜下胆、胰管可置入塑料支架或金属支架。与PTCD及外科手术相比，具有并发症少、死亡率低、存活时间长、不损伤肝脏等优点。但现有证据表明，内镜下置入支架用于病变可切除患者可能会增加术后感染并发症的发生率。

2. 疼痛的治疗　胰腺癌的镇痛措施应遵循根据疼痛病因、程度、性质以及患者体质而采取个体化治疗的原则，具体包括：①药物三级阶梯镇痛疗法，简单、无创、方便和效佳，是控制胰腺癌疼痛的重要方法和基础措施。②在内镜下置入胰管支架，缓解胰管高压引起的疼痛。③如药物镇痛无效，腹膜后神经节受浸润导致的顽固性癌痛可采用CT、EUS引导下腹腔神经节阻滞疗法等侵袭性技术。④心理干预和抗抑郁治疗。

3. 十二指肠梗阻的内镜治疗 十二指肠梗阻是胰腺癌常见并发症之一，也是患者加速死亡的原因，外科分流并发症较多，发生率达20%～30%。内镜下放置十二指肠内支架解除梗阻安全有效，免除了手术创伤。

（五）物理治疗

主要有高能聚焦超声热疗、冷冻疗法、微波固化疗法及光动力学疗法等，目前在胰腺癌方面的研究主要集中于手术无法切除患者的姑息治疗和改善生活质量方面的应用。物理治疗在控制癌症患者疼痛、减少肿瘤体积、减少毒副反应及肿瘤标志物变化方面效果较满意，但对于胰腺癌患者生存期的延长并不明显。

（六）生物治疗

肿瘤的生物治疗是指运用生物反应调节剂（BRMs）来改变宿主的自身防御反应机制，从而抑制或消除肿瘤。BRMs概念涉及的范围极广，包括疫苗、抗体、细胞因子、基因技术、抗血管生成疗法等。突变的基因、免疫低下、免疫逃逸以及肿瘤抗原、细胞因子、协同刺激分子等是胰腺癌生物治疗的靶点，但目前大部分生物治疗仍处于实验或初期临床试验研究阶段。

（董亮亮）

第三节 胰岛细胞瘤

一、概述

胰岛细胞瘤（tumors of pancreatic islet cell tumor）又称胰岛细胞腺瘤（islet cell adenoma）。发生在胰岛细胞的肿瘤，好发部位依次为胰尾、体、头部，异位胰腺也可发生。常见于20～50岁。胰岛细胞瘤（islet－celltumor）由于其构成细胞不同，所分泌的激素和引起的症状也不同。有一部分肿瘤乃无功能性肿瘤，临床上不出现任何特殊症状。胰岛细胞瘤在HE染色片上不可能区分出细胞的种类，常需借助特殊染色、电镜及免疫组化技术来加以鉴别。本节介绍临床上最常见的为胰岛素瘤。胰岛细胞瘤的类型见表6－1。

表6－1 胰岛细胞瘤的类型一览表

名称	产生激素	主要临床表现	实验室检查
胃泌素瘤	胃泌素	顽固性溃疡，水样腹泻，偶有脂肪泻，体重下降	胃酸分泌过多，基础胃泌素 >500mg，十二指肠有溃疡
胰岛素瘤	胰岛素	发作性低血糖，清晨多见，常有多食和肥胖	血糖 <50mg时，胰岛素水平仍高
胰高血糖素瘤	胰高血糖素	大泡性移行坏死性红斑，舌炎，高血糖，消瘦，贫血	血浆胰高血糖素水平升高
生长抑素瘤	生长抑素	腹泻，贫血，高血糖，消化不良，胆石症	血浆生长抑素水平升高
舒血管肠肽瘤	舒血管肠肽	低血钾，低血氯，高血钙症状，面红，腹泻，消瘦	低血钾，基础胃酸低，血浆

胰岛素瘤（insulinoma）为胰岛B细胞肿瘤，亦称内源性高胰岛素血症，占胰岛细胞肿瘤的70%～75%。大多数为良性，恶性者占10%～16%。临床表现为胰岛素过多或低血糖综合征。本病的确切发病率不很清楚，可发生于任何年龄，但多见于青、中年，男性多于女性。多为单发，瘤体一般较小。位于胰腺头部者17.7%，体部35%，尾部占36%，异位胰岛素瘤的发生率不足1%。

二、临床表现

（1）阵发性发作的低血糖或昏迷、精神神经症状。

（2）发作时血糖低于2.78mmol/L。

（3）口服或静脉注射葡萄糖后，症状立即消失。

这三项称为 Whipple 三联征或胰岛素瘤三联征。多于清晨、空腹、劳累后或情绪紧张时发作，间隔时间为数日、数周或数月发作1次不等。有的表现为慢性的低血糖症状，如性格改变、记忆力减退、步态不稳、视物不清，有时出现狂躁、幻觉、行为异常，以至被误诊为精神病。通常胰岛素瘤患者可呈现4组症状：①交感神经兴奋的表现。②意识障碍。③精神异常。④颞叶癫痫。

三、主要检查

（一）实验室检查

（1）空腹血糖测定。

（2）胰岛素测定。

（3）空腹周围静脉血胰岛素与葡萄糖浓度的比值（IRI/G）法。

（4）甲苯磺丁脲（D860）激发试验。

（5）胰高血糖素试验。

（6）胰岛素原与胰岛素比值测定。

（二）影像学检查

由于胰岛素瘤瘤体较小，位置不恒定，可做B超、电子计算机断层扫描（CT）核磁共振（MRI）腹腔动脉造影、选择性门静脉系统分段取血（SPVS）选择性动脉注射亚甲蓝等定位诊断技术的检查，可正确判断肿瘤的位置。

四、诊断依据

胰岛素瘤根据典型的 Whipple 三联症诊断多无困难。但是有些患者的症状并不典型，可做血糖测定、胰岛素测定、甲苯磺丁脲（D860）激发试验、胰高血糖素实验、L－亮氨酸试验、钙剂激发试验、血清C－肽测定等都对胰岛素瘤的诊断有帮助，并有助于排除其他低血糖的原因。

五、鉴别诊断

需要与：①消化性溃疡；②胃癌相鉴别。

六、治疗要点

胰岛素瘤的诊断一经明确，均应及早手术治疗，切除肿瘤。因为长期共存反复发作低血糖昏迷，可使脑组织，尤其是大脑造成不可逆的损害。

（一）手术治疗

（1）单纯肿瘤切除术：对浅表、体积小、单发的良性胰岛素瘤。

（2）胰体尾部切除术：当肿瘤位于胰腺体、尾部、体积较大较深、多发或良、恶性难以鉴别者。

（3）胰头部的良性胰岛素瘤：可采用楔形切除法，但切缘应距肿瘤0.5～1cm。

（4）盲目胰体尾部切除术：对于虽经全面、仔细探查而仍找不到肿瘤者，可行盲目胰体尾部切除术，因为胰岛素瘤位于体尾部者占2/3以上。对这种隐匿的胰岛素瘤，一般不主张行全胰切除术。

（二）非手术治疗

（1）对少数不能手术的患者，可长期服用氯苯甲嗪（diazoxide），以抑制胰岛素的分泌。增加餐次、多吃糖类也可缓解低血糖症状。

（2）对于恶性肿瘤，或已有肝转移者，可采用二氧化氮（nitrogen dioxide）或链脲霉素（streptozotocin），该药对胰腺 B 细胞有选择性损害，对转移性胰岛细胞癌也有一定疗效。左旋门冬酰氨酶（L－aspamginase）链黑霉素（streptonigrin）对恶性胰岛素瘤也有作用。

七、预后

一经确诊，应及早手术治疗，以免久病后中枢神经系统发生不可逆性病变，如脑萎缩或严重功能损毁，或长期引起肥胖症。应用一般的制酸和抗胆碱药物只能取得暂时的疗效，很难完全治愈。

（董亮亮）

第四节　结肠癌

结肠癌（Colorectal Cancer）又称大肠癌，包括结肠癌（Colon Cancer）和直肠癌（Rectal Cancer），在世界范围内以经济发达国家的发病率高，可高达到（30～50）/10 万。大肠癌在我国的发病率和死亡率亦处于逐年上升的趋势。

一、病理分类

结肠和直肠肿瘤组织学分类（WHO，2008）

分为：①腺癌。②黏液腺癌。③印戒细胞癌。④小细胞癌。⑤鳞状细胞癌。⑥腺鳞癌。⑦髓样癌。⑧未分化癌。⑨类癌（高分化内分泌肿瘤）。⑩混合性类癌－腺癌。⑪血管肉瘤。⑫Kaposi 肉瘤。⑬恶性黑色素瘤。⑭恶性淋巴瘤：a. 边缘区 B 细胞 MALT 淋巴瘤；b. 套细胞淋巴瘤；c. 弥漫性大 B 细胞淋巴瘤；d. Burkitt 淋巴瘤；e. Burkitt 样淋巴瘤。

二、临床分期

TNM 分期（UICC，2002）

T－原发肿瘤

T_x：原发肿瘤不能评价；

T_0：无原发肿瘤证据；

T_{is}：原位癌：肿瘤位于上皮内或侵及黏膜固有层；

T_1：肿瘤侵犯黏膜下层；

T_2：肿瘤侵犯肌层固有层；

T_3：肿瘤穿透肌层固有层到浆膜下层或进入非腹膜覆盖的结肠周围或直肠周围组织 a；

T_4：肿瘤直接侵犯其他器官或结构，和（或）穿透脏腹膜 b。

N－区域淋巴结

N_x：区域淋巴结不能评价；

N_0：无区域淋巴结转移；

N_1：1～3 个淋巴结转移；

N_2：4 个及以上淋巴结转移。

M－远处转移

M_x：远处转移不能评价；

M_0：无远处转移；

M_1：有远处转移。

pTNM 病理分期：pT、pN 和 pM 范畴相应于 T、N、M 范畴。pN_0 区域淋巴结切除标本的组织学检查一般要查 12 个或以上的淋巴结。

注：（1）分类如下

a. 没有穿透黏膜肌层到黏膜下层。

b. 包括穿过浆膜侵犯到结直肠的其他段，肉眼可见肿瘤与其他器官或结构粘连则为 T_4。但如果显微镜下粘连组织未见肿瘤则为 pT_3。

c. 结直肠周围脂肪组织内的瘤结节，具有淋巴结样的光滑形态，即使不具有淋巴组织，也定为 pN 分期；如果结节具有不规则外形，可定为 T 分期，并且标注 V1（镜下血管浸润）或 V2（肉眼血管侵犯），因为有很大可能出现血管浸润。

（2）结直肠癌各段所属区域淋巴结分组

盲肠——结肠周、盲肠前、盲肠后、回结肠、右结肠。

升结肠——结肠周、回结肠、右结肠、中结肠。

肝曲——结肠周、中结肠、右结肠。

横结肠——结肠周、中结肠。

脾曲——结肠周、中结肠、左结肠、肠系膜下。

降结肠——结肠周、左结肠、肠系膜下、乙状结肠。

乙状结肠——结肠周、肠系膜下、直肠上、乙状结肠、乙状结肠系膜。

直乙交界处——结肠周、直肠周、左结肠、乙状结肠系膜、乙状结肠、肠系膜下、直肠上（痔的）、直肠中（痔的）。

直肠——直肠周、乙状结肠系膜、肠系膜下、骶外侧、骶前、髂内、骶岬、髂外、直肠上（痔的）、直肠中（痔的）、直肠下（痔的）。

（一）临床分期

分期	TNM			Dukes' 分期
0 期	T_{is}	N_0	M_0	–
Ⅰ期	$T_{1\sim2}$	N_0	M_0	A
ⅡA 期	T_3	N_0	M_0	B
ⅡB 期	T_4	N_0	M_0	B
ⅢA 期	$T_{1\sim2}$	N_1	M_1	C
ⅢB 期	$T_{3\sim4}$	N_1	M_0	C
ⅢC 期	任何 T	N_2	M_0	C
Ⅳ期	任何 T	任何 N	M_1	D

（二）Dukes' 分期

Dukes'A 肿瘤局限于肠壁内，未穿出肌层，无淋巴结转移。

Dukes'B 肿瘤已穿出深肌层并侵入浆膜层、浆膜外或直肠周围组织，但无淋巴结转移。

Dukes'C 肿瘤伴有淋巴结转移。又分为：

C1 期肿瘤邻近淋巴结转移（肠旁及系膜淋巴结）；

C2 期肿瘤伴有肠系膜动脉结扎处淋巴结转移。

Dukes'D 肿瘤伴有远处器官转移，或因局部广泛浸润或淋巴结广泛转移而切除术后无法治愈或无法切除者。

Dukes' 分期与 TNM 分期的对应关系：

Dukes'A = $T_1N_0M_0$，$T_2N_0M_0$

Dukes'B = $T_3N_0M_0$，$T_4N_0M_0$

Dukes'C = 任何 TN_1M_0，任何 TN_2M_0

Dukes'C2 = 任何 TN_3M_0

Dukes'D = 任何 T，任何 NM_1

三、治疗原则和综合治疗

（一）治疗原则

1. 手术治疗 对大肠癌的治疗仍然是尽可能手术切除，术后总的5年生存率均在50%左右，如病变限于黏膜下层，根治术后5年生存率可达90%，反之如有淋巴结转移，则在30%以下。所以除争取早期诊断外，改进手术方法或加用化疗、放疗和免疫治疗等综合治疗，目的为了增加切除率，延长生存期。

（1）结肠癌：根治性切除手术：①病变局限于黏膜、黏膜下层，淋巴结未发现转移，术后定期观察。②病变侵犯肌层以外，或有淋巴结转移者，术后需行辅助化疗。术后辅助化疗，一般于术后4周左右开始。

（2）直肠癌：根治性切除手术，局部肿瘤较大，影响手术切除者可行术前放疗，或切除术后病变侵及深肌层或有淋巴结转移者，则术后行辅助放疗，放疗后化疗。直肠癌于放疗后开始，一般化疗6周期加口服左旋咪唑。手术方式有经肛切除和经腹切除手术：①经肛切除术：肿瘤占据肠腔小于30%；肿瘤直径小于2.5cm；肿瘤活动不固定；肿瘤距肛缘8cm以内；切缘阴性（距离肿瘤>3mm）。②经腹切除术：包括腹会阴联合切除术，低位前切除术，全直肠系膜切除术（TME）。切除原发肿瘤，保证足够切缘；采用TME手术清除肿瘤的淋巴引流区域；5周半足量的新辅助放化疗后，应在5～10周内进行手术。

（3）晚期患者：晚期不能切除的结直肠癌患者，或切除术后有复发转移的患者应采用全身性化疗和生物治疗，局部放疗及中医中药治疗。有肝转移病例可进行肝介入化疗。

2. 放射治疗

（1）结肠癌的放射治疗

1）放射野：应包括肿瘤床。

2）放射剂量：总剂量45～50Gy，分25～28次照射。对距离切缘较近切缘阳性者给予追加剂量。小肠的受量应限制在45Gy之内。以5－FU为基础化疗与放疗同步给予。

3）照射方法：当存在正常组织与放疗相关的高危因素时，应考虑采用调强放疗（IMRT）或断层治疗。但治疗时需小心，以确保覆盖足够的瘤床。

4）T_4或复发肿瘤患者：如有可能应考虑将术中放疗（IORT）作为追加剂量手段。这些患者行术前放疗，有助于增加肿瘤的切除性。如不能进行术前放疗，可考虑在辅助化疗之前进行低剂量外照射。

（2）直肠癌的放射治疗

1）直肠癌放疗对象：推荐用于肿瘤距肛缘12cm以下的患者。

2）照射野：包括肿瘤和距瘤床2～5cm的安全边缘，直肠、骶前和髂内淋巴结。T_4肿瘤侵犯前方结构时需照射髂外淋巴结。肿瘤侵犯远端肛管时需照射腹股沟淋巴结。

3）放疗剂量：盆腔45～50Gy/25～28次。对可切除肿瘤照射45Gy之后应给予瘤床和边缘2cm范围追加剂量。术前放疗剂量为5.4Gy/3次，术后放疗为5.4～9.0Gy/3～5次。小肠受量限于45Gy以内。

4）T_4或复发肿瘤：如切缘距肿瘤太近或切缘阳性者，可术中放疗（IORT）作为追加剂量，如不能做IORT，应于术后和辅助化疗前考虑局部追加外照射10～20Gy。不可切除肿瘤者，放疗剂量应高于54Gy。

5）放疗期间同时加化疗：给予以5－FU为主化疗。

（二）综合治疗

因直肠癌手术时约30%有隐匿性转移，又因直肠位于盆腔内，因之选择性采取术前放疗、和（或）术后放、化疗等综合治疗，可在一定程度上减少复发、转移而提高生存率。大肠癌术后常发生肝转移，可高达50%，如果仅为孤立转移灶，其他部位未发现复发转移的，可选择手术切除，术后5年生存率可达42%。如果不适于手术，可进行肝动脉灌注化疗。

1. 辅助化疗　结肠癌Ⅲ期患者，卡培他滨与5－FU推注/LV的疗效相当，但辅助治疗中不支持用卡培他滨的联合方案，FOLFOX的疗效更好。FOLFOX用于高危和中危的Ⅱ期患者也是合理的，但不适于预后良好或低危的Ⅱ期患者。FLOX是FOLFOX的替代方案。5－FU推注/LV/伊立替康不支持用于辅助治疗。

2. 晚期或转移性结肠癌的化疗

（1）初始治疗

1）可耐受强烈治疗的病例：①FOLFOX±贝伐单抗或CapeOX±贝伐单抗。②FOLFI－RI±贝伐单抗。③5－FU/LV±贝伐单抗。

2）不能耐受强烈治疗病例：①卡培他滨±贝伐单抗。②5－FU输注/LV±贝伐单抗。

（2）进展后的治疗：①FOLFIRI。②伊立替康。③西妥昔单抗＋伊立替康（2B类）。④FOLFOX或CapeOX。⑤不能耐受联合用药时，可单用西妥昔单抗或帕拉妥单抗。

结直肠癌根治术后CEA水平升高的处理：应检查包括：肠镜检查、胸腹部和盆腔CT和体检。如CEA水平升高，而影像学检查正常时，如有症状，则应每3个月复查1次扫描。如CT扫描为阴性时，可进行PET/CT扫描来确定有无转移灶。对CEA升高而检查为阴性患者，不建议盲目行剖腹探查术。

四、肿瘤内科治疗和化疗方案

（一）肿瘤内科治疗

1. 单药化疗和联合化疗　有效药物有5－FU、DDP、OXA、HCPT、CPT－11、TPT。首选药为5－FU，治疗大肠癌的近期有效率约20%。我国临床试用国产UFT治疗大肠癌，48例中24例有效，有效率为50%。另一5－FU衍生物卡莫氟（HCFU），在临床试用中发现对大肠癌的疗效为43%，国内试用在大肠癌的CR＋PR率为35%，亦优于5－FU。对一般情况差或骨髓脆弱的晚期大肠癌患者，口服FT－207UFT、HCFU，可能获得短期缓解症状。

大肠癌联合化疗较单药化疗的有效率有所提高。亚叶酸（CF）能调节5－FU代谢，增强5－FU的生物活性，加强并延长5－FU对胸苷酸合成酶的竞争性抑制，所以CF与5－FU联用可增加5－FU的抗肿瘤作用。在临床上CF＋5－FU以不同剂量、不同给药次序等广泛深入试用。总的说来，多数文献报道，对以往未用过5－FU的结肠癌，疗效在30%～50%，以往用过5－FU的，也取得10%～20%的近期疗效，较单用5－FU的疗效提高1倍。试用也表明，CF剂量增大（500mg/m^2）对疗效的提高不优于200mg/m^2；另外在CF与5－FU使用的先后次序上，似乎先用CF，继用5－FU的效果好。CF＋5－FU疗法在提高疗效的同时，也要注意其不良反应增加。

2. 分子靶向药物

（1）西妥昔单抗

1）西妥昔单抗单药治疗：对ECFR表达的既往化疗抵抗的结直肠癌患者，公开标签Ⅱ期临床试验。西妥昔单抗首次400mg/m^2，静滴2h，以后剂量250mg/m^2，每周1次，静滴1h，每周1次。疗效：西妥昔单抗治疗结直肠癌57例，PR5例，为9%，MR或SD21例，为37%，中位生存期6.4个月。认为西妥昔单抗每周1次方案对既往化疗抵抗的结直肠癌患者有效，并可耐受（Saltz LB等，2004）。

2）西妥昔单抗＋CPT－11合并治疗：576例转移性结直肠癌，82%为EGFR（＋），其中329例患者，在经过CPT－11为主方案治疗3个月后疾病进展患者，随机分合并治疗组和单药组。疗效：PR：爱必妥＋CPT－11合并组（218例）和爱必妥单药组（111例）分别为23%（50例）（95%CI 18%～29%）和11%（12例）（95%CI 6%～18%，P＝0.0 074）。PR＋SD分别为56%（122例）（95% CI 49%～62%）和32%（35例）（95%CI 12%～42%，P＝0.000 1）。中位进展时间分别为4.1个月和1.5个月（P＜0.000 1）。中位总生存期分别为8.6个月和6.9个月（P＝0.48）。认为CPT－11抵抗的结直肠癌患者，爱必妥和CPT－11合并治疗与爱必妥单药治疗比较，有效率、稳定率、中位进展时间和中位生存时间在合并治疗组明显高于单药组（Cunningham D等，2004）。

3）西妥昔单抗与CPT－11与FU/LV合并治疗：对CPT－11抵抗，EGFR表达的初次治疗的转移性结直肠癌进行大组、随机、公开标签、多中心研究。西妥昔单抗（不同剂量）与CPT－11加FU/LV合并治疗。疗效：西妥昔单抗加IFL合并治疗，CR为5%（仅一组研究），PR为43%～58%，SD为32%～52%。与西妥昔单抗单药比较，有较高的部分缓解率和疾病控制率，疾病进展时间延长，而生存期两组相似（Reynolds NA等，2004）。

（2）贝伐单抗

1）贝伐单抗＋FU/LV对转移性结直肠癌的治疗研究：FU/LV加贝伐单抗组：治疗249例，接受FU/LV加贝伐单抗（5mg/kg，每2周1次）；FU/LV加安慰剂组：治疗241例，接受FU/LV＋安慰剂，每周1次×4，6周重复。疗效：FU/LV加贝伐组和FU/LV加安慰剂组的客观有效率：CR分别为2.4%（6例）和0.8%（2例）；PR分别为31.7%（79例）和23.7%（57例）；总有效率分别为34.1%（85例）和24.5%（59例）（P＝0.019）；中位无进展生存期：分别为8.77个月（95% CI 7.29～9.79个月）和5.55个月（95% CI 5.36～6.34个月）（P＝0.000 1）；中位生存期：分别为17.94个月（95% CI 16.43～19.35个月）和14.59个月（95% CI 11.99～16.30个月）（P＝0.008 1）。有效率、无进展生存期和总生存期，FU/LV加贝伐单抗组均较FU/LV加安慰剂组明显为好。表明对既往未治的转移性结直肠癌患者贝伐单抗加FU/LV具有显著统计学意义和临床受益（Fairooz F等，2005）。

2）贝伐单抗加CPT－11和FL：对813例既往未治的转移性结直肠癌，随机入组：①IFL加贝伐单抗组：402例。CPT－11、推注5－FU和LV加贝伐单抗（5mg/kg，每2周重复）。②IFL加安慰剂：411例。IFL用法同前。疗效：IFL加贝伐组和IFL加安慰剂组的有效率分别为44.8%和34.8%（P＜0.004）；中位缓解期分别为10.4个月和7.1个月（P＜0.001）；中位无进展生存期分别为10.6个月和6.2个月（P＜0.001）；中位生存期分别为20.3个月和15.6个月（P＜0.001），IFL加贝伐单抗组均较IFL加安慰剂组显著为好。不良反应：高血压3度毒性IFL/贝伐单抗组（11.0%）较IFL加安慰剂组（2.3%）要多，但容易处理。指出贝伐单抗加IFL化疗比IFL加安慰剂对转移性结直肠癌患者的疗效和生存期有重要改善和统计学意义（Hurwitz H等，2004）。

3）高剂量贝伐单抗合并IFL化疗：初次治疗晚期结直肠癌的Ⅱ期研究，首次20例接CPT－11 125mg/m^2，5－FU500mg/m^{2}和CF20mg/m^2，每周1次×4，6周1周期，与大剂量贝伐单抗10mg/kg，每隔周1次。可评价疗效81例。总有效率49.4%，其中CR6.2%。中位随机时间37.5个月，中位总生存期26.3个月，中位无进展期10.7个月，1年生存率85%。显示未治的转移性结直肠癌患者，高剂量贝伐单抗加IFL为耐受良好和有较好疗效的方案（Giantonio BJ等，2006）。

（3）帕尼妥单抗：Ⅲ期研究，入组463例标准化疗后进展的转移性结直肠癌患者随机分为治疗组231例，和最佳支持治疗组232例。治疗组给帕尼妥单抗6mg/kg，每2周1次。客观有效率：治疗组10%，支持治疗组0%（P＜0.000 1）。中位无进展生存期：治疗组8周（95% CI 7.9～8.4），支持治疗组7.3周（95% CI 7.1～7.7），平均无进展生存期：治疗组13.8周（标准差0.8周），支持治疗组8.5周（标准差0.5周）。治疗组患者显著延长无进展生存期（HR0.54；95% CI 0.44～0.66，P＜0.000 1），总生存期两组无差别（Gibson TB等，2006）。

（二）化疗方案

1. NCCN（2009）指南推荐方案

（1）用于结肠癌早期病例的辅助化疗方案

1）FOLFOX4方案：OXA 85mg/m^{2}ivgtt 2h，第1d；LV 200mg/m^{2}ivgtt 2h，第1、2d；5－FU 400mg/m^{2}静推，第1d；接着给予5－FU 600mg/m^{2}civ22h，第1、2天，2周重复。

2）mFOLFOX6方案：OXA 85mg/m^{2}ivgtt2h，第1天；LV 400mg/m^{2}ivgtt2h，第1d；5－FU 400mg/m^{2}静推，第1天；接着给予5－FU 1 200mg/（m^2·d）×2 civ 46～48h，总量2 400mg/m^2，2周重复。（注：欧洲LV用左旋LV 200mg/m^2，相当于美国LV 400mg/m^2）。

3）FLOX方案（2B类）：5－FU 500mg/m^{2}静推，第1d，每周1次×6；LV 500mg/m^{2}ivgtt，第1d，

每周1次×6；OXA 85mg/m^{2}ivgtt，第1、3、5周各1次，每8周重复×3。

4）5－FU/LV方案：5－FU 370～400mg/m^{2}静推，每日1次×5；LV 500mg/m^{2}ivgtt，每日1次×5，28d重复×6。

5）卡培他滨单药治疗：卡培他滨1 250mg/m^{2}po，每日2次，第1～14d，3周重复。

（2）用于直肠癌的辅助化疗方案

1）直肠癌接受术前放化疗病例的术后辅助化疗：①FL方案：5－FU 380mg/m^2 iv，每日1次，第1～5d，LV 20mg/m^2 iv，每日1次，第1～5d，28d为1周期，4周期。②FOLFOX方案：见前（2B类）。

2）直肠癌未接受过术前治疗病例的术后辅助治疗：①5－FU/LV方案：5－FU/LV×1周期，然后同期放化疗（方案见下），然后5－FU/LV×2周期。LV 500mg/m^2 iv2h，注射1h时静推5－FU 500mg/m^2 iv，每周1次×6周，休息2周为1周期。1周期指化疗6周，然后休息2周。②FOLFOX方案（2B类）：（a）FOLFOX 4方案：方法同上，×4周期。（b）mFOLFOX 6方案：方法同上。③卡培他滨治疗（2B类）：卡培他滨1 250mg/m^2 po，每日2次，第1～14天，3周重复，共24周。

3）直肠癌同期放化疗的给药方案：①放疗＋5－FU每日225mg/m^2 civ24h，每周7d维持。②放疗＋5－FU/LV：放疗第1、5周给予5－FU每日400mg/m^{2}静推＋LV每日20mg/m^{2}静推，第1～4d。③放疗＋卡培他滨（2B类）：放疗5周期间，卡培他滨每次825mg/m^2 po，每日2次，每周5或7d。

（3）用于结肠癌和直肠癌晚期和转移病例的化疗方案

1）FOLFOX 4方案：方法同上。

2）mFOLFOX 6方案：方法同上。

3）CapeOX方案：OXA 130mg/m^2 ivgtt 2h，第1d；卡培他滨850～1 000mg/m^2 po，每日2次，第1～14d，3周重复。

4）FOLFIRI方案CPT－11 180mg/m^2 ivgtt 30～120min，第1d；LV 200mg/m^2 ivgtt，与CPT－11同时静滴，持续时间相同，第1、2d；5－FU 400mg/m^{2}静推，第1d；接着给予5－FU 600mg/m^2 civ 22h，第1、2d，2周重复。

5）5－FU/LV静滴双周方案LV 200mg/m^2 ivgtt 2h，第1、2d；5－FU 400mg/m^{2}静推，第1d；接着给予5－FU 600mg/m^2 civ 22h，第1、2d，2周重复。

6）贝伐单抗＋含5－FU方案：贝伐单抗用于KRAS检测野生型病例。

贝伐单抗5mg/kg ivgtt，每2周重复＋5－FU＋LV方案，或FOLFOX方案，或FOLFI－RI方案。

7）贝伐单抗单药治疗：贝伐单抗7.5mg/kg ivgtt，每3周重复＋CapeOX方案。

8）西妥昔单抗±伊立替康方案：西妥昔单抗用于KRAS基因检测野生型。西妥昔单抗首次400mg/m^2 ivgtt，以后250mg/m^2 ivgtt，每周1次，或每次500mg/m^2 ivgtt，2周重复，伊立替康300～350mg/m^2 ivgtt，3周重复，伊立替康180mg/m^2 ivgtt，2周重复，或伊立替康120mg/m^2 ivgtt，每周1次×4次，6周重复。

9）西妥昔单抗单药治疗：用于KRAS检测野生型病例。西妥昔单抗首次400mg/m^2 ivgtt，以后250mg/m^2 ivgtt，每周1次。

10）帕尼妥单抗单药治疗：Panitumumab用于KRAS检测野生型。帕尼妥单抗6mg/kg ivgtt＞60min，2周重复。

11）GEMOX方案：治疗晚期结直肠癌的有效二线方案。GEM 1 000mg/m^2 ivgtt＞30min，第1、8d；OXA 100mg/m^2 ivgtt＞2h，第1d，3周重复。

2. 其他方案

（1）5－FU/CF方案：CF 200mg/m^2 ivgtt 2h，第1～5d；或20mg/m^2（Mayo Clinic方案）；5－FU 500mg/m^2 ivgtt，第1～5d；或425mg/m^2（Mayo Clinic方案），4周重复。

（2）FOLFOX2＋放疗方案：OXA 130mg/m^2 ivgtt 2h，第1d；CF 100mg/m^2 ivgtt 30min，第1～5d；5－FU 350mg/m^2 civ 24h，第1～5d；4周为1周期，连用2周期。放疗1.8Gy/d，盆腔总量45Gy＋1Gy，局部加量/每周五1次，每周5d，用5周。

（3）FOLFOX 3 方案：OXA 85mg/m² ivgtt，第 1d；CF 500mg/m² 静滴，第 1、2d；5 – FU 1 500 – 2 000mg/m² civ 24h/d，第 1、2d，每 2 周重复。

疗效：治疗 67 例，PR21%，SD58%，中位生存时间 7.75 个月。

（4）FOLFOX 4 方案：OXA 85mg/m² ivgtt 2h，第 1d；CF 200mg/m² ivgtt，第 1、2d；5 – FU 400mg/m² ivgtt，第 1、2d；5 – FU 600mg/m² civ，civ 24h/d，第 1、2d，每 2 周重复。

疗效：PR50.7%，生存时间 16.2 个月，1 年生存率 69%。

（5）Saltz 方案：IFL 方案（Saltz 方案）：2000 年美国 FDA 批准用于转移性大肠癌的一线治疗。CPT – 11 125mg/m² ivgtt 30 ~ 90min，第 1、8、15、22d；CF 20mg/m² ivgtt 2h，第 1、8、15、22d；5 – FU 500mg/m² ivgtt，第 1、8、15、22d，6 周重复。

（6）XELOX 方案：晚期结直肠癌一线治疗。OXA 130mg/m² ivgtt，第 1d；希罗达 1 000mg/m² po，每日 2 次，第 1 ~ 14d，3 周重复。

疗效：治疗 96 例，有效率 55%，1 年生存率 67%。

（7）Douillard 方案：CPT – 11 80mg/m² ivgtt 90min；CF 500mg/m² ivgtt 2h；5 – FU 2 300mg/m² civ，24h/d，每周 1 次，连用 6 周，休息 1 周，3 周后重复。

（8）FOLFIRI 方案：为二、三线方案。CPT – 11 150 ~ 180mg/m² ivgtt 30 ~ 90min，第 1 天；CF 200mg/m² ivgtt 2h，第 1、2d；5 – FU 400mg/m² ivgtt，第 1、2 天；5 – FU 600mg/m² civ，22h/d，第 1、2 天，2 周重复。

疗效：有效率为 40% 以上，中位生存期达 17 个月。

（9）L – OHP + CF + 5 – FU 方案：L – OHP 130mg/m² ivgtt 2h，第 1d；CF 200mg/m² ivgtt 2h，第 1 ~ 5d；5 – FU 300mg/m² ivgtt 2 ~ 6h，第 1 ~ 5d，21d 重复。

（10）FOLFOX 2 方案：OXA 100mg/m² ivgtt 2h，第 1d；CF 500mg/m² ivgtt 2h，第 1、2d；5 – FU 1.5 ~ 2g/m² civ 24h，第 1、2d，2 周重复。

疗效：有效率为 46%，中位生存期达 17 个月。

（11）GEMOX 方案：治疗晚期结直肠癌的有效二线方案。GEM 1 000mg/m² ivgtt > 30min，第 1、8d；OXA 100mg/m² ivgtt > 2h，第 1d，3 周重复。

（12）IFL + 贝伐单抗方案：CPT – 11 125mg/m² ivgtt 30 ~ 90min，第 1、8、15、22d，每 6 周重复；CF 20mg/m² ivgtt 2h，第 1、8、15、22d，每 6 周重复；5 – FU 500mg/m² ivgtt，第 1、8、15、22d，每 6 周重复；贝伐单抗 5mg/kg ivgtt，第 1d，每 2 周重复。

（贾晓鹏）

第五节 直肠癌

一、概述

大肠癌是消化道常见的恶性肿瘤，直肠是大肠癌好发的部位，发病率高。直肠癌病年龄多在 40 岁以上，但 40 岁以下也不少见。男女比例为（2 ~ 3）：1。癌肿多在直肠下 2/3 部位，通过直肠指检可扪及。欲提高直肠癌手术根治率和延长生存期，关键在于早期诊断和早期合理的治疗。直肠癌发病原因不甚清楚，可能与高脂肪、高蛋白、低纤维素饮食、腺瘤癌变、炎症性肠病、血吸虫病虫卵在直肠黏膜沉积等因素有关。

二、诊断

（一）病史要点

直肠癌早期可无症状，随着癌灶逐渐增大，可产生一系列症状。

（1）便血：是直肠癌最常见的症状，但常被患者所忽视。便血多为红色或暗红色，混有粪便的黏液血便或脓血便，有时伴有血块、坏死组织。上述症状是由于癌肿增殖后血运发生障碍、组织坏死糜烂、溃破感染、溃疡形成的后果。

(2) 大便习惯改变：由于肿块及其产生的分泌物的刺激，可产生便意频繁、排便不尽感、里急后重等症状，但排出物多是黏液脓血状物。最初这些“假性腹泻”现象多发生在清晨起床不久，称晨起腹泻，以后次数逐渐增多，甚至晚间不能入睡，改变了往日大便习惯。

(3) 肠道狭窄及梗阻现象：癌肿绕肠壁周径浸润，使肠腔狭窄，尤在直肠乙结肠交界处，多为狭窄型硬癌，极易引起梗阻现象。直肠壶腹部癌，因多是溃疡型，并且壶腹部较宽阔，一般1~2年才引起狭窄梗阻，一般常表现为便条变细、排便困难、便秘、引起腹部不适、腹胀及疼痛。由于粪便堆积，在梗阻上段乙状结肠部位，有时在左下腹部，可扪及条索状肿块。

(4) 肛门疼痛及肛门失禁：直肠下段癌如浸润肛管部可引起局部疼痛；如累及肛管括约肌则可引起肛门失禁，脓血便经常流出，污染内裤；癌肿感染或转移，可引起腹股沟部淋巴结增大。

(5) 其他：直肠癌晚期如浸润其他脏器及组织，可引起该处病变症状。侵犯骶神经丛可使骶部及会阴部疼痛，类似坐骨神经部疼痛；侵犯膀胱、前列腺，可引起膀胱炎、尿道炎、膀胱直肠瘘、尿道直肠瘘；女性可引起阴道直肠瘘，阴道部排出粪便及黏液脓血；肝转移后可引起肝大、黄疸、腹水等症状；全身症状可有贫血等恶病质现象；有时还可出现急性肠梗阻、下消化道大出血及穿孔后引起弥漫性腹膜炎等症状。

（二）查体要点

直肠指检是直肠癌的首要诊断方法，90%的直肠癌可经指检检出。在手指可探及的范围内如能触到直肠肿块，应注意肿块的大小、形状、质地、活动度、位置、距肛缘的距离、侵犯肠管壁周径等。

（三）辅助检查

(1) 直肠镜或乙状结肠镜检查：直肠指检后应再做直肠镜检查，在直视下协助诊断，观察肿块的形态、上下缘以及距肛门缘的距离，并取肿块组织做病理切片检查，以确定肿块性质及其分化程度。位于直肠中、上段的癌肿，手指无法触及，采用乙状结肠镜检是一种较好的方法。

(2) 钡剂灌肠：可对直肠癌进行定位、筛选。

(3) 腔内B超检查：用腔内探头可检测癌肿浸润肠壁的深度及有无侵犯邻近脏器，内镜超声也逐步在临床开展应用，可在术前对直肠癌的局部浸润程度进行评估。

(4) CT检查：可以了解直肠癌盆腔内扩散情况，有无侵犯膀胱，子宫及盆壁，是术前常用的检查方法。腹部CT也可扫描有无肝转移癌。

(5) 肿瘤标志物：目前公认的对于大肠癌诊断和术后监测有意义的肿瘤标志物是癌胚抗原（CEA）。但认为CEA作为早期结直肠癌的诊断尚缺乏价值，其主要用于预测直肠癌的预后和监测复发。

(6) 其他：低位直肠癌伴有腹股沟淋巴结肿大时，应进行淋巴结活检。癌肿位于直肠前壁的女性患者应做阴道检查及双合诊检查。男性患者有泌尿系症状时应行膀胱镜检查。

（四）诊断流程

诊断流程见图6-1。

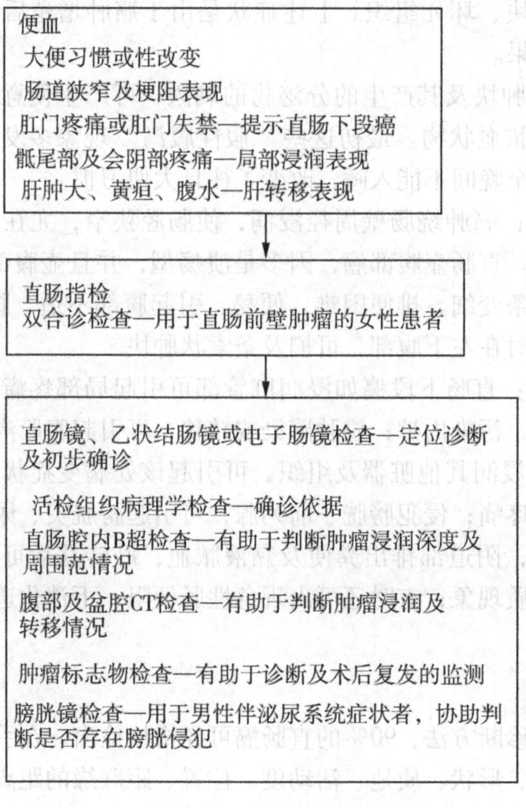

图 6-1　直肠癌诊断流程

三、治疗

（一）腹腔镜直肠手术

腹腔镜辅助下结直肠癌根治术在欧美国家已开展了十余年。1991 年，Fowler Franclin 和 Jacobs 完成世界上首例腹腔镜结肠手术以后，开创了腹部外科手术的新时代。但在结肠癌腹腔镜发展和直肠癌腹腔镜技术发展历程上也有不同，直肠癌腔镜技术应用相对滞后。对该技术的顾虑来源于手术的安全性和效果，而规范化的操作是该技术顺利开展的前提。

1. 腹腔镜全直肠系膜切除技术　全直肠系膜切除术（total mesorectal excision，TME）是英国的 Heald 等人于 1982 年提出的，也称直肠周围系膜全切除（complete circumferential mesorectal excision，CCME）。TME 主要适用于无远处转移的直肠中下部 $T_1 \sim T_3$ 期直肠肿瘤，且癌肿未侵出脏层筋膜，大多数适合低位前切除者，基本上均适用于 TME。经过 20 多年的实践，学术界已经把 TME 作为中低位直肠癌的标准手术技术。而对于癌肿较大，侵及壁层筋膜或周围器官、骶骨的患者，TME 已经失去了原有的意义。目前多数学者认为，应将上段直肠癌和乙状结肠癌同等对待，不必行 TME。

直肠癌 TME 的理论基础是建立在盆腔脏层和壁层之间有一个外科平面，这一平面为直肠癌完整切除设定了切除范围。直肠癌中 65% ~80% 病例存在直肠周围的局部病变，包括直接侵犯（$T_3N_0M_0$）或周围淋巴结、直肠血管周围淋巴结转移（任何 $TN_{1\sim2}M_0$），所有这些局部病变通常在盆腔脏层筋膜范围之内并且直肠癌浸润通常局限于此范围内。因而 Heald 的 TME 这一概念或原则是：直肠癌手术直视下在骶前盆筋膜腔脏层和壁层之间进行锐性分离；保持盆筋膜脏层完整无破损；肿瘤下缘远端的直肠系膜切除在 5cm 以上。近 20 年来临床实践证明，遵循 TME 原则可以降低直肠癌术后的局部复发率，5 年生存率明显提高，提高了患者术后生活质量。TME 已成为目前直肠癌切除手术必须遵循的原则。

腹腔镜直肠癌手术同样要遵循 TME 原则。而腹腔镜 TME（LTME）优点是显而易见的，由于手术野在电视屏幕上放大 6 倍，在清晰的视野下用超声刀锐性剪开组织，出血少。视角自由是腹腔镜手术所特有的技术优势，开腹手术常规只有自上而下的垂直视角，在处理中低位直肠癌时存在一定困难；而在腹腔镜手术中镜头可以从任一角度近距离观察术野，使术者可以清楚地看见所处理的组织层次。在锐性分离骶前筋膜和直肠固有筋膜之间的疏松结缔组织间隙时，判断和入路选择更为准确。利用腹腔镜特有的可抵达狭窄的骨盆并放大局部视野的光学特点，用超声刀直视下锐性分离骶前间隙，可使直肠固有筋膜完整，较开腹手术解剖层次清晰，更有效地避免损伤盆腔内的邻近组织。同时可以游离切断直肠系膜达肿瘤下端5cm以上，在距肿瘤下端 2cm 以上使直肠纵肌显露。在剔除肠系膜根部动脉、静脉血管周围的脂肪及结缔组织时，清晰的视野使肠系膜根部动脉、静脉血管骨骼化更加准确。

LTME 术者应具备扎实的开腹直肠癌 TME 手术的经验及熟练的腹腔镜盆腔手术操作技能，同时熟悉各重要解剖在腔镜下的识别，只有这样才能良好地完成 LTME 并使手术的并发症发生率降到最低。

2. 腹腔镜直肠癌手术方式及种类选择

（1）手术方式：腹腔镜直肠癌的手术方式如下。

1）全腹腔镜直肠手术：肠段的切除和吻合均在腹腔镜下完成，技术要求非常高，手术时间较长。目前临床应用很少。

2）腹腔镜辅助直肠手术：肠段的切除或吻合通过腹壁小切口辅助下完成，是目前应用最多的手术方式。

3）手助腹腔镜直肠手术：在腹腔镜手术操作过程中，通过腹壁小切口将手伸入腹腔进行辅助操作完成手术。

（2）手术种类：腹腔镜直肠癌手术种类包括如下几种。

1）腹腔镜前切除术：适用于肿瘤根治性切除后齿状线上尚存 1～3cm 直肠者，由于 Trocar 位置相对固定，腔镜下切割缝合器角度限制等，腹腔镜下低位前切除术较开放手术难度增加。

2）腹腔镜腹会阴切除、乙状结肠腹壁造口术：适用于肿瘤下缘距离肛缘 5cm 以下的低位直肠癌。与开放 Miles 术相比，不使用机械化缝合器，腹壁仅有肠造口和 3 个小切口，优势明显，不受经济情况的限制。

3）腹腔镜肛管切除结肠肛管吻合术：适用于癌下缘距肛缘 3～5cm 的极低位直肠癌甚至部分早中期直肠肛管癌，即肿瘤位于齿线上 2～4cm。

在腹腔镜直肠癌手术中，强调个体化手术方式的重要性。影响各种手术方式选择的首先是肿瘤的位置、大小和组织学类型；其次是盆腔大小、肥胖程度和术者技术条件等。总体而言，腹腔镜直肠癌手术保存肛门括约肌手术比率较低，可能与病例选择、腹腔镜下吻合的费用和技术较高等有关。

3. 腹腔镜直肠癌手术器械　常规设备包括高清晰度摄像与显示系统、全自动高流量气腹机、冲洗吸引装置、录像和图像储存设备。腹腔镜常规手术器械主要包括气腹针、5～12mm 套管穿刺针（Trocar）、分离钳、无损伤肠道抓钳和持钳、剪刀、持针器、血管夹和施夹器、牵开器和腹腔镜拉钩、标本袋等。

特殊设备包括超声刀（Ultracision）、结扎束高能电刀（Ligasure TM 血管封闭系统）、双极电凝器、各种型号的肠道切割缝合器和圆形吻合器。

4. 腹腔镜直肠癌手术规范

（1）腹腔镜直肠癌手术适应证：腹腔镜直肠癌的手术适应证与开腹手术类似，肥胖、肿瘤体积较大和盆腔狭小等情况下腹腔镜手术适应证的把握受术者技术水平等因素的影响，此时应综合分析，以取得最佳的根治效果，以避免术中并发症和减少手术创伤等为原则。腹腔镜直肠癌手术中转率在 6.1%～12%，控制中转率关键是掌握适应证。

（2）腹腔镜直肠癌手术禁忌证

1）伴有不能耐受长时间气腹的疾病如严重的心、肺疾患及感染。腹腔镜下结直肠手术，手术空间靠气腹建立，手术野的显露要依靠调整体位，依靠重力作用使内脏垂于病变或操作部对侧，从而显露手术区域。腹腔镜直肠手术往往游离范围广，常需在手术过程中变换体位，方能完成切除肠段的游离。体位过度地调整，加上持续的气腹压力，使腔静脉回流阻力增加、膈肌上抬、心肺活动受限，导致血流动力学改变。

2）凝血功能障碍：凝血功能障碍无论对开腹还是腹腔镜手术都可能导致术中难以控制的出血。腹腔镜手术对出血尤为敏感，极少的出血都可使视野亮度降低，解剖层次不清，术野模糊。所以，对于常见凝血功能障碍，尽可能于术前予以纠正，以降低手术风险。

3）腹腔镜技术受限的情况：常见有病理性肥胖、腹内广泛粘连、合并肠梗阻、妊娠等。不少腹腔镜技术受限的禁忌证是相对概念，病理性肥胖很难有确切的界定，将肥胖纳入禁忌是因为肥胖患者腹腔镜手术空间显露受限，解剖层次不清，一些重要结构标志的辨认困难，对操作者的技能及专业分析综合能力要求高。腹内广泛粘连导致腹腔镜手术困难不能用常规方法一次性建立气腹获得操作空间，应选择远离原手术切口的区域以开放式建立气腹，分离腹内粘连，获得手术操作空间。所以，肥胖患者、腹内广泛粘连的腹腔镜手术，需要操作者具备丰富的腹腔镜操作技术和经验，以及扎实的专业功底。

4）晚期肿瘤侵及邻近组织和器官：晚期肿瘤已侵及邻近器官，如侵及输尿管、膀胱、小肠和十二指肠等，手术已失去根治意义。手术因涉及邻近器官的切除甚至重建，所以难度很大，一般不主张在腔镜下实施。但随着腔镜技术的熟练及器械的发展，腔镜下多脏器联合切除也成为可能。

（3）手术基本原则

1）手术切除范围等同于开腹手术：直肠远切端至少2cm，连同原发灶、肠系膜及区域淋巴结一并切除；中下段直肠部位手术遵循TME原则。

2）无瘤操作原则：先在血管根部结扎动、静脉，同时清扫淋巴结，然后分离切除标本。术中操作轻柔，应用锐性分离，少用钝性分离，尽量不直接接触肿瘤，以防止癌细胞扩散和局部种植。在根治癌瘤基础上，尽可能保留功能（特别是肛门括约肌功能）。

3）肿瘤定位：由于腹腔镜手术缺少手的触觉，某些病灶不易发现，故术前CT、术中肠镜或超声定位等检查可帮助定位。

4）中转开腹手术：在腹腔镜手术过程中，确实因出于患者安全考虑而须行开腹手术者，或术中发现肿瘤在腹腔镜下不能切除或肿瘤切缘不充分者，应当及时中转开腹手术。

5）注意保护切口：标本取出时应注意保护切口，防止切口的肿瘤细胞种植。

（4）术前准备

1）术前检查：应了解肝脏等远处转移情况和后腹膜、肠系膜淋巴结情况。

2）控制可影响手术的有关疾患，如高血压、冠心病、糖尿病、呼吸功能障碍、肝肾疾病等。

3）纠正贫血、低蛋白血症和水、电解质酸碱代谢失衡，改善患者营养状态。

4）进行必要的肠道准备和阴道准备。

（5）术后观察与处理

1）密切观察患者生命体征、引流物的性质和数量。

2）维持水、电解质酸碱代谢平衡，给予抗生素防治感染。

3）持续胃肠减压至肠道功能恢复，肛门排气后可给予流质饮食，逐渐过渡到低渣常规饮食。

4）术后抗癌综合治疗，根据肿瘤性质制订方案，给予化疗、放疗和免疫疗法。

（6）手术方法

1）全腹腔镜直肠癌切除吻合术（LAR）（适用于直肠中、上段癌）

A. 体位：气管插管静吸复合全身麻醉。患者取头低足高30°的膀胱截石位，左半身体下垫沙袋使身体右倾。

B. 医生站位：腹腔镜直肠癌手术通常需要3位医生，即主刀医生、第一助手、第二助手。

C. 套管放置：脐孔或脐上行10mm戳孔用于安置30°斜面镜头；右下腹行12mm戳孔作为主操作孔；左、右脐旁腹直肌外缘行5mm戳孔安置器械；如术中不用结扎带牵引结肠，则左下腹可加行一个5mm孔；右肋缘下锁骨中线可以置入5mm孔，帮助结肠脾曲分离。

D. 探查：入腹后探查肝脏、盆腔、网膜、腹膜、腹水情况，因缺少开腹手术的手感，较小肿瘤部位的定位可以通过内镜下注射亚甲蓝定位来完成，也可以通过术中超声定位来明确肿瘤部位。

E. 暴露：大网膜和远端横结肠放于左膈下，空肠向右上牵引放于右横结肠之下，远端回结肠放于右下腹盲肠处，子宫可以缝线固定于前腹壁，直肠前壁分离时可以使用特制的可弯曲牵引器从耻骨上E套管置入，非常有效。

F. 乙状结肠分离：分离乙状结肠系膜的右侧，分离过程中应注意两侧输尿管的位置及走向，解剖暴露肠系膜下动脉和静脉，清扫血管根部淋巴结，切断肠系膜下动脉或直肠上动脉及其伴行静脉。但有时应注意保留结肠左动脉，以避免吻合口血供不足而产生吻合口瘘。在处理IMA及清扫腹主动脉周围淋巴结时，注意勿损伤肠系膜下丛神经（交感神经）。

G. 上段直肠分离：直肠的剥离开始于其后壁、骶骨前筋膜之前。成功的关键是打开直肠固有筋膜和骶骨前筋膜间的骶骨前区域，接着进行侧面和前方的剥离。骶骨前区的剥离开始于骶骨前，朝尾部剥离，要达到好的暴露，直肠往前往上牵引，并维持乙状结肠往上往左下象限位置，这样可以很容易剥离到第4尾椎，在这里两层筋膜似乎融合，Waldeyer筋膜源于此。直肠外侧剥离在直肠周围筋膜和骨盆外侧壁筋膜间进行，在左、右侧延续乙状结肠系膜底部腹膜切口，往尾侧分离延续到直肠膀胱凹，再往下剥离至直肠外侧韧带上方。沿着直肠固有筋膜与盆壁筋膜的间隙行锐性分离，低位直肠肿瘤的骶前分离应至尾骨尖部。后方和侧方的分离注意避免下腹神经损伤。直肠前剥离在Denonvillier筋膜前面进行（Heald描述）或后面进行。

H. 直肠下段分离：后方剥离，Waldeyer筋膜被打开后，向尾部分离，使用超声到切断骶尾韧带，外侧韧带分离，先右后左，使用超声刀处理韧带内的血管，也可以使用钛夹来处理，注意保护盆腔的自主神经。前方，在切开直肠膀胱凹后，在男性可以看到精囊和前列腺，女性可以看到阴道后壁，在此间分离避免损伤男性勃起神经，最后将直肠游离至肿瘤下方至少3cm。

I. 标本移除及吻合：在肿瘤下方3cm处用腹腔镜切割缝合器切断直肠。在下腹做相应大小的小切口，用塑料袋保护好切口，将带肿瘤的近端直肠乙状结肠拉出腹腔外，切除肠段。将圆形吻合器抵钉座放入近端结肠，重新建立气腹，使用吻合器在腹腔镜直视下做乙状结肠—直肠端端吻合。吻合口必须没有张力。

J. 对于过度肥胖、盆腔狭小、手术野暴露不理想和手术操作有困难的患者，可以改用手助腹腔镜直肠前切除术。

K. 冲洗盆腔后，吻合口附近放置引流管。

2）腹腔镜腹会阴直肠癌切除术（APR）：适用于直肠下段及肛管癌和某些无条件保留肛门的直肠中段癌患者。患者体位和套管穿刺针放置、结直肠分离与直肠前切除术相同。按无菌技术要求在腹腔内用线形切割器或体外直接切断乙状结肠，在左下腹适当位置做腹壁造口。会阴组手术方式同开腹手术。

5. 腹腔镜直肠癌手术安全性评价

（1）腹腔镜直肠癌手术切缘及淋巴结清扫的彻底性：腹腔镜直肠癌手术切缘及淋巴结清扫彻底性是外科医师最关注的。腹腔镜下行直肠癌根治性手术必须遵循与传统开腹直肠癌手术一样的原则，包括：强调肿瘤及周围组织的整块切除；肿瘤操作的非接触原则；足够的切缘；彻底的淋巴结清扫。很多学者对直肠癌腹腔镜手术的根治性尚存疑虑，可喜的是近年来研究结果表明腹腔镜手术组与开腹组在淋巴结清扫数目、切除肠段长度和上下切缘至肿瘤的距离等方面相比较均无显著差异。Moore将在腹腔镜下切除的直肠癌标本进行病理检查，结果亦显示不管是切除范围还是淋巴清扫数目与开腹手术相比均无显著性差异。郑民华报道了47例腹腔镜手术和113例开腹手术大体标本病理检查的结果，在肠段切除长度、直肠癌保肛手术时切除肠段下切缘至肿瘤距离、淋巴结清扫数及各站淋巴结检出的转移淋巴结数目等方面比较均无显著性差异。

（2）切口种植：腹腔镜直肠癌手术切口肿瘤种植问题，自1993年报道腹腔镜下恶性肿瘤手术发生刀口肿瘤种植（port site recurrence，PSR）以来，切口肿瘤种植问题成为其治疗安全性的一大疑问。切口肿瘤种植需具有以下几个条件。

1）具有活力的肿瘤细胞从肿瘤上脱落。

2）肿瘤细胞到达创口。

3）肿瘤细胞具有侵袭性及创口局部有允许肿瘤生长的条件。

Ishida 在动物实验时用同位素标记直肠癌细胞，发现气腹不增加肿瘤的扩散和切口肿瘤种植。虽有数据表明，高 CO_2 气腹会促进腹腔内肿瘤的生长，但 15mmHg 气压是安全的。多项临床试验及严格选择地荟萃分析认为，腹腔镜直肠癌手术并没有增加 PSR 发生率，现在学者倾向于 PSR 的发生主要是由于腹腔镜下行直肠癌手术对术者的操作技巧要求较高，而术者的操作水平在短期之内达不到这种要求造成的，而不是腹腔镜直肠癌根治性手术固有的缺陷。这些提示进行规范熟练的腹腔镜操作有利于减少 PSR 的发生。

6. 腹腔镜直肠癌手术并发症及处置　腹腔镜直肠癌术后并发症除腹腔镜手术特有的并发症（皮下气肿、穿刺并发的血管和胃肠道损伤、气体栓塞等）以外，与开腹手术基本相同。主要有如下几种。

（1）吻合口漏。

（2）骶前出血。

（3）肠粘连，肠梗阻。

（4）切口感染。

（5）排尿障碍和性功能障碍。

（6）排便困难或便频。

（7）人工造口并发症。

对于各种并发症重在预防，依靠腹腔镜手术的特有优点——视野清晰，手术多可以在正确的解剖间隙中进行。同样腔镜下各重要神经的辨认较肉眼下更加清晰，血管和神经损伤的机会较开腹手术要小；另外，肠道的吻合遵循“空、送、通”的原则，肠瘘多可以避免。当然手术成功更重要的是依赖操作医生的技能熟练，以及操作步骤的规范化。

直肠癌腹腔镜手术的掌握同样有一“学习曲线"，如何缩短学习曲线也是目前开展该项目单位需要解决的问题。

（二）直肠癌局部治疗

1. 直肠癌局部切除术　现代结直肠外科的发展和对直肠癌的病理及生物学特性认识的深入，为直肠癌的治疗提供了各种经腹腔的根治手术条件。尽管如此，在早期直肠癌淋巴结转移率低于 10%，对侵及黏膜或黏膜下层的中下段直肠癌行局部切除术，仍可取得较好的治疗效果。直肠癌局部切除术已经逐渐被大家接受和认可。目前有许多手术方法可以局部切除直肠癌。

局部切除术后复发率及 5 年生存率与术前病例的选择密切相关，普遍认为，低风险直肠癌（仅侵犯黏膜层，组织高、中分化，良好的生物学特性，无淋巴和血管侵犯）因其淋巴结转移率低于 3% ~ 5%，是局部切除的绝对适应证。而 T_2 期直肠癌如果经超声和 CT 证实无淋巴结转移，如行局部切除并结合手术前后放化疗仍可取得比较满意的结果。特别是对高龄或有严重全身性疾病，估计不能耐受根治性手术的患者，局部切除结合辅助放化疗是可以优先考虑的选择。

直肠癌局部切除方法主要有经肛门切除术和经肛内镜微创手术两种。

（1）经肛门切除术：经肛门局部切除术（transanal resection，TAR）在临床最常见。首先将直肠牵开器放入肛管，黏膜下的直肠腺瘤要先在肿瘤的下方及周围注射肾上腺素溶液，从而达到减少出血的目的，切除时肉眼观肿瘤与切缘之间应留有正常的黏膜组织。切除后缺损的部位可以间断缝合也可以开放，对于较大的肿瘤要逐步调整直肠牵开器，直到完整切除肿瘤。对于直肠癌的患者采用全层切除的方法，切缘应不小于 10mm，从肛缘到直肠 12cm，肿瘤大小从绕肠壁一周到小的肿瘤都可以经肛局部切除。该手术死亡率为 0 ~2%，并发症的发生率是 5% ~25%。由于手术视野和操作范围受到限制，再加上较高术后肿瘤复发率，该手术最后没有被广泛推广。

（2）经肛内镜微创手术（TEM）：近几年开展经肛门内镜下微创外科（transanal endoscopic microsurgery，TEM），是针对直肠肿瘤的局部切除而设计的。它解决了因牵引器或直肠镜暴露不好的问题，其特点是视野非常清楚，对病变有一定的放大效果，可以更近距离地看清楚肿瘤并完整地将其切除。目前对于直肠癌的姑息性局部切除是没有争议的，而早期直肠癌做根治性的局部切除术尚有争议。

采用 TEM 方法则可以减少手术创伤，减少手术失血，缩短手术时间，最大限度保留括约肌功能，避免回肠造瘘，缩短住院时间。目前已有了电切、电凝、注水、吸引四合一的多功能器械，它减少了术者使用器械的数量，也减少了术中器械之间的相互影响，从而加快了手术速度，降低了手术难度。另外，还有一些缝合的新技术及机械手的使用都为降低手术难度带来了福音。

直肠癌原则上应当做全层切除。从技术上来看，全层切除术似乎要比黏膜下切除术容易些，因为切开的直肠壁可能使得直肠的扩张更容易，手术视野进一步改善。所以，在许多资料里全层的局部切除术可以在大部分患者中完成。只有在肿瘤离括约肌太近时才做黏膜下切除术，目的是预防损伤括约肌。TEM 手术肿瘤边缘切除不完全的概率较小，大约在 10% 以内。如果肿瘤接近腹膜返折或在腹膜返折以下，与其他局部切除术相比，TEM 手术是很安全的。

做出直肠癌局部切除术的决定是比较困难的，争论集中在死亡率和并发症发生率。如果是姑息性切除，选择 TEM 相对容易。回顾比较传统的经肛局部切除与全直肠系膜切除术（TME），后者更容易被大家接受，其复发率明显低于经肛局部切除术。虽然有资料显示在早期直肠癌 TEM 与 TME 的复发率都是 3% ~4%，生存率均为 96%，淋巴结的转移率也不高。但目前对早期直肠癌行 TEM 仍是一种新生事物，而不能回答是否可以使用 TME 来治愈性地切除直肠癌。

尽管 TEM 在治疗直肠肿瘤方面有出色的表现，但是它的推广却不是十分迅速。这可能与使用这项技术需要特别的设备和经过训练的医生才可以完成有关。完成这项技术的医生要有结直肠外科经验和腔镜下的操作基础。

TEM 的肿瘤完整切除率为 90% ~92%，复发率在低危险因素的 pT_1 恶性肿瘤为 3%，在所有的恶性肿瘤患者中是 8%。这项技术的缺点是不易达到局部区域淋巴结的清除。

1）TEM 直肠癌手术适应证：分化良好或中等分化程度的早期直肠癌（pT_1）；年老、高危患者的姑息性切除。

采用 TEM 手术，术前应该有病理组织学分型、直肠超声分期、判定有没有淋巴结转移的可能、潜在的复发因素和对辅助治疗的敏感性。TEM 可以完成从肛缘到 25cm 的肿瘤切除术，这也包括直肠周围的肿瘤。

2）TEM 手术操作：1983 年，Buess 介绍了 TEM 手术，它是一项微创外科技术，也是一个插入肛门的单人操作系统。主要有直肠镜、直肠镜固定装置、操作器械固定装置、Martin 臂、成像系统、TEM 专用气泵、高频电切电凝装置和手术专用器械组成。TME 的成功要素就是直肠镜、立体视觉系统和直肠的恒定气压。手术首先在要欲切除的肿瘤周围的正常黏膜上用高频电刀做标记，距离肿瘤 0.5 ~1cm，沿着标记点按照术前设计的计划切除肿瘤可以做黏膜下切除，也可以做全层切除。不同层次的直肠壁组织和直肠壁外的脂肪组织可以清晰地看到。肿瘤切下来后创面可以用连续横逢的方法关闭，打结用银夹和银夹钳来完成。

3）TEM 并发症：TEM 全部的并发症发生率为 4.8% ~9%。由于并发症而再手术的患者为 2.5% ~8%。经肛局部切除术后应该引起注意的是，其时常引起括约肌功能障碍（只要对肛管进行扩张总是会对其造成功能上的损害）。但在 TEM 手术后大便失禁几乎很少见到，即使有也很短暂。TEM 中约 1.9% 的患者会形成肛瘘。

(3) 其他方法：直肠癌局部切除术还包括经骶或经括约肌切除，这些术式最大的优点是能够切除并送检肠周淋巴结，从而获得更准确的肿瘤分期。手术的总并发症高达 40%。

经骶切除术适用于距肛缘 5 ~7cm 的隆起型和表面型肿瘤，手术切口可以是平骶骨的直切口，也可以是通过尾骨尖部的横切口。该手术的主要并发症是吻合口漏和切口感染。

经括约肌手术由 Mason 提出和倡导，手术需切断外括约肌和肛提肌。尽管有研究认为在正确修复肛门外括约肌的基础上，经括约肌手术可以更彻底地切除肿瘤，并应作为中下段直肠癌局部切除术的首选术式，但仍有很多学者对术后肛门功能情况和手术的必要性存有疑惑。

2. 直肠癌冷冻治疗　冷冻治疗（cyrotheralpy）是利用 -196℃液氮使癌组织发生凝固性坏死，继而脱落，达到切除的目的。实验表明，冷冻后直肠癌细胞膜及核膜破裂，胞质和核质外流，染色质积聚成块，线粒体肿大变形，内质网结构破坏，胞内核内出现空泡，证明冷冻能破坏癌细胞。同时动物实验还证明，冷冻不但能破坏癌细胞，而且在复温后残余肿瘤组织能够产生免疫物质，抑制肿瘤生长。O. Connor（1980）认为冷冻治疗虽不能替代经典直肠癌根治手术治疗，但如能精选病例，其优越性可以超过其他常规方法。而对于不愿手术或不宜手术的直肠癌患者，冷冻治疗是一项安全、有效的方法。

（1）适应证

1）选择性冷冻

A. 肿瘤上缘距肛缘 8cm 以内。

B. 大小不超过肠壁的 1/2 周径，且不固定。

C. 病例为高分化腺瘤。

D. 上述情况，患者有严重心、肺、肝、肾功能不全而不宜手术者。

E. 患者拒绝手术或做人工肛门者。

2）姑息性冷冻

A. 瘤体上缘距肛缘 8cm 以上。

B. 病变范围已超过肠壁 1/2 周径，且固定。

C. 曾手术，肿瘤不能切除或已做人工肛门。

D. 术前已有远处转移，不能手术。

E. 术后会阴部或吻合口肿瘤复发。

（2）相对禁忌证：妊娠期直肠癌，溃疡型直肠癌且侵及阴道，伴有严重高血压。

（3）并发症：常见的并发症有继发大出血、直肠穿孔、直肠狭窄。

3. 直肠癌高能聚焦超声治疗　高能聚焦超声（HIFU）是近年来兴起的微创性治疗良、恶性实性肿瘤的新技术，愈来愈受到人们的关注。高能超声体外聚焦热疗区别于以往的41～45℃高温治疗，这种治疗采用了超声聚焦技术，发挥了超声波定向性好、脂肪不过热、能量分布有规律的优点，并可在体内焦点达到 70～110℃超高温，使肿瘤组织发生融解、凝固或变性坏死。它像手术、放疗一样是一种局部治疗，但无明显不良反应，并使患者避免了手术疼痛、麻醉、失血、肠瘘等风险。热疗时不灼伤皮肤，也不会造成内脏穿孔、出血等并发症；亦无免疫抑制作用，这些都是手术和放疗无法相比的。

4. 直肠癌微波治疗　内镜微波治疗是内镜和微波技术相结合的一种高新技术，微波治疗肿瘤的基本原则是生物组织被微波辐射后即吸收微波能，导致该区组织细胞内的极性分子频频摩擦而将微波能转变为热能，其可以产生 43.5～45℃热度，高热可抑制肿瘤细胞 DNA、RNA 和蛋白的合成，并使细胞溶酶体的活性升高，从而加速对细胞的破坏，尤其是对放射线抗拒的 S 期细胞有效。有实验表明，微波热与放射治疗联合应用，能增强肿瘤细胞对放射线的敏感度，提高对肿瘤的杀伤力。

近 20 年国内外学者临床研究说明，内镜微波治疗腔道内肿瘤有独特作用。对于不愿意手术的老年直肠癌患者，使他们免受手术及带人工肛门之痛苦，提高生存质量。该方法无出血、穿孔等并发症，安全可靠，值得临床上选择性推广应用。

5. 直肠癌激光治疗　激光技术治疗恶性肿瘤目前已广泛应用于临床，国内上海、江苏、山东等省在解决直肠癌梗阻方面做了一定的工作。多以 YAG 激光打开通路来解决梗阻，YAG 激光波长 10.6μm，其能量密度极高，可在几毫秒甚至更短的时间内将局部组织温度升高 200～1 000℃，使组织迅速凝固、碳化成气体，激光照射所产生的高温还可以封闭创面周围的微小血管和淋巴管，起到阻止癌转移的作用。YAG 激光无选择性地杀灭癌组织和正常组织，因此有报道其肠穿孔率达 50%。

激光动力学技术解决了这一缺点，它可以选择性杀死癌细胞而不使正常组织受到损害，但氩离子激光对组织的穿透深度仅为 0.5～1.0cm，在治疗一些晚期或较大瘤体时会很难达到理想效果。也有学者将不同波长激光联合应用取得较理想临床效果的报道。

（三）直肠癌常用化疗方法

1. 辅助化疗　目前，结直肠癌辅助化疗是肿瘤临床研究最活跃的领域之一，它由早期探索到现在成熟发展经历了半个世纪。最近，以 5－FU 为基础的联合治疗方案已被肯定。5－FU 加亚叶酸钙（Leucovorin，CF）的方案已被确定为 Dukes B 期和 Dukes C 期患者术后标准辅助治疗方案。几种有效的新药如草酸铂（Oxaliplatin，L－OHP）、伊立替康（Irinotecan，CPT－11）、卡培他滨（Capecitabine，xeloda）和羟基喜树碱（Hydroxylcamptothecine，HCPT）单用有效，与5－FU＋CF联合应用效果明显。近两年ASCO会议上报告在5－FU＋CF基础上加用L－OHP或CPT11治疗晚期结直肠癌的效果优于单纯5－FU＋CF。还有报告卡培他滨效果至少相当5－FU＋CF，而且后者无效时再用卡培他滨仍可获得疗效。N2CN 2008直肠癌治疗指南中，对于未转移直肠癌推荐5－FU＋CF、FOLFOX或者卡培他滨单药3种方案；对于转移性直肠癌推荐5－FU＋CF、FOLFOX＋贝伐单抗、FOLFIRI＋贝伐单抗或者卡培他滨＋贝伐单抗4种方案。

2. 新辅助化疗　对于可手术根治性切除的结直肠癌病例，虽然有证据显示术后化疗对治疗有益，但目前还无法统一术前化疗有相似作用的认识。随着一些新的化疗药物的临床应用，也许对这种状况做出了一些改变。资料表明，以伊立替康为主的术前诱导方案有效率高，可以提高进展期结直肠癌患者的疾病进展时间和总生存期。值得注意的是，新辅助化疗敏感性是生存期的预后指标，对治疗方案的选择有指导意义。NCCN2008直肠癌治疗指南中对于T_3以上或淋巴结阳性的病例实施术前化疗，推荐的化疗方案有5－FU、5－FU＋CF或者卡培他滨同时联合放疗；对于远处已有转移但可切除的患者推荐5－FU、5－FU＋CF或者卡培他滨同时联合放疗，或者FOLFOX＋贝伐单抗、FOLFIRI＋贝伐单抗或者卡培他滨＋贝伐单抗方案。

新辅助化疗虽然在临床应用取得了一定的效果，但也存在不少问题。首先是与化疗本身有关的并发症：化疗药物可引起骨髓抑制而造成血白细胞和血小板减少，可能造成患者全身情况恶化或感染性并发症，化疗后对手术及术后恢复有负面影响，程度如何尚有忧虑。其次，部分化疗不敏感或耐药患者在进行一段时间的新辅助化疗后，病情没有缓解，反而进展，可能延误必要的治疗。此外，化疗产生的效果导致肿瘤退缩可能使切除范围变得难以确定；最后，由于化疗有效也可能使患者拒绝本应施行的手术治疗。基于此上原因，不少学者对结直肠癌术前化疗的常规应用持反对态度。

目前术前化疗方式的选择包括药物、剂量、强度等方面，尚需进一步深入。尤其需要注意的是，治疗的个体选择，强调治疗的个体化，这样才能取得更好的疗效和更小的不良反应。

3. 术中化疗　术中化疗倍受外科医生重视，原因是结直肠癌最容易肝转移、腹腔种植和吻合口复发。这与术中微小播散有关，如能术中应用抗癌药物将微小病灶或脱落癌细胞杀灭则可防止或减少术后转移和复发；术中化疗不会延迟手术时间，也不影响术后恢复；术中化疗所花时间少，目前所用的方法不良反应不大。因此，许多外科医生倾向术中辅助化疗。目前，术中化疗方法主要有肠腔化疗、腹腔化疗、门静脉灌注化疗。

（1）肠腔化疗：目前尚无一种药物被证实在肠腔化疗中有效，包括再辅助和新辅助治疗中证实有效的5－FU，有待进一步观察或用联合化疗或采用更强有力的新药。

（2）腹腔（温热）化疗：国内有人报道一组120例中晚期大肠癌随机对照研究结果，手术结合腹腔内温热灌注化疗（IPHP）68例，术后局部复发5例，肝转移4例，死亡9例（随访时间4.3～6.8个月），而对照组（单纯手术）52例局部复发8例，肝转移5例，死亡8例（随访时间3.4～5.5个月）。术中肉眼有腹膜广泛转移伴腹水的13例患者中，手术加IPHP化疗者8例，半年生存6例，1年生存4例，2年生存2例；而对照组5例无1例存活超过8个月。可见，IPHP化疗对防治腹腔转移复发有一定作用，特别是对胃肠癌侵犯浆膜和腹膜播散有效；但该方法需特别仪器进行灌注、测温和控温，要延长手术时间，对浸润腹膜下较深的肿瘤，IPH化疗后仍有腹膜复发。因此，推广此项疗法尚需进一步多中心随机试验、开发浸透性好的抗癌药、改进仪器设备和缩短术中灌注时间等。

（3）门静脉插管化疗：瑞士癌症临床研究组报道，术后门静脉灌注5－FU的无瘤生存率显著高于对照组，复发率降低21%。但亦有不同意见，Beart等报道224例Dukes B期和DukesC期结直肠癌术后随机试验结果，全部病例随访1～9.5年（平均5.5年），试验组和对照组的无瘤生存率和复发率无显著性差异。目前对于门静脉插管化疗尚无有说服力的临床试验数据。

4. 术前血管介入化疗　临床上，直肠癌常于手术后进行经静脉化疗，由于全身不良反应大，用药剂量受限，化疗药降低了机体的抵抗力。术前经动脉灌注化疗栓塞，使药物进入病灶选择性强，局部浓度增高，能充分发挥药物的抗癌作用，同时也降低了药物的全身性反应。由于化疗药物刺激肿瘤供血动脉并且又对其栓塞，使肿瘤自身血管痉挛、收缩，血供减少而逐渐萎缩，血管灌注化疗药物还使肿瘤组织周围水肿，刺激局部癌周组织大量细胞浸润及纤维组织增生，加强肿瘤的抑制作用，防止癌细胞的扩散和转移。

局部化疗及栓塞治疗可使肿块局限，质地变脆，手术时肿块易剥离，术中出血减少，且可提高手术切除率。大量的临床资料认为直肠癌术前的经动脉灌注化疗栓塞是一种安全、有效的治疗方法。

介入化疗常用的化疗药物有：5 - FU 1 000mg，MMC 12mg，ADM 40 ~ 60mg，CBP 400 ~ 600mg 和 DDP 100mg。目前 L - OHP 也为常用药物，通常选 2 ~ 3 种联合应用。栓塞剂为明胶海绵条。根据肿瘤的大小和病理血管的多少用量不一，以完全阻断供血动脉主干为目的。

5. 术后介入化疗　晚期大肠癌常常有肝转移，或者手术后一段时间发生肝转移（由于肠系膜血管向门静脉引流所致），文献报道发生率为 10% ~ 25%。所以在化疗治疗直肠癌时，也应肝动脉化疗，预防肝内转移，以提高生存期。

（四）直肠癌放疗

随着社会的进步，科学技术水平的提高，人们对生活质量的要求也提高了，直肠癌患者更多要求保肛。再则，局部复发是直肠癌治疗失败的原因，如何防止局部复发一直是临床主要课题。由此，单靠手术治疗难以满足这样的要求，只能谋求多学科综合治疗。其中放疗的临床意义重大。

1. 辅助性放疗

（1）术前放疗（新辅助放疗）：早在 20 世纪 50 年代就有学者试图利用有效的术前放疗作为辅助治疗以控制晚期患者的术后局部复发。术前放疗的优点主要是减少手术时肿瘤接种，降低肿瘤分期，增加手术切除和保肛的可能性。直肠癌照射的范围包括相应淋巴结引流区和直肠病变上下界以外一定区域。术前放疗能加强局部控制并能降低分期。美国结直肠癌研究合作组汇总 14 个术前放疗试验共 6 350 例发现：术前放疗组 5 年和 10 年局部复发率分别为 12.5% 和 16.7%，而单纯手术者分别为 22.2% 和 25.8%（$P < 0.000\ 01$）。术前放疗有一个现象是，放疗后至手术的间隔期 >10 天者分期下降更明显。最近法国随机试验比较不同的放疗—手术间隔时间（6 ~ 8 周与 2 周）证明：间隔时间长者有效率更高（72% 比 5 3%，$P = 0.007$），病理学改变为 26% 比 10%（$P = 0.005$），淋巴结侵袭减少（5% 比 16%，$P = 0.01$）。术前放疗还能增加保肛机会。研究显示，新辅助放疗后低位直肠癌的保肛率可由 40% 左右提高到约 60%。目前普遍认为，结合新辅助放疗直肠癌在男性距肛缘 5 ~ 6cm、女性距肛缘 4 ~ 5cm 的情况下，均可安全行保肛手术。

新辅助放疗有长程方案和短程强化方案两种：

1）长程方案（5 周方案）：即传统的辅助放疗方案，通常总剂量为 45 ~ 5 014Gy，分25 ~ 28 次完成，放疗完成 4 周后行手术。研究证实，这一方案可有效实现肿瘤降期，提高局部控制率、保肛率和长期生存率。然而，长程放疗使手术至少延后 2 个月，对于肿瘤放疗敏感性差的患者来说，放疗收效不大，却一定程度上延误了手术时机。

2）短程强化放疗（7 日方案）：总剂量为 25Gy，分 5 次，1 周完成，第 2 周行手术。结果显示，该方案可显著降低局部复发率，提高长期生存率。短程强化放疗方法简便，不明显延迟手术，患者依从性好，但却合并较高的神经放射性损伤及手术并发症（包括术中出血、会阴部切口愈合不良、吻合口漏等）的风险。此外，由于放疗后很快手术，肿瘤难以充分萎缩，切缘阳性率并无降低，因而对提高保肛率作用不大。因此，术前 MRI 等检查提示切缘阳性风险高的患者，宜选用更强、更长程的术前放疗方案。

（2）术后放疗：美国学者与欧洲学者不同，较倾向术后放射治疗。术后放疗主要优点是：根据病理检查准确选择需要放疗的患者和准确定位，避免不必放疗者（$Tis \sim T_2$）术后过度治疗。缺点是：手术造成肿瘤床低氧或缺氧，有可能延误手术切口的愈合。

术后放疗主要毒副作用是皮炎、腹泻、膀胱炎、肠炎等。

（3）术中放疗：术前术后放疗常因剂量大引起并发症，而术中放疗（IORT）可以发挥最大的肿瘤特异效应，补充体外放疗的剂量不足，IORT 的生物效应是体外照射的 2～3 倍。IORT 通常采用剂量为 10～20Gy。IORT 保持了分割照射的优点，定位准确，大大减少了边缘复发的危险性，增强了局部控制。IORT 也有并发症，主要是神经病变和输尿管狭窄，应予以注意和预防。但是不管如何，未来 10 年包括 IORT 在内的三明治式治疗方法对局部晚期直肠癌仍然是最有希望的疗法。

（4）术后放化疗：为增加放疗效果，防止远处转移，进一步争取提高生存率，术后除放疗外，可联合化疗实施。美国胃肠肿瘤研究组 GITSG27175 随机试验表明，术后放化疗比单纯手术效果显著，5 年局部复发率为 11% 比 20%，远处转移率为 26% 比 36%，5 年生存率为 59% 比 44%。中北部肿瘤治疗组（NCCTG）Mayo794751 试验亦证实放化疗可提高局部控制率和生存率。美国癌症研究所的共识会推荐对 T_3～T_4 或淋巴结转移的直肠癌做术后放化疗。

2. 直肠癌三维适形放疗（3D－CRT）和调强放疗（IMRT）　三维适形放疗（3D－CRT）和调强放疗（IMRT）技术可使直肠肿瘤受到更精确的照射，盆腔正常组织得到更好的保护。盆腔多组淋巴结可出现转移病变，决定了三维适形和调强放疗照射时靶区形状的不规则性，用常规的放疗方法难以使所有靶区达到治疗剂量同时保护正常组织。三维适形放疗是通过共面或非共面多野或多弧照射，使放射剂量分布区在三维方向上与肿瘤靶区高度一致，在肿瘤靶区受到高剂量照射的同时，最大限度地保护周围正常组织，为增加肿瘤区域放射治疗剂量、提高肿瘤局部控制率、缩短治疗疗程奠定了放射物理学基础。

资料表明，三维适形放射治疗直肠癌术后复发病例具有明显的剂量分布优势，可以更好地提高直肠癌术后复发患者的局部控制率，并有望延长其生存期，为直肠癌术后复发病例的治疗带来希望。

直肠术后复发的主要原因是术中肿瘤残留或术中癌细胞种植播散，其部位为盆腔及（或）会阴部持续性酸胀痛、下坠感等，严重影响生活质量。三维适形放疗后能使症状明显缓解。

由于三维适形放疗减少了正常组织的照射量，使其所造成的放疗反应大大降低。放射性肠炎发生率低。放射治疗的不良反应如白细胞下降和放射性膀胱炎症状大大减少或可以避免。

3. 直肠癌放疗适应证及放疗原则

（1）直肠癌适应证

1）临床分期 $T_{1\sim2}N_0$ 接受腹会阴联合切除手术，病理 $TNM_{1\sim3}N_{1\sim2}$ 需要接受放疗；接受经肛门手术而病理 $T_{1\sim2}$ 高风险，$T_{1\sim3}N_{1\sim2}$ 需放疗。

2）临床分期 T_3N_0，$TaN_{1\sim2}$，可考虑术前放疗或术后放疗。

3）T_4 或无法手术切除的病例需术前放疗。

4）有远处转移的患者在化疗后接受放疗。

（2）直肠癌放疗原则

1）照射野包括肿瘤及瘤床，及周围 2.5cm 组织、骶前淋巴结、髂内淋巴结。对于 T_4 肿瘤还应包括髂外淋巴结。对于远端侵及肛管的病变还应包括腹股沟淋巴结。

2）放疗推荐使用多照野技术（3～4 照野）。

3）接受腹会阴手术的患者照射野应包括会阴。

4）存在放疗副反应高风险时，推荐使用 IMRT 技术。

5）盆腔照射量为 45～50Gy，对于可手术病例，术前放疗瘤床及周边 2cm 加量 5.4Gy，术后放疗则加量到 5.4～9.0Gy。

6）小肠照射总量控制在 45Gy 之内。

7）对于不可切除的病灶，照射剂量应 >45Gy。

8）对于接受基于 5－FU 化疗的患者，推荐放化疗同时进行。

（3）直肠癌放疗并发症及处置：直肠癌放疗并发症主要有全身症状和局部症状，其中全身症状以出现乏力、胃纳减退和白细胞下降，给予升白细胞及对症处理后可缓解。局部症状有放射性肠炎、肛周灼痛、外阴炎、放射性膀胱炎等。

直肠癌放疗早期反应为腹痛、大便异常、次数增多等放射性肠炎症状，是由于放疗引起小肠黏膜反应，为一过性。放疗部位在距肛门6～8cm内反应较剧，距肛门10cm以上较轻。60%～90%患者有不同程度的放射性肠炎表现，放疗前的肠道准备有助于减轻症状，症状出现后可以给予高维生素饮食。合理的饮食、中药保留灌肠后可以缓解。对于出现黏血便的患者可以中断放疗。

约30%患者有肛周灼痛和外阴炎，加强肛周护理，使用放疗期间用温盐水或1/5 000高锰酸钾溶液坐盆每天1～3次，水温38～41℃，每天10～20min以改善局部循环，促进组织水肿或炎症吸收，解除痉挛，并对局部起清洁作用。

有15%左右患者放疗期间会出现放射性膀胱炎，放疗期间注意患者小便的量及颜色，每次放疗前排空小便，减少治疗时膀胱的辐射受量，应鼓励患者多饮水，每天饮水量达3 000mL，口服维生素C及维生素K，必要时使用尿路抑菌药。

（五）直肠癌分子靶向及免疫治疗

1. 分子靶向治疗　分子靶向治疗是以肿瘤细胞过度表达的某些标志性分子为靶点，选择针对性的阻断剂，能有效地干预受该标志性分子调控并与肿瘤发生密切相关的信号传导通路，从而达到抑制肿瘤生长、进展及转移的效果，成为治疗肿瘤的一个新途径。目前有多种药物均是针对这些靶点且在直肠癌临床试验或临床应用中取得很好疗效。

（1）表皮生长因子受体（EGFR）通道的靶向治疗

1）抗EGFR单克隆抗体

A. Cetuximab（IMC－C225，西妥昔单抗）：Cetuximab已于2004年2月经美国批准用于与伊立替康联合治疗EGFR阳性，含伊立替康方案治疗失败的转移性直肠癌的治疗，以及单药用于不能耐受伊立替康的EGFR阳性晚期直肠癌的治疗。多中心临床研究纳入了11个欧洲国家57家医院300多例晚期结直肠患者（BOND试验），超过半数的患者从此次研究中获益。23%患者的肿块体积收缩。另外，33%的患者肿块停止增长。西妥昔单抗的不良反应相当轻微，以痤疮样皮疹、皮肤干燥和皲裂最常见，其他有虚弱、恶心、呕吐、腹痛和腹泻、荨麻疹及低血压。大约有<0.5%的患者出现间质性肺病，一旦确诊需要立刻停药并给予相关处理。值得注意的是，痤疮样皮疹的发生和严重程度与IMC－C225治疗反应和生存情况密切相关。

B. Panitummab（ABX－EGF）：是一个完全人源化的IgG2单克隆抗体，目前正在进行多组Ⅱ/Ⅲ期临床试验，分别观察ABX－EGF单用及与化疗联合治疗晚期直肠癌的疗效。

2）EGFR的小分子酪氨酸激酶抑制剂：EGFR的小分子酪氨酸激酶抑制剂（TKIs）也是目前研究的热点之一，包括可逆性如吉非替尼（Gifitinib，ZD1839，Iressa）、埃罗替尼（Erlotinib，OSI－774，Tarceva）和不可逆性如EKB－569两类药物。这类药物的主要不良反应是乏力、腹泻和痤疮样皮疹等，但多数患者可以耐受。

A. 吉非替尼：一项有21例患者参加的Ⅱ期临床试验显示，每天口服吉非替尼单药50～1 000mg均有抗肿瘤效应，经3个月治疗后，6例达SD，5例血清CEA下降超过50%。患者均耐受良好，主要的剂量限制性不良反应是腹泻，主要发生在剂量在每天600mg以上的患者中。吉非替尼与多种化疗药物如5－FU、伊立替康、奥沙利铂、卡培他滨及其他抗肿瘤药物如COX－2抑制剂塞来考昔的联合治疗也显示出较好的效果。

B. 埃罗替尼：Townsley等在一项Ⅱ期临床试验中，单用埃罗替尼150mg/d口服治疗38例转移性结直肠癌，39%的患者达SD，并且SD的患者疾病中位进展时间达116d。另外，在联合卡培他滨、奥沙利铂治疗前期化疗失败的晚期直肠癌临床试验中，有报道PR达20%，SD达64%。

C. 其他小分子FKI化合物：靶向药物CI－1033为一种不可逆的Her－2和erb双功能KTI；GW－572016和EKB－569均为可同时抑EGFR和Her2的双功能KTI；AEE－788是同时作用于VEGF、EGFR和Her－2的多靶点，这些FKI小分子化合物靶向治疗药物治疗晚期直肠癌的临床前和临床研究均在进行之中。

（2）针对VEGF通道的分子靶向治疗：贝伐单抗（Avastin，Bevacizumab）是一针对血管内皮生长因子的单克隆抗体，可抑制肿瘤血管形成。NCCN2008指南中推荐对晚期直肠癌或转移性直肠癌行Bevacizumab + FOLFOX4 治疗。ECOG – E3200 是一项联合 FOLFOX4 二线治疗晚期直肠癌的Ⅲ期临床研究，研究共纳入 829 例（可评价 822 例）既往经 5 – FU + Irinitican 治疗（主要是 IFL 治疗失败）的患者，试验随机分为 3 组：A 组，Bevacizumab + FOLFOX4（290 例）；B 组，FOLFOX4（289 例）；C 组，Bevacizumab 单抗单药组（243 例）。使用剂量为 $10mg/m^2$，每 2 周用药。中期分析发现 Bevacizumab 组疗效明显低于化疗组，研究因而被中止。化疗组和 Bevacizumab 联合化疗组中位总生存时间分别为 10.9 个月和 12.9 个月。E3200 研究结果提示，Bevacizumab 的安全性好，主要的不良反应有鼻出血、高血压、蛋白尿，其他常见的不良反应有乏力、疼痛、腹泻、白细胞减少，偶有肿瘤出血，在使用过蒽环类化疗药或联合治疗方案内有蒽环类化疗药物的患者中，有少量患者出现心力衰竭（2%）。另外，研究观察到 A 组患者Ⅲ/Ⅳ级高血压和感觉性神经病变的发生率明显高于 B 组，分别为 6.2% 和 15.9%。

（3）以血管内皮细胞为靶向的药物

1）RAS 通道的靶向治疗：50% 的晚期直肠癌中可检测到基因突变，因此可以在治疗中把 RAS 作为靶点。R – 115777（Zamestra）联合伊立替康治疗包括晚期直肠癌在内的晚期肿瘤的Ⅱ期临床试验已取得初步疗效。

2）基质金属蛋白酶（MMP）抑制剂：是涉及细胞外基质降解和基膜通透，与多种肿瘤的侵袭、转移和血管生成相关的蛋白质家族。一些合成的药物已在进行单用或与化疗联合应用的临床研究。

（4）选择性环氧化酶 – 2（COX – 2）抑制剂：COX – 2 可刺激细胞生长，抑制细胞凋亡，刺激新生血管形成，并可通过催化花生四烯酸产生 COX – 2，抑制抗肿瘤免疫，从而促进肿瘤生成。COX – 2 的过度表达可见于多种肿瘤。一项有 23 例不能切除或转移性直肠癌的患者参加的Ⅱ期临床试验表明，先用塞来昔布口服，$400mg/m^2$，bid，接着进行 FOLFIRI 化疗，结果显示有 5 例（28%）稳定。有研究表明，塞来昔布和卡培他滨联合应用能减少手足综合征，并能延长疾病进展时间和生存期。

随着分子靶向治疗基础及临床研究的深入，可以预见在不久的未来，靶向治疗有可能成为直肠癌的常规治疗方案，并将使更多的患者受益。

2. 主动免疫治疗　直肠癌治疗方法除手术、化疗或放疗外，免疫治疗亦是直肠癌很有前景的治疗方法。其中主动免疫治疗通过疫苗激发宿主主动的抗肿瘤特异性免疫反应，从而破坏肿瘤细胞，也产生抗肿瘤相关抗原的免疫记忆。在研究中备受关注。

（1）肿瘤细胞疫苗：目前肿瘤细胞疫苗介导的抗肿瘤免疫反应并没有取得令人鼓舞的临床效果。但有些临床效果还是乐观的，如 Liang 等研究发现，自体肿瘤细胞疫苗和新城疫病毒（new castle disease virus，NDV）疫苗可以延长患者的生存期，并可显著提高患者的生活质量。

（2）抗独特型抗体疫苗：105AD7（Ab2）是针对 gp27 抗原抗体的人源性 mAb，作为疫苗已用于临床治疗直肠癌患者。3H1（Ab2）是模仿癌胚抗原（CEA）的一个特异性抗原决定基的鼠源性抗独特型抗体。加用一些辅助制剂，如 DCs 或磷酸胞苷酰寡核苷酸（CpG）制成复合疫苗（$3H_1$ – DC 或 $3H_1$ – CpG）后，可以打破肿瘤宿主对 CEA 的免疫耐受，并介导产生保护性的抗肿瘤免疫。

（3）DNA 或 RNA 疫苗：肿瘤抑制基因 p53 在多种人类癌症患者包括结直肠癌在内的肿瘤细胞中呈过度表达，已经证实 p53 可以激发抗肿瘤的 T 淋巴细胞免疫反应，p53 疫苗治疗结直肠癌患者是可行的。目前我国 p53 基因治疗已获准在临床应用。

（4）肿瘤相关抗原：肿瘤相关抗原可作为免疫原激发机体的抗肿瘤免疫反应。目前已将 CEA 疫苗应用于直肠癌患者。Ep – CAM 是跨膜的糖蛋白，超过 90% 的结直肠癌和其他上皮肿瘤患者均过度表达该抗原，Ep – CAM 可以激发特异性的 T 淋巴细胞免疫反应和抗体介导的免疫反应。人绒毛膜促性腺激素（hCG）是结直肠癌肿瘤细胞分泌的糖蛋白抗原，在结直肠癌的发展过程中起着重要的作用。通过分子生物学技术已经可以人工合成疫苗 CTP37。

（六）直肠癌支架治疗

多年来，直肠癌伴有梗阻的急诊方法为癌姑息切除术或结肠造瘘术，但手术死亡率高达 15% ~ 20%。而肠内支架置入术在解除梗阻的同时，对患者打击少、无重大合并症及死亡的发生率低，且为患者提供适宜的手术机会。

对于不能手术的直肠癌梗阻，仅能保守治疗，而行结肠造瘘术，给患者带来了极大不便。临床实践表明，直肠支架的植入能迅速解除肠梗阻，使能够手术的患者完成充分彻底的肠道准备及其他术前准备，改善全身状况，减少术后并发症。直肠支架的应用为急性恶性直肠梗阻提供了更为有效的方法。但是仍有些问题有待解决，如费用昂贵、技术问题，能较好地确定狭窄部位的近侧端，降低支架移位的发生率。

对已行手术治疗局部又复发狭窄的患者，以往采用结肠造瘘术。但此方法给患者术后生活带来许多不便。现在采用的直肠内支架置入后患者梗阻症状解除满意，排便通畅，提高了生存质量，为进一步放化疗提供了机会，使患者生存期延长。

肠内支架治疗直肠梗阻，无论是解决术前梗阻或患者复发病灶的梗阻，均为一种新的治疗方法。此方法对患者打击小，可提高患者的生活质量，有着广阔的应用前景。

（贾晓鹏）

第六节　十二指肠恶性肿瘤

一、概述

十二指肠肿瘤是小肠肿瘤的一部分，分为良性和恶性两类，可发生于十二指肠各段，多为原发性，偶有继发性。与胃及大肠肿瘤相比，小肠肿瘤少见，仅占全胃肠道肿瘤的5%～6%，发生在十二指肠的肿瘤则更为罕见。因十二指肠的解剖及生理特点及临床上发病率低而对其认识不足，容易被忽视。近年由于检查技术的发展，发现的十二指肠肿瘤逐渐增多，临床医师应予高度重视。本章主要讨论原发性十二指肠肿瘤，继发性肿瘤在这里不做阐述。

二、原发性十二指肠肿瘤的流行病学

原发性十二指肠肿瘤多发于中年人，高发年龄在50～70岁，平均年龄54岁；女性稍多于男性，比例约为1∶1.2。十二指肠占小肠总长约10%，但该部位肿瘤却占小肠肿瘤的20%～25%。Masen分析11篇文献共约1 100例小肠肿瘤的报道，发现位于十二指肠的良性肿瘤约占10.61%。Delare统计的十二指肠恶性肿瘤的发生率约为0.035%，占胃肠恶性肿瘤的0.35%，占小肠恶性肿瘤的25%～54.4%。十二指肠恶性肿瘤约半数为腺癌，80%发生于乳头部或降部。Howe等报道，美国国家肿瘤数据库统计的1985—1995年的4 995例小肠腺癌中55%为十二指肠癌。有数据显示，十二指肠恶性肿瘤是继结肠癌之后的第二大家族性腺瘤样息肉病，但仅占所有息肉的0.6%。以上数据显示，十二指肠较小肠其他各段更容易发生恶性肿瘤，可由其他良性病变恶变而来。

三、临床表现

十二指肠肿瘤的临床症状无明显特征性，这是造成许多患者无法早期诊断的主要原因。一些肿瘤早期几乎无临床症状。大多数患者的一般症状会有上腹不适、食欲减退、嗳气、反酸等类似慢性胃炎、胃溃疡病的症状，易与上消化道疾病相混淆。

（一）恶性肿瘤

原发性十二指肠恶性肿瘤早期起病隐匿，症状轻微，没有特征性临床表现，主要症状为上腹不适或疼痛，其他症状有腹胀、呕吐、发热、黄疸、上消化道出血和上腹部包块，随病情的发展，根据其发生的部位和生长方式的不同，十二指肠恶性肿瘤有不同的临床表现。进展期有4个主要症状：即溃疡症状（如上腹痛）、消化道出血症状（如呕血、便血、贫血）、肠道梗阻症状（腹部膨胀、恶心、呕吐）和胆道梗阻症状（如黄疸、发热）。临床表现与肿瘤部位有关，肿瘤所在部位不同，出现的症状亦不同：第1段肿瘤的首发临床表现为消化道出血、肠道梗阻；第2段位于乳头周围部位的肿瘤以肠道出血、胆道梗阻为主；第3、4段肿瘤主要表现为肠道梗阻症状。

（二）良性肿瘤

十二指肠良性肿瘤症状主要表现为腹痛、消化不良、恶心、呕吐、呕血、黑便。较大的肿瘤多为腺瘤样息肉，有蒂，其长轴与十二指肠平行生长，很少引起肠梗阻，偶尔出现有蒂息肉向上脱入幽门口，出现部分或完全性梗阻，称为球状活瓣综合征（ball valve syndrome）；位于十二指肠的平滑肌瘤由于肿瘤的牵拉，肠管蠕动失调以及瘤体中心坏死而继发的炎性反应、溃疡、穿孔等都可引起腹痛。由于肿瘤表面缺血坏死、溃疡形成可导致急性消化道出血和慢性出血，可导致缺铁性贫血，也有十二指肠巨大错构瘤、血管瘤引起消化道大出血的报道。也可出现较大肿瘤压迫或堵塞胆总管开口造成黄疸。巨大的十二指肠良性肿物，特别是向肠腔外生长的平滑肌瘤可在腹部体检时扪到肿块，一般较为固定，界限较清楚。其他的如胃泌素瘤可导致卓－艾综合征；家族性腺瘤性息肉病患者特有的唇及黏膜色素沉着。

四、辅助检查

（一）内镜检查

内镜检查为诊断十二指肠肿瘤的最佳方法，不仅肉眼可观察肿瘤部位、形态、大小，还可以病理活检。内镜检查需观察到十二指肠降部以下，最好用十二指肠镜。近年来随着十二指肠镜的广泛应用，内镜下逆行性胰胆管造影（ERCP）检查技术的不断提高，明显提高了十二指肠乳头癌的早期诊断率。但内镜对十二指肠第3、4段的肿瘤观察不满意，且易受内镜本身“盲区”等因素的影响，此时需要结合十二指肠气钡双重造影来诊断：Guo等报道通过内镜下进行针刺抽吸术活检，诊断出1例生长在Vater壶腹部的十二指肠生长激素释放因子瘤。

十二指肠镜下逆行胰胆管造影术（ERCP）检查是早期诊断十二指肠乳头部肿瘤的主要手段，已得到临床共识，可直接窥视十二指肠乳头并予以活检，再通过插管行鼻胰胆管造影。根据胆总管壶腹部病变范围，推测肿瘤大小程度，同时又可以置入内外胆管引流管，缓解梗阻所造成的黄疸，为进一步手术治疗创造条件。十二指肠镜下钳夹活检和逆行胆胰管造影受术者技术熟练程度、病变部位、大小、深浅等诸多因素的影响，有漏诊的可能。为提高活检阳性率，内镜操作者需细心、耐心。十二指肠镜的活检钳较胃镜的活检钳小而浅，在肿瘤的多个点上一次钳夹取标本，往往是很浅表的组织，尤其是溃疡型肿瘤组织的钳夹。所以肿瘤的钳夹定位较为重要。钳夹定点后，在这个点位上连续2～3次钳夹肿瘤组织，同时钳夹肿瘤组织定点部位需2～3个，往往病理检查的准确率较镜下钳夹活检报告为阴性，需告知患者和家属单次活检结果有一定误差的可能性，使患者及家属有充分的思想准备同意进行第2次镜下活检。当第1次钳夹活检为炎性或坏死组织时，第2次镜下钳夹根据肿瘤形态部位，有选择地先用针型刀行乳头肿瘤预切开，再在切开处予以钳夹活检。这样能提取较为深层的病变组织，提高获得有效组织的成功率。

（二）胃肠道造影检查（gastrointestinal barium radiography，GI）

胃肠钡餐造影，尤其是低张十二指肠造影，可提高诊断准确率，且可以发现十二指肠第3、4段的肿瘤。GI在病变发现、精确定位、显示黏膜改变及肿块表面轮廓（分叶或溃疡）等方面诊断价值较高。满意的双对比造影甚至能显示直径5mm大小的肿块，且GI能提供病变的整体形态，但低张力双对比十二指肠造影检查技术要求高，主要观察肿瘤在十二指肠腔内的形态细节，难以了解肠壁厚度及肠壁外情况，更不能显示消化道与邻近脏器的关系及淋巴结和其他脏器的转移，而且可能因病变阻塞肠道，造影剂未能到达病变段而无法确认肿瘤病变的存在。

十二指肠低张造影是应用抗乙酰胆碱类药物使十二指肠平滑肌松弛，蠕动停止。肠管扩张，肠壁呈低张状态，再注入钡剂和空气，使十二指肠充分扩张，此法能很好地显示十二指肠状态，对观察十二指肠器质性病变以及邻近器官有重要价值。十二指肠低张造影可显示普通钡餐难以显示的十二指肠乳头、副乳头和纵行皱襞等。对胰头、胆总管下瑞、壶腹部病变压迫十二指肠的显示较常规钡餐更理想；显示肿瘤的表面形态，有无溃疡和肠壁的关系较普通造影更清楚，有助于肿瘤性质的判断，对肠腔狭窄是器质性的或痉挛性的鉴别有特殊价值。但Sumi等指出，低张十二指肠低张造影有助于了解肠腔的狭窄程度，但不能完全反映十二指肠球后病变情况，需要考虑到这一点。

十二指肠肿瘤在GI下几乎均可显示为不同程度的“充盈缺损”征。恶性者充盈缺损范围较大且不规则；伴有病变段肠腔严重狭窄及近端肠腔扩张，肠道部分性梗阻现象；部分于充盈缺损病灶内更显示有较大龛影；还可显示于十二指肠段瘘管。另外可显示有黏膜破坏中断，黏膜推移改变。腺瘤恶变者，其充盈缺损边缘可呈“杨梅”样。良性肿瘤多显示为境界光整的与肠道纵轴平行的椭圆形充盈缺损，小到中等大小（<3cm）。平滑肌瘤可显示有小龛影。

良性肿瘤以腺瘤、平滑肌瘤、脂肪瘤多见。其GI表现为：腔内充盈缺损，轮廓光滑，边缘锐利清晰。病变与周围黏膜分界清晰。肠壁柔软，蠕动正常；恶性肿瘤以腺癌多见，其GI表现为：管腔狭窄或完全受阻，腔内不规则充盈缺损呈息肉样改变，常伴不规则腔内龛影，管壁僵硬，蠕动消失，黏膜破坏、中断。

（三）CT和MRI

CT和MRI图像具有较高密度分辨力，能直接显示十二指肠各段肠壁、病变本身形态、大小及其与邻近器官（胰、胆）的相互关系。CT三维重建技术及MRI的应用，可获取横断面、冠状面、矢状面影像，提供肠壁厚度、肠腔内外肿块轮廓及范围的影像，对病变的显示更全面和准确。CT和MRI对判断周围脏器的关系和淋巴结转移有一定作用，这一点更优于内镜及十二指肠造影。十二指肠肿瘤MRI特点与CT类似，但可同时进行MRCP检查以了解胰胆管情况，得到的诊断信息更多。

CT在诊断十二指肠肿瘤上，诊断的敏感度高于胃肠造影检查；同时，CT作为一种无创检查，易于被患者接受，此点优于十二指肠镜。当十二指肠肿瘤以阻塞性黄疸就诊时，CT是首选的检查方法。它能同时显示肠腔内乳头部或肠腔外病变造成的胆、胰管扩张，胆囊增大；有助于判断肿瘤与肠道关系；了解病变的邻近脏器侵犯和远处转移，故CT用于十二指肠肿瘤术前定期诊断可避免不必要的手术。CT的高密度分辨力使其能容易地分辨出病变组织中的钙化、坏死腔及对脂肪瘤做出最终诊断。对肿瘤引起肠道阻塞的病例，CT检查不但方便而且敏感性强。但CT检查的严重不足是它的轴位间断扫描图像使十二指肠不能被完整显示，从而使病变在十二指肠上的定位不易精确，也常使病变缺乏整体观。其次CT也不能满意地显示病变的表面特征（如分叶、结节样、浅溃疡等），使定性诊断与鉴别诊断缺少依据。Barnes及Kazerooni报告CT发现十二指肠肿瘤的敏感性可达100%，但对十二指肠恶性肿瘤诊断的特异性仅为50%。十二指肠腺癌CT表现为肠腔内、外类圆形或分叶状软组织肿块影，增强后CT值有中等度强化；可显示为肠壁不规则增厚呈浸润性生长及肠腔狭窄，可伴近端肠腔扩张；可同时显示胆系不同程度扩张，或伴胰管扩张（CT呈现典型的“双管征”）及胆囊增大；可显示胰腺、肝脏及腹膜后淋巴结转移。肉瘤做CT检查均显示为形态不规则的较大实质性肿块（>5.0cm），CT值平扫为29～45HU，增强后为52～87HU，强化不均匀，肠腔有狭窄但未见明显梗阻征象，肿块内可显示有低密度坏死腔及肿瘤表面溃疡。向肠腔外生长的肿瘤组织不同程度地侵及胰腺，阻塞胆总管，肝内多发转移，包埋门静脉和腔静脉。十二指肠恶性淋巴瘤CT表现，CT显示病变由胃体、胃窦部直接连续至十二指肠降部，肠壁增厚，密度低于正常肠壁肌层，CT上尚能见到不规则狭窄但未见闭塞的肠腔。螺旋CT的主体成像可得到与MRCP同样的效果

十二指肠病变CT检查成功的关键因素之一是做好扫描前的准备和口服对比剂，一般检查前应禁食8h以上，避免十二指肠内食物及其引起的气体在CT图像上造成假象和伪影。多采用口服阳性对比剂或口服温开水两种方法充盈十二指肠。前一种方法，如果对比剂较多可能掩盖较小的肿块，更易造成胆系结石的诊断困难，调节窗宽窗位有利于显示，这时后一种方法可能有帮助。阴性对比剂充盈十二指肠状态下，认识乳头部正常解剖表现及变异有助于病变的诊断。

（四）磁共振胰胆管成像（MRCP）

MRCP可清楚地显示胆管或胰管中的含水结构，尤其在扩张的胆管或胰管易找到梗阻的部位，如提示胆胰管扩张即可明确乳头部的梗阻，但直径小于1cm的肿瘤仍难确诊。配合MRI检查能获取更详细的诊断信息。

（五）超声内镜（endoscopic ultrasonography，EUS）

就十二指肠隆起性病变而言，内镜检查对判断病变的起源及性质的准确率不高，而超声内镜及微型超声探头可清楚显示消化道管壁结构，并根据病变来源判断内镜发现的隆起性病变为黏膜病变还是黏膜下病变。对于黏膜下病变，可根据其回声强弱、特点及起源判断其性质。此外，腔内超声能够直接窥视到十二指肠肿大的乳头及外露于乳头开口部的肿瘤，若联合 ERCP 及病理活检，可大大提高十二指肠壶腹部肿瘤的诊断准确率，高达 90% ~100%。十二指肠超声内镜下声像显示为 5 层，第 1 层强回声带及第 2 层低回声带为界面波及混有 Brunner 腺体的黏膜固有层以外的黏膜部分，第 3 层为黏膜下层及混有 Brunner 腺体的黏膜固有层，第 4 层为黏膜固有肌层，第 5 层为浆膜层及界面波。

（六）腹部 B 超

普通超声对十二指肠肿瘤诊断有一定局限性，因十二指肠腔内气体干扰了超声影像的观察。但如十二指肠肿瘤生长在壶腹周围，引起胆管、胰管扩张的间接征象发现率高，有助于黄疸患者的鉴别诊断和判断肿瘤周围组织浸润情况。对乳头区肿瘤检查常见肝内外胆管扩张伴肝大，胆囊肿大和（或）主胰管扩张，胆管下端更阻。大的十二指肠球部肿物引起幽门梗阻导致胃扩张，超声检查可能提供间接证据供临床参考。

（七）选择性血管造影（DSA）

选择性腹腔动脉造影有助于对血供丰富的肿瘤做出诊断。在动脉相可见较高的异常肿瘤血管进入瘤体或包绕瘤体，并有分支进入瘤体，显示出肿瘤的轮廓。在动脉相后期，可见早期静脉回流；在实质相，当肿瘤较大或无囊性变时，肿瘤与肠系膜血管里连接端染色较深。

（八）核素扫描

核素扫描主要应用于十二指肠神经内分泌肿瘤的诊断和定位。Dingwieru 用 ^{123}I 或 ^{131}I 标记的 octreotide（生长抑素同源物）注射后，对表达生长抑素受体的胃泌素瘤有极高的敏感性，阳性率可达 35%，但对生长抑素受体阴性的病灶无诊断价值。

（九）手术探查

如上述检查无法明确诊断时，可考虑行剖腹探查术，尤其是原因不明的上消化道出血、梗阻、黄疸而又高度怀疑十二指肠肿瘤者，应放宽手术探查指征。

五、诊断和鉴别诊断

诊断主要依据临床表现以及内镜检查，低张十二指肠造影检查等辅助检查。早期诊断对本病的治疗尤为重要，而早期诊断的关键在于提高对本病的认识和警惕性，为此提出：①年龄在 50 岁以上，上腹痛伴有消瘦、黄疸，不能用其他原因解释者；②黄疸同时伴有胆总管扩张、胆囊肿大而无结石或胰头肿块者；③不明原因的上腹不适、腹痛，反复消化道出血而无胃镜阳性发现者；④有不典型溃疡症状且伴有胆道、十二指肠双重梗阻者。凡具有上述之一者应高度怀疑十二指肠肿瘤，并及时行胃镜检查，胃镜检查应尽可能插到降部，不能明确诊断的应行十二指肠造影以及 CT 或 MRI 检查，大多数十二指肠肿瘤通过以上检查可以明确。不能明确的，配合 MRCP、ERCP、PET、超声等检查也可以明确。少数病例可能需要剖腹探查。怀疑十二指肠肿瘤的直尽快明确诊断，以提高手术切除率及发生率。只要对十二指肠肿瘤提高警惕，现有检查手段是可以满足诊断要求的。

十二指肠肿瘤较易误诊，需注意鉴别。有报道 62 例原发性十二指肠肿瘤误诊 37 例，误诊率 59.6%，误诊疾病主要是胃炎、黄疸性肝炎、胆石症、胆系感染和消化性溃疡。主要误诊原因为：①早期表现无特异性；②中晚期表现复杂多样；③并发症表现掩盖原发病表现；④医师的认识不够，警惕性不高。

六、治疗

十二指肠肿瘤首选手术治疗。十二指肠良性肿瘤确诊后可经内镜切除，经十二指肠行局部切除或肠段切除达到治愈的目的，且疗效满意。若术中对肿瘤性质怀疑应行冰冻切片病理诊断，恶性者应行胰十二指肠切除术。只要病情允许，应尽量行剖腹探查。若肿瘤未侵及下腔静脉，肠系膜上血管、门静脉，应争取做根治性胰十二指肠切除术。十二指肠恶性肿瘤，若为十二指肠下部的小肿瘤，若无转移可做肠段切除，其他部位的恶性肿瘤，只要无远处转移，应行胰十二指肠切除；有广泛转移或不能切除者，应根据病情做姑息性手术，如胃空肠吻合术、胆总管空肠吻合术，以减轻胃肠道或胆道梗阻症状。

（一）十二指肠良性肿瘤的治疗

十二指肠良性肿瘤的治疗，原则上以切除为首选治疗方法。较常见的十二指肠肿瘤中腺瘤性息肉、平滑肌瘤等有一定的恶变率，特别是家族性息肉病（FAP）的患者，其位于十二指肠乳头和壶腹区的腺瘤和微腺瘤具有较高的癌变率；文献报道十二指肠绒毛状瘤的癌变率在28%～50%，应尽早手术切除，并加强术后随诊。

1. 经内镜切除方法　经内镜切除十二指肠肿瘤的方法主要针对息肉样肿物，如腺瘤性息肉，但也有文献报道切除息肉样生长的类癌、脂肪瘤、间质瘤。主要方法如下。

（1）高频电切除法：是广泛应用的内镜切除方法，对于处理十二指肠息肉样肿物的切除止血有一定的安全性和可靠性。电切的方法由于手术者的经验不同，适应证范围也不同。一般来讲，有蒂或亚蒂生长的息肉状肿瘤易于切除，肿物基底大于2cm的不宜电切。电切的主要并发症是出血和穿孔。并发症的发生率与操作技术是否熟练及是否严格遵守操作规程等有密切关系，有报道电切出血的发生率约为0.7%，穿孔的发生率为0.28%。

（2）激光凝固治疗：有应用Nd：YAG激光对组织的凝固作用以治疗无蒂腺瘤性息肉。小息肉可以一次消失，大息肉要做多次均匀照射。未有发生严重并发症报道。

（3）微波凝固治疗：微波是一种电磁波，可通过组织的升温引起组织凝固，比激光和高频电安全。选择微波治疗主要是广基息肉和多发性扁平小息肉，一次治疗可达多个或数十个。

（4）氩离子凝固术。

（5）黏膜切除（EMR）及黏膜剥离（EST）。

（6）乙醇注射法：内镜下用无水乙醇，围绕息肉基底部作点式注射，每点0.5mL，见白色隆起为度，多次注射后，息肉可以脱落，一般用于广基息肉的治疗。

（7）超声内镜方法：有文献报道在超声内镜引导下，进行黏膜下肿物的捆扎切除。

（8）尼龙绳结扎术：有报道对于较大的腺瘤性息肉行尼龙绳结扎治疗。

2. 十二指肠部分切除术　十二指肠良性肿瘤多数需行十二指肠部分切除，即行肿瘤的局部切除。原则上以肿物所在的部位、大小、形态以及是否并发其他疾病而决定手术方式。主要适用于恶性变高的绒毛状腺瘤、宽基底的腺瘤性息肉、平滑肌瘤等。主要手术方式有以下几种。

（1）局部切除：较小的平滑肌瘤（直径小于3cm）或绒毛状腺瘤，可连周围肠壁组织做局部切除，应注意切除距肿瘤边缘3～5mm肿瘤周围的正常十二指肠黏膜，以保证其切除的彻底性。为防止术后的肠腔狭窄，在切除部分肠壁时应斜行切开斜行缝合或纵行切开横行缝合。

（2）十二指肠段切除：对于较大的十二指肠良性肿瘤或广基和局限在一个部位的多发息肉，可以行有病变的肠段切除。球部或十二指肠乳头以上降部的肿瘤，若切除十二指肠过多难以修补和行肠吻合时，可行BillrothⅡ式手术。水平段和升段十二指肠行肠段切除术后可行十二指肠空肠吻合术。

（3）十二指肠乳头部切除和成形：位于十二指肠乳头附近的较小肿物，可于术中切开十二指肠，探明肿物与乳头的关系，如果肿物在乳头旁，尚与乳头有一定的距离，则可切开黏膜将肿瘤完整摘除，如肿瘤已侵及乳头，宜先切开胆总管，放置一软探针或导管经乳头引出作为标志，切除乳头及肿物后行胆管、胰管与十二指肠吻合，再关闭十二指肠切口。

（4）腹腔镜下局部切除：曾有报道经腹腔镜切除十二指肠水平部5cm直径的良性肿瘤。

（二）恶性十二指肠肿瘤的治疗

1. 胰头十二指肠切除术（Whipple术）　胰头十二指肠切除术（pancreaticoduodenectomy，PD）为

目前最有希望的根治性手术和标准治疗方法，根据肿瘤浸润的深度、部位和周围淋巴结转移情况决定其淋巴结廓清范围和是否保留幽门的胰头十二指肠切除术（pyloruspreserving pancreaticoduodenectomy，PP-PD）。该术主要用于十二指肠各段的恶性肿瘤，若肿瘤未侵及十二指肠球部可行保幽门的胰十二指肠切除术。一般认为十二指肠第1、2段癌及壶腹部癌应该以PD为首选，而第3、4段癌应该以肠段切除为主。对肠壁浸润深度达肌层以上的进展期十二指肠癌，胰头周围有无淋巴结转移及有无胰头转移是决定手术方针的主要依据。若无转移，无论其部位如何均应行标准的PD术，同时行彻底的淋巴结廓清。淋巴结廓清范围应包括肠系膜淋巴结（14组）、腹主动脉旁淋巴结（16组），胰腺有浸润的更应行淋巴结廓清。随着诊断技术和手术技术的提高及围手术期管理的改善，目前对原发性十二指肠癌行胰十二指肠切除术，术后5年生存率一般为20%～40%，只要无远隔脏器转移及重要血管浸润，均应争取行胰十二指肠切除术。十二指肠绒毛状腺瘤的恶变率较高，如果术前或术后冰冻病理切片确认，建议预防性胰十二指肠切除术。近年来临床上逐渐开展保幽门的胰十二指肠切除术，其是否有碍癌症的根治，目前尚无定论。

对于肿瘤侵及门静脉或结肠、肠系膜血管及其他脏器时可采取扩大的胰头十二指肠切除术。对于侵及门静脉的可以采取的方式主要有门静脉部分侧壁切除管壁修补术及一段门静脉切除、血管对端吻合或肠腔转流术。当十二指肠癌已侵及结肠和肠系膜血管时有报道采用胰十二指肠切除加全结肠切除成功延长生存期和缓解肿瘤发展的报道。

2. 保留胰腺的十二指肠切除术　保留胰腺的十二指肠切除术（pancreas spared duode－nectomy，PSD）应用于临床始于1968年，现主要应用于局限十二指肠的良性病变、癌前病变、不可逆的十二指肠外伤及十二指肠良性狭窄，如位于十二指肠降部的巨大腺瘤或平滑肌瘤、家族性腺瘤性息肉病（FAD）合并十二指肠及壶腹周围息肉等。这种手术的主要优点是代替了以往的十二指肠切除术，保存了胰腺，减少了并发症的发生，既保证了足够的切除范围，彻底切除了肿瘤的好发部位，又保留了胰腺功能，防止了复发。具体方法介绍如下。

行广泛Kocher切口，充分游离十二指肠及胰头，切断Trietz韧带，横断空肠，将其近段由肠系膜血管后方牵至右上腹，或由前方经肠系膜开孔牵至右上腹。游离十二指肠第3、4段，必要时结扎胰十二指肠下动脉。切除胆囊，经胆囊管或胆总管插管至十二指肠乳头，由此解剖出胆总管并于十二指肠上缘处切断，于胆管下端旁解剖出胰管，切断。在十二指肠乳头周围的黏膜固有层外解剖，并游离十二指肠降部至十二指肠球部，完成与胰头的分离。与幽门1～1.5cm处切断十二指肠，行与空肠的端端吻合。在肠吻合口远侧切开空肠肠壁，在直视下行胆总管、胰管和空肠的端侧吻合，胰管内置支架引流可经空肠前侧开孔引出体外，胆总管T形支架引流经胆囊管或胆总管引出，4～6周后拔除。

3. 十二指肠部分切除术　主要适用于界限清楚、无淋巴结转移、位于十二指肠第3、4段的小癌灶或病情较重、不能耐受大手术的患者。对于十二指肠乳头上部肿瘤选用胃十二指肠的切除术较为合理；十二指肠乳头下部肿瘤可选用十二指肠下部及空肠上段切除术；十二指肠乳头的肿瘤虽源于十二指肠黏膜，但可侵及胰头，影响胆胰管下段，因此应该选择根治性胰头十二指肠切除或Vater壶腹局部切除。

在行十二指肠部分切除术时应注意以下几点：①十二指肠解剖位置特殊，术中应注意避免损伤周围血管和组织，如腔静脉、门静脉、肠系膜上动脉、胃十二指肠动脉和结肠中动脉；②防止肠瘘，十二指肠血运相对较差，术中不可游离过多而破坏血运，肠吻合时应避免张力过高，必要时于吻合口上方或胃窦部置入胃管或造瘘管引流十二指肠；③为放置胰管、胆管损伤，必要时要先打开胆总管，置入探子或导管，做十二指肠乳头的定位，特别是当切开十二指肠无法辨认十二指肠乳头位置时。胆管与十二指肠吻合需仔细严密。防止胰管的狭窄可在胰管内放置一短支架管。

4. 局部肿瘤切除术　对于经验检查确认病变局限于黏膜层、无淋巴结转移，且肿瘤直径在1～2.5cm范围内的患者或年老体弱、全身状况不能接受根治术的小癌灶患者可考虑行此手术。局部切除对于恶性肿瘤为非根治性，但其手术范围小，并发症和死亡率也相应较低，局部切除实际上与扩大的Oddi括约肌成形术相似，比Whipple手术小。

5. 旁路手术　对于无法耐受更广泛手术并已经有十二指肠和胆道梗阻的晚期肿瘤患者，可以解除梗阻，改善患者的生活质量。因十二指肠在消化系统中的特殊位置，晚期肿瘤常使两通道都发生梗阻，对单纯十二指肠梗阻者可行胃空肠吻合术；对单纯胆道梗阻者可行胆囊空肠吻合术或胆总管空肠吻合术；两者同时存在者应采取胃空肠－胆道空肠吻合术。也有认为应尽可能同时行胆囊（或胆总管）空肠和胃空肠双吻合，同时解除或预防十二指肠和胆道的梗阻。旁路手术仅能缓解临床症状，不影响生存率。

6. 内镜下切除　最近对于十二指肠早期肿瘤及乳头肿瘤内镜切除的报道较多，术后应注意加强随访。

7. 其他　对淋巴肉瘤可辅以放射治疗，平滑肌肉瘤对化疗药物有一定的敏感性，可行术前术后化疗，其他类型肿瘤一般对放化疗不敏感。此外，对于一些失去了手术指征（如肝转移等）的十二指肠恶性肿瘤患者，有报道通过内镜引导下的金属支架置入术，可以解决十二指肠狭窄的问题，被认为是一种新的技术可行的有效方法。还可以辅助免疫治疗、生物治疗、中医中药治疗等，对促进术后恢复、防止肿物复发等有一定的帮助作用。

七、预后

十二指肠良性肿瘤预后较好，5 年生存率达 90% 以上。Rice 等报道，12 例十二指肠平滑肌瘤患者通过外科手术治疗，无一例手术中死亡。平均 8.4 年内无复发。十二指肠恶性肿瘤预后较差，5 年生存率甚低。Lana 等报道十二指肠恶性肿瘤切除术后患者的 1 年、2 年、5 年生存率分别为 90%、66.7% 和 53.3%。

目前，十二指肠恶性肿瘤的预后影响因素中有一点是肯定的，即行手术治疗的生活质量及 5 年生存率等方面优于未手术者。Santoro 等统计了 89 例十二指肠腺癌患者，其中 63 例进行手术，包括 37 例行胰十二指肠吻合术，15 例行十二指肠节段切除术，11 例行肿瘤部位扩大切除术。术中术后死亡率为 10.1%，5 年生存率为 25%，而未手术者的 5 年生存率几乎为 0，因此认为手术大大提高了十二指肠恶性肿瘤的 5 年生存率。他还指出十二指肠恶性肿瘤最重要的预后影响因素是肿瘤的分级和部位。然而，Bakaeen 等通过对 1976—1996 年间的 101 例十二指肠癌患者的回顾研究发现，手术组的 5 年生存率为 54%，而未手术组中只有 1 例生存超过 3 年。相对而言，淋巴转移肿瘤进展分期、实际切除范围以及体重减轻对十二指肠腺癌的生存率有统计学意义，而肿瘤的分级、大小、部位却对生存率影响不大。因此对十二指肠恶性肿瘤的预后影响因素仍需进一步的探索和证实。

八、Vater 壶腹肿瘤

Vater 壶腹周围肿瘤是指发生在十二指肠壶腹乳头部位的肿瘤，主要是癌肿，良性肿瘤极少见。以男性多见，男女之比为 2 : 1，年龄多数在 40 ~ 70 岁。此部位是胆管、胰管和十二指肠的交汇处，从解剖学看，肿瘤来自壶腹最多见（62% ~ 76%）其次为胰腺导管末端和胆总管最下端的黏膜上皮，来自覆盖乳头表面的十二指肠黏膜上皮以及 Brunner 腺少见。不管肿瘤原发何处，肿瘤一旦生长，各部位因解剖的密切关系，即均可受累及，有时在病理上也难以区分，所以统称 Vater 壶腹周围癌。具体说此处癌肿包括：①乳头周围的十二指肠黏膜癌；②乳头黏膜癌；③壶腹部黏膜癌；④胆总管下端癌；⑤主胰管开口处癌；此外十二指肠的乳头状腺癌、平滑肌肉瘤、淋巴肉瘤、网织细胞肉瘤等，因其均具有胆总管下端梗阻的症状和体征，治疗方法亦相同，故特将其包括在 Vater 壶腹癌内一并叙述。

过去习惯上将胰腺及壶腹部癌合并称为壶腹周围癌。现在认为，Vater 壶腹癌除引起胆总管下端梗阻，产生阻塞性黄疸与胰头癌相似外，在临床发展过程、预后、手术切除率和手术效果等方面，均与胰头癌不同，因而有必要将二者区分开。

（一）病理

Vater 壶腹部肿瘤，在大体形态上可呈息肉状或结节状，肿块型或溃疡性，大小一般较胰腺癌为小，直径约 1 ~ 2cm，多为实质性，可侵入胰头组织，也可向十二指肠内生长。病理组织类型以分化较好的乳头状腺癌最多见，其次黏液腺癌，少数为未分化癌。肿瘤均呈浸润性发展，在分化型癌，黏膜下浸润较早而广泛。此处癌肿很容易阻塞胆总管和主胰管，引起黄疸和消化不良症状。当癌肿溃烂、坏死、脱落亦可使阻塞处有暂时的沟通，使黄疸程度波动性，此时应与胆总管结石相区别。有时癌肿浸润肠壁形成溃烂或癌肿呈肿块性浸润肠壁，可引起十二指肠梗阻或上消化道出血。癌肿晚期可侵及胰腺实质、肝十二指肠韧带、门静脉或肠系膜上静脉等，远处可转移到肝，而淋巴结转移较胰腺癌为晚。

（二）临床表现

Vater 壶腹癌的临床表现与胰头癌相似，但有所差异。

1. 黄疸　Vater 壶腹部肿瘤位于胆管出口，黄疸发生较早且常可有波动，故较早地引起临床的注意。过去一向认为进行性的无痛性黄疸是 Vater 壶腹部癌肿的临床特点，这一观点是不够确切的。由于壶腹肿瘤容易发生胆道梗阻，影响胆液的排出，导致早期出现黄疸；有人统计壶腹部癌肿 92% ~97% 发生黄疸，黄疸属阻塞性黄疸伴有深黄色尿和陶土色大便，是由于胆总管下端受到侵犯或受压所致。黄疸一般为进行性，但是有一部分病例由于癌组织溃烂、坏死脱落，使胆液引流暂时通畅出现黄疸波动，有的可暂时完全消失，但短期内又出现黄疸呈进行性加重或加深，壶腹部肿瘤比较容易产生黄疸波动是其特点之一。有的患者出现黄疸并有血清转氨酶升高，因而易误诊为传染性肝炎。但在癌肿患者转氨酶开始可升到高峰，随后又可下降，而胆红素（或黄疸指数）继续上升，出现胆酶分离现象；这些现象是区别传染性肝炎和壶腹癌及胰头癌的重要依据。

2. 体重下降　约 80% 的患者发病后短期内即可出现消瘦，常伴有食欲减退、乏力、衰弱等症状，短期内体重可下降 5 ~10kg，其原因一方面为癌肿在体内新陈代谢产物对身体的中毒作用；另一方面癌肿致胰胆管阻塞，使胰胆液排入肠道障碍，影响食物的消化和吸收，同时由于精神紧张、恐惧、忧虑及疼痛、恶心、呕吐等症状，影响进食和休息造成。

3. 腹痛　Vater 壶腹癌多数病例有右上腹部钝痛或胀闷感，其原因是癌肿压迫胆道，使胆囊肿大及胆道扩张所致。有少数病例上腹部出现剧烈绞痛。疼痛常发生在黄疸之后，这是胰头癌鉴别要点之一；伴有寒战、发热者不少见，曾宪九报道可达 55%，青岛市立医院统计为 50%，壶腹癌伴有发热是由于胆道出血和感染所致。

4. 胃肠道出血　Vater 壶腹癌的另一个重要症状是胃肠道出血，比胰头癌出现的早而且较常见，有些患者先有较长时间胃肠道出血后方出现黄疸，这是由于癌组织溃烂、脱落引起出血，一般为少量渗血，大出血则少见。临床表现为有黑便史或 75% 的患者粪便潜血试验为强阳性，时间较长患者可出现贫血等现象。

5. 上腹部肿块　Vater 壶腹癌患者早期所能扪及的上腹部肿块主要是胀大的肝脏和胆囊。约半数的患者伴有肝大，肝脏肿大是由于肝内胆汁淤积所致，肿大的肝脏一般质地中等，表面光滑或边缘整齐。70% ~80% 的患者临床可扪及肿大的胆囊，部分病例胆囊虽肿大，但是可被肿大的肝脏所掩盖，可扪不到胆囊，而结合超声波检查和手术探查、证明 Vater 壶腹癌患者胆囊肿大者可达 90% 以上。但在先天性胆囊缺如、肝内胆囊及胆囊萎缩病例，则扪不到胆囊。发生于胆总管下端和壶腹内的肿瘤，虽生长较慢，但可早期引起胆道梗阻出现黄疸，就诊时肿瘤的体积一般不会太大，故腹部检查不易扪及，而十二指肠乳头部肿瘤，如乳头状腺癌、淋巴肉瘤等生长较快，仔细进行腹部扪诊时，可能扪及上腹部肿块。因此，临床上将阻塞性黄疸、胆囊肿大和胃肠道出血称为 Vater 壶腹部肿瘤的“三联征”。

6. 其他症状　Vater 壶腹部癌患者的其他症状如恶心、呕吐、消瘦乏力、腹泻、陶土色大便等症状均与胰头癌相同。

（三）实验室检查

除有血红蛋白升高外，较有意义的是 ALT、AKP、GCT 升高。北京协和医院资料分别占 56.3%、61.4%、88.7%。其中 10 例（17.5）在临床黄疸出现前 AKP 比正常值高出 6 ~7 倍，这些对壶腹癌早期诊断有参考价值。约半数患者大便潜血试验呈现阳性。

（四）影像检查

1. CT　壶腹癌大体病理形态分为乳头型、共同管内型和混合型，以乳头型最为多见，常呈膨胀性向腔内外生长，并向十二指肠腔内突出，表现为十二指肠壁乳头部的局限性肿块。乳头型易在薄层（层厚≤5mm）CT 扫描图像上见到十二指肠乳头部局限性充盈缺损的肿块影，并且增强扫描可见肿瘤较周边正常十二指肠壁强化更显著，这是诊断乳头型壶腹癌最直接的 CT 征象。至于共同管型壶腹癌，肿瘤常向胆总管下端蔓延生长，CT 图像上十二指肠腔内乳头部见不到充盈缺损的肿块影；而混合型壶腹癌则介于二者之间，CT 图像上可在十二指肠腔内乳头部见到充盈缺损的肿块影而得以诊断。事实上，临床实际工作中，混合型常归属于乳头型这一类。任何肿瘤的生长均依赖一定动脉血的滋养，壶腹癌也不例外，故增强动脉期 CT 扫描，可见肿瘤明显的均匀强化或周边环状强化，更容易与周围正常的十二指肠壁的强化鉴别。门脉期扫描，肿瘤虽仍然强化，但与周围正常十二指肠壁间的强化的差异减小。由于壶腹癌肿瘤常较小，肿瘤内坏死不多见，故肿瘤呈均匀强化，尤其门脉期强化更趋均匀一致；肿瘤周边的环状强化，缘于肿瘤周边动脉血供更丰富。如果肿瘤较大，肿瘤中央可出现液化坏死区，清楚显示壶腹癌的肿块。为提高诊断准确率，患者检查前的准备十分重要，除需 8h 禁食外，口服足量的清水更显重要，从而使十二指肠尽量扩张，当然检查前 10min 给予一定量的平滑肌松弛药（如盐酸山莨菪碱），更有利于十二指肠充分扩张，从而提高壶腹癌的显示率。但笔者认为只要服水量足，基本能满足诊断的要求。另外，薄层增强扫描更显必要，如果采用 1～3mm 层厚的扫描，相信对肿瘤的检出率会更高。MSCT 及三维重建技术能很好地显示胰头癌和壶腹癌的起源，也可清晰显示肿瘤与胆胰管、胰周血管的关系，对诊断、鉴别诊断、术前分期、指导治疗计划及预后都有较高的参考价值。

2. 超声　壶腹癌的主要和常见的超声现象是异常肿块、胰管扩张、胆囊增大、胆总管增粗、肝内胆管扩张及肝脏肿大。

3. ERCP　内镜下壶腹癌大体形态为菜花状、局限性隆起并黏膜表面糜烂或溃疡。插管造影显示胆总管壶腹部狭窄、胆系扩张、胰管扩张。

4. 十二指肠低张造影　壶腹癌十二指肠低张造影可显示胃外源性压迫，十二指肠环扩大，十二指肠壁僵硬、粗糙、狭窄、充盈缺损。但由于受病变大小、部位肠道等诸多因素影响，对壶腹周围癌诊断符合率较低，容易漏诊。

（五）诊断

随着新的诊断技术的发展和普及，Vater 壶腹癌的早期诊断已成为可能并显示出非常重要的意义。要求临床医师不失时机、抓住重点运用这些新技术进行诊断。一般认为，凡 40 岁以上的患者，在短期内出现上腹不适或闷胀感，继而出现黄疸、胆囊肿大和胃肠道出血等症状中“三联征”，对诊断有重要意义，血红蛋白的增高和 AKP 的显著增高具有较高的参考价值。在此基础上，再进一步检查确定诊断，常用的检查手段有：①十二指肠引流液发现癌细胞阳性率可达 71.4%；②B 超、CT 检查可见胆总管扩张，胆囊肿大，在胆总管下端可探及实质性肿块；③一般上消化道钡餐检查不易发现小的壶腹部癌肿，只有在癌肿体积较大时可有充盈缺损，黏膜或肠腔变形；④低张十二指肠造影可见十二指肠内侧壁黏膜的改变及反“3”字形改变、双边征等，在十二指肠第 1、2 段交界处可见胆总管压迹，宽度 2～4cm 不等，在十二指肠第 2 段上端可见增粗的胆囊压迹，这一检查方法对壶腹癌诊断准确率达 90%；⑤ERCP 检查可见到病变部位，并可直接观察十二指肠乳头部的改变，取活组织检查来明确诊断；⑥经皮肝穿刺肝胆管造影可见到病变部位及肝胆管扩张的情况；⑦剖腹检查时可见胆总管扩张，胆总管下端无结石时，应细致探查壶腹部或十二指肠乳头处，必要时应切开十二指肠探查并取组织做冰冻切片检查来明确诊断。

（六）鉴别诊断

上腹部隐痛或胀闷感不适、应与慢性胆囊炎、胃炎、慢性胰腺炎等相鉴别。出现黄疸时，应与传染性肝炎、胆总管下端结石、胰头癌相鉴别。

（七）治疗及预后

胰头癌、胆总管下端癌和壶腹癌是胰头壶腹区常见的恶性肿瘤，虽然三者引起的临床症状很类似，同时治疗方法均采用胰十二指肠切除为主要术式。但是需要指出的是胰头癌的切除率低，仅在 5%～

25%不等，并且预后差，5年生存率一般在5%左右；由于壶腹癌的上述特点，手术治疗效果与胰腺癌是完全不同的，因此以手术治疗为主。综合文献报道，壶腹癌的手术切除率为75%～95%，5年治愈率达40%～50%，预后较胰头癌为佳。因此，术前对三者的鉴别诊断，对外科医师手术中具体操作的实施与预后的判断均有极大帮助和指导意义。

近年有较多内镜下行乳头肿瘤切除的报道，但一般不作为常规选择，对于不能耐受PD手术的可行内镜下切除，同时可放置胆管支架及胰管支架解除梗阻。

（胡志萍）

第七章

生殖系肿瘤

第一节　精原细胞瘤

精原细胞瘤（seminoma）起源于睾丸原始生殖细胞，为睾丸最常见的肿瘤，发病高峰在30～50岁，罕见于青春期前及50岁后。常为单侧性，右侧略多于左侧。肉眼观，睾丸肿大，肿瘤体积大小不一，小者仅数毫米，大者可达十余厘米，有时可达正常体积的10倍，少数病例睾丸大小正常。生殖细胞瘤通常直径为3～5cm。生物学行为属低度恶性，对放射治疗高度敏感。

一、精原细胞瘤的病因

精原细胞瘤病因尚不清楚，可能和隐睾、遗传、化学致癌物质、损伤、内分泌、种族等有关。

1. 睾丸发育不全及隐睾　此为本病发生的主要原因。睾丸局部温度升高，血运障碍，内分泌功能失调，致睾丸萎缩，生精障碍，易发生恶变。另外，先天性睾丸功能障碍，下降不全，亦易产生恶变。精原细胞瘤发生于隐睾的概率较正常位睾丸高几十倍。

2. 家族遗传　近年有人统计精原细胞瘤患者中，其近亲中有16%左右有肿瘤病家族史。

3. 克莱恩费尔特综合征（Klinefelter's syndrome）　世界卫生组织（WHO）曾对精原细胞瘤分类比较分析，克莱恩费尔特综合征也易发生精原细胞瘤。

4. 激素　临床及动物实验等事实提示，内分泌与睾丸肿瘤的成因有关。如睾丸肿瘤多发于性腺旺盛的青壮年，或在内分泌作用活跃时期；动物实验如给鼠类长期服用雌激素，可诱发精原细胞瘤。

5. 外伤　认为外伤不是肿瘤发生的直接原因，但睾丸外伤后，局部有小血肿形成或血循环障碍，组织变性萎缩等，在此基础上发生肿瘤。

6. 感染　多种病毒性疾病，如麻疹、天花、病毒性腮腺炎及细菌性炎症，均可并发睾丸炎，致睾丸细胞变形而发生精原细胞瘤。

7. 种族　瑞士、德国和新西兰男性中精原细胞瘤的发生率最高（约10/10万），美国和英国男性该疾病发生率其次（约5/10万），非洲和亚洲男性该疾病发生率最低（约1/10万）。

二、精原细胞瘤的临床表现及诊断

精原细胞瘤的典型症状是一侧睾丸无痛性肿物。当睾丸肿物不断增大时，有时也伴疼痛，迅速肿大的肿瘤内出血会产生触痛和剧痛。

睾丸上长出肿物临床上应怀疑为睾丸肿瘤。体检和超声检查可查明损害的部位。如果确定睾丸内存在肿物，进一步的检查包括血清甲胎蛋白（AFP）、β－人类绒毛膜促性腺激素（β－HCG）检测、乳酸脱氢酶（LDH）和X线胸片。经腹股沟睾丸切除术是大多数怀疑睾丸肿块的患者的最根本的治疗。如活检发现为睾丸癌，则需行腹、盆腔CT。如果腹、盆腔CT示腹膜后腺病或胸片示异常结果应行胸部CT检查。对侧睾丸的经腹股沟开放性活检并非常规进行，除非存在隐睾或显著性萎缩。当存在可疑的睾丸内异常，如经超声确认低回声肿块或巨大钙化时则应行活检。相反，如除微小钙化之外未见其他异常则不必行睾丸活检。这些检查，以及其他有临床指征的检查可确定临床分期并指导进一步处理。如果出现转移的临床征象，还应行脑 MRI 和骨扫描等检查。

血清肿瘤标志物如甲胎蛋白（AFP）、β－人类绒毛膜促性腺激素（β－HCG）与乳酸脱氢酶（LDH）在睾丸癌的诊断、分期、预后与疗效评价中非常重要，治疗前、中、后及整个随访期间均应监测这些指标。同时它们也是鉴别精原细胞瘤和非精原细胞瘤的重要指标。半衰期为 1～3 天的血清 β－HCG 浓度升高在精原细胞瘤和非精原细胞瘤中均可见到。而半衰期为 5～7 天的 AFP 是由非精原细胞瘤（如胚胎癌，卵黄囊肿瘤）产生的，在非精原细胞瘤各期均可见到，但不产生于精原细胞瘤。因此，精原细胞瘤中偶可见血清 β－HCG 浓度的升高但无 AFP 升高，而非精原细胞瘤中血清 HCG 及 AFP 的浓度均可升高。根据这一特点，可以通过观察以上指标的变化情况初步鉴别精原细胞瘤与非精原细胞瘤。同时以上肿瘤标志物也有助于病理确诊。如果血清 AFP 升高，病理切片发现精原细胞瘤，应重复多重切片，仔细检查可能发现非精原细胞瘤成分，当精原细胞瘤和非精原细胞瘤成分同时存在时，应诊断为混合性睾丸肿瘤。由于非精原细胞瘤更具有临床侵袭性，所以混合性睾丸肿瘤应按非精原细胞瘤处理。

因此，精原细胞瘤的诊断限定于组织学为纯精原细胞瘤，且 AFP 的浓度正常。

三、精原细胞瘤的病理诊断

精原细胞瘤有瘤细胞形态结构单一和间质内淋巴细胞浸润两个特征，间质为纤细的纤维组织或致密的胶原纤维组成。

（一）大体检查

肿瘤直径一般为 3～5cm，也可体积大小不一，小者仅数毫米，大者可达十余厘米。肿瘤切面隆起高于周围组织，有界限但无包膜，呈分叶或多结节状，实性，鱼肉状，灰白色略黄，可有灶性出血坏死。

（二）组织学分型

1. 典型精原细胞瘤　这一类型占精原细胞瘤的 90% 以上，瘤细胞体积大而一致，圆形或多角形，胞膜界限清楚，胞质丰富而透明，含大量糖原，核大而规整、居中、染色质呈块状，核仁特别明显、嗜双色性、轮廓不规则，核分裂多见。在坏死灶中常见影细胞。此外，尚可见到巨细胞和合体滋养层细胞。瘤细胞被纤细的纤维结缔组织条索分隔，几乎所有精原细胞瘤间质内都可见到淋巴细胞、浆细胞浸润，大部分淋巴细胞属 T 细胞；有时可见淋巴滤泡形成，50% 病例中可见肉芽肿性反应，状似结核。

2. 间变性精原细胞瘤　其形态改变介于典型精原细胞瘤与胚胎性癌之间，瘤细胞多形性明显，大小不等、形状不规则，核深染、核更大且空，核分裂象≥6 个/HPF。淋巴管和血管浸润常见，而间质淋巴细胞浸润和肉芽肿反应不明显。

3. 精母细胞性精原细胞瘤　一般发生于 50 岁以上老年人，该瘤细胞有三种类型：主体瘤细胞为中等大小（15～18μm），核圆形，染色质呈细颗粒状，核仁可见，胞质丰富且嗜酸；第二种细胞为小淋巴样瘤细胞（6～8μm），核圆，嗜碱性、毛玻璃样，胞质少、嗜酸；第三种细胞为单核或多核性巨细胞（50～100μm），核大、圆或卵圆，核仁明显，部分核含丝团状染色质，胞质丰富、嗜酸。瘤细胞排列弥漫，有微囊形成，间质缺乏淋巴细胞浸润和肉芽肿反应。

（三）免疫组化

典型精原细胞瘤和间变性精原细胞瘤免疫组化标记相似：糖原染色（PAS）阳性；胎盘碱性磷酸酶（PLAP）阳性、一般呈膜着色；vimentin 阳性；HCG 标记可显示滋养层细胞；keratin 一般为阴性。

精原细胞性精原细胞瘤：PLAP 阴性，keratin 为灶性阳性。

四、精原细胞瘤的综合治疗

超过 90% 诊断为精原细胞瘤的患者能被治愈，包括 70%～80% 的接受化疗的晚期患者。通常分期越晚，诊断越延迟。目前精原细胞瘤各个分期均已建立标准的治疗，应按照分期及危险分类严格遵循标准治疗以确保治愈的可能性。

任何精原细胞瘤应先行睾丸切除术，然后根据临床分期选择治疗方案。

（一）Ⅰ期精原细胞瘤的治疗

约80%的精原细胞瘤为Ⅰ期，该期患者的治愈率可以达到98%以上。

1. ⅠA和ⅠB期　对于ⅠA和ⅠB期的患者，治疗上可以有三种选择，包括放疗、单药化疗和观察随访。

精原细胞瘤高度放疗敏感，较低剂量就能消灭转移病灶而不产生明显的放射损伤。ⅠA和ⅠB期的患者行睾丸切除术后，应接受膈下区域的放疗（20～30Gy），包括主动脉旁淋巴结加或不加同侧回肠。腹股沟区淋巴结放疗。不推荐预防性纵隔区放疗，因为此区域极少出现复发。

现有研究将卡铂单次给药作为放疗的替代治疗。Oliver等报道了一项随机临床试验的结果，1 477名Ⅰ期睾丸癌患者接受了放疗或卡铂单次注射。研究中卡铂的给药剂量为AUC＝7，中位随访时间4年，两组的无复发生存期相似。因为晚期复发或继发性生殖细胞肿瘤可能发生在5年或10年后，有学者对这些患者继续进行了随访。2008年的ASCO年会上报道了这1 148名患者的更新的随访结果。一项意向性治疗分析中，5年的无复发生存率在卡铂组中为94.7%，而放疗组中为96%（风险比1.25，P＝0.37）。新发生殖细胞肿瘤的发生率在两组中有显著性差异（卡铂组的2 VS放疗组的15），其风险比为（HR）0.22（95%CI 0.05～0.95，P＝0.03）。有学者总结到在睾丸切除术后Ⅰ期精原细胞瘤患者中，单次剂量卡铂在预防疾病复发方面其疗效与辅助放疗相当，且毒性更小，因此现在NCCN专家组建议在ⅠA和ⅠB期患者中可将单次剂量的卡铂（1类）作为放疗的替代。

如果睾丸切除术后未行辅助放疗，约有15%～20%的精原细胞瘤患者会复发。复发的中位时间约为12个月，但在睾丸切除术后5年仍有可能出现复发。因为放疗和化疗均可能导致晚期复发，对于Ⅰ期的精原细胞瘤患者观察随访也是选择之一（1类）。尤其是对某些特定的患者应密切观察，如马蹄肾患者、有放疗史、内脏炎性病（1类），T_1或T_2的患者（2B类）需进行长期的随访。观察期后出现的复发实际上表明治疗领先时间的延长。因此，这些患者因按照复发时的分期进行治疗。未进行放疗的患者包括那些放疗后致病风险高的患者，即指ⅠA和ⅠB期的患者伴发马蹄肾或骨盆异位肾，炎症性肠病以及既往有放疗史的患者。

随访包括病史采集和体检，以及血清肿瘤标志物的检测，第一年每3～4个月一次，第2年每6个月一次，之后每年一次。对于未行放疗的患者建议进行更加密集的随访：前3年应每3～4个月进行病史采集和体检，以及血清肿瘤标志物的检测，接下来的3年每6个月一次，之后每年一次。对于接受主动脉旁放疗的患者建议前3年每年行盆腔CT检查，而对于进行单次剂量的卡铂治疗或观察随访期内的患者，建议每次随访时行腹、盆腔CT并间断行胸片检查直至满十年。

2. ⅠS期　ⅠS期的患者应行膈下区放疗（25～30Gy），包括腹主动脉旁淋巴结加或不加同侧回肠－腹股沟区淋巴结。随访的建议与ⅠA和ⅠB期患者相似。如果怀疑为晚期播散的病变，则应根据低危生殖细胞肿瘤的治疗原则进行全程治疗。

（二）ⅡA和ⅡB期精原细胞瘤的治疗

ⅡA期定义为CT扫描上淋巴结受侵直径小于2cm的病变，而ⅡB期则为淋巴结受侵最大径2～5cm间的病变。

对于ⅡA和ⅡB期的患者，应给予35～40Gy膈下区放疗，包括腹主动脉旁淋巴结加或不加同侧回肠－腹股沟区淋巴结。与Ⅰ期病变的处理相同，不推荐预防性纵隔区放疗。

对于放疗相对禁忌的ⅡA和ⅡB期患者，不能单纯进行观察随访。而建议行4周期的依托泊苷和顺铂（EP）治疗。

ⅡA和ⅡB期患者随访包括病史采集，和体检以及血清肿瘤标志物的检测，前3年应每3～4个月一次，第4年每6个月一次，之后每年一次。第一年的4个月后建议行腹部CT复查。

（三）ⅡC或Ⅲ期精原细胞瘤的治疗

ⅡC或Ⅲ期的精原细胞瘤患者被定义为低危或中危。除Ⅲ期中伴肺以外的内脏转移定义为中危之外，所有的ⅡC或Ⅲ期病变均定义为低危。

两组患者均进行标准的化疗，但对于低危患者，建议行4周期的EP方案或3周期的博来霉素、依托泊苷和顺铂（BEP）方案治疗，而中危的患者则建议行4周期的BEP方案治疗。这些建议均为1类证据。开始化疗后，应用血清肿瘤标志物和胸、腹、盆腔CT扫描，对ⅡC或Ⅲ期的患者进行评价。

根据是否存在残留肿块和血清肿瘤标志物的状态对患者进行分类。如无残余病灶且肿瘤标志物正常则无须进一步治疗而进行观察随访。对于存在残余病灶但肿瘤标志物正常的患者，建议行正电子发射断层扫描（PET）以评价残余病灶的肿瘤活性。为减低假阳性结果的发生率，PET扫描应在化疗结束后6周内进行。值得注意的是，肉芽肿病，如结节病常是导致假阳性结果的原因。如果PET扫描为阴性，则无须进一步治疗，但该患者应密切观察有无复发。如果结果为阳性，则应考虑行手术切除活检（2B类），或二线解救治疗。也可考虑行放疗（2B类）治疗。二线解救治疗是以顺铂为基础的联合化疗，一般使用4个周期的TIP方案（紫杉醇+异环磷酰胺+顺铂）或4个周期的VeIP方案（长春碱+异环磷酰胺+顺铂）。

对于不能行PET扫描的患者，化疗后的处理则根据CT扫描结果进行。当残余病灶大于3cm时，关于最佳的处理尚存在争议，因为这些患者中约25%存在可生育的精原细胞瘤或既往未确定的非精原细胞瘤。处理的选择包括手术（2B类），放疗（2B类）以及观察。如果选择手术，则需行残余病灶的切除或多点活检。不进行完全的双侧或改良的腹膜后淋巴结清扫术（RPLND），一方面由于在精原细胞瘤患者中技术上的困难，另一方面广泛的纤维化可能导致致病率的增加。如果残余病灶≤3cm，则对患者进行观察随访。

五、精原细胞瘤的解救治疗

复发病变根据复发时的分期开始治疗。建议对肿瘤标志物升高或CT扫描提示肿块增大的患者进行二线解救治疗。精原细胞瘤和非精原细胞瘤的解救治疗相似。

一线治疗未获得完全缓解的患者被分为预后良好和预后不良两组。良好的预后因素包括肿瘤原发于睾丸，一线治疗获得完全缓解，血清标志物的水平低以及病灶的体积小。对具有以上特征的患者其标准治疗为4周期的顺铂和异环磷酰胺联合长春碱或紫杉醇。结束长春碱治疗的患者中有50%获得完全缓解，25%获得持续性完全缓解。如果患者获得完全缓解可以进行观察随访，如果患者仍为不完全缓解或在解救治疗后复发首选自体干细胞支持下大剂量化疗。如果存在可切除的单部位转移可考虑外科解救。其他的选择包括参加临床试验或最佳支持治疗。

对于应用传统剂量解救治疗预后不良的患者包括一线治疗不完全缓解以及需要三线解救治疗的患者可考虑行自体干细胞支持下大剂量化疗（2B类），参加临床试验，或最佳支持治疗。三线治疗为两周期的大剂量顺铂加依托泊苷，加或不加环磷酰胺（或异环磷酰胺），可使15%～20%的患者获得完全缓解。

对于考虑行大剂量治疗方案的患者，应用预后因素来确定治疗。原发部位为睾丸且一线治疗期间标志物升高的患者建议二线治疗采用大剂量方案。含铂方案大剂量化疗的预后不良因素包括血清HCG浓度升高，原发于纵隔，以及缺乏对顺铂的敏感性（绝对难治性疾病）。具有这些特征的患者往往对该治疗无效，应考虑行研究性治疗或手术切除，尤其是那些原发于纵隔或存在单部位转移灶的患者。

对于大剂量治疗仍未获得完全缓解的患者，该疾病几乎是不可治愈的；仅有的例外是极少见的血清肿瘤标志物升高且有实质性部位转移（常为腹膜后）的患者接受了手术切除。其他所有患者应考虑行姑息性门诊化疗或放疗。对于既往曾行密集治疗，铂类抵抗并复发的生殖细胞肿瘤，推荐的一种姑息性二线解救方案为吉西他滨联合奥沙利铂（2A类）。这一建议来源于Ⅱ期试验的数据。这些试验研究了在复发的或铂类抵抗的GCT患者中吉西他滨加奥沙利铂（GEMOX）的疗效和毒性。发现的毒性为血液学毒性并且是可控制的。这些结果显示吉西他滨联合奥沙利铂对铂类抵抗的精原细胞瘤患者是安全的，并为其提供了获得长期生存的机会。

精原细胞瘤发生于生殖腺外部位的患者，如纵隔，则根据危险分层进行标准化疗方案治疗。约

90%的晚期精原细胞瘤患者通过含铂方案化疗可治愈。

六、精原细胞瘤的化学治疗

以下介绍精原细胞瘤常用的一线、二线及三线解救方案。

（一）一线方案

1. EP 方案

托泊苷（VP－16） 100mg/m^2 iv d1～d5

顺铂（DDP） 20mg/m^2 iv d1～d5

每3周重复1次。

2. BEP 方案

依托泊苷（VP－16） 100mg/m^2 iv d1～d5

顺铂（DDP） 20mg/m^2 iv d1～d5

博来霉素（BLM） 30U iv d1、d8、d15

每3周重复1次。

3. VIP 方案

托泊苷（VP－16） 75mg/m^2 iv d1～d5

异环磷酰胺（IFO） 1.2g/m^2 ivdrip d1～d5

美司钠 120mg/m^2 慢 iv 第1天使用 IFO 前

美司钠 1.2g/m^2 civ d1～d5

顺铂（DDP） 20mg/m^2 iv d1～d5

每3周重复1次。

（二）二线方案

传统剂量解救方案：

1. VeIP 方案

长春碱（VLB） 0.11mg/kg iv d1～d2

异环磷酰胺（IFO） 1.2g/mL ivdrip d1～d5

美司钠 400mg/m^2 iv d1～d5 每8小时1次

顺铂（DDP） 20mg/m^2 iv d1～d5

每3周重复1次。

2. TIP 方案

紫杉醇（PTX） 250mg/m^2 iv d1

异环磷酰胺（IFO） 1.5g/m^2 iv d2～d5

美司钠 500mg/m^2 iv d2～d5 IFO 前、IFO 使用后第4、8小时

顺铂（DDP） 25mg/m^2 iv d1～d5

3周重复1次。

（三）三线方案

1. 大剂量解救方案

（1）HDCE 方案

卡铂（CBP） 700mg/m^2 iv

依托泊苷（VP－16） 750mg/m^2 iv

在外周血干细胞输注前第5、4、3天连用，重复2个周期。

（2）HDCT 方案

紫杉醇（PTx） 200mg/m^2 civ 超过24小时

异环磷酰胺（IFO） $2g/m^2$ civ 在美司钠解救下超过 4 小时
每 2 周重复 1 次，共 2 个周期；
卡铂（CBP） AUC =7 或 AUC =8 iv 超过 1 小时 d1 ~ d3
依托泊苷（VP -16） $400mg/m^2$ iv d1 ~ d3
在外周血干细胞支持下，每 14 ~21 天进行 1 次，重复 3 个周期。

2. 姑息性化疗方案

GEMOX 方案：
吉西他滨 $1g/m^2$ iv d1、d8
奥沙利铂 $130mg/m^2$ iv d1
每 3 周重复 1 次。
或
吉西他滨 $1.25g/m^2$ iv d1、d8
奥沙利铂 $130mg/m^2$ iv d1
每 3 周重复 1 次。

七、精原细胞瘤治疗产生的毒性

（一）急性毒性

精原细胞瘤化疗的急性毒性包括恶心、呕吐、腹泻、肾功能不全、中性粒细胞减少性发热、贫血、血小板减少、乏力、脱水、电解质紊乱、耳毒性、肺毒性和雷诺现象等。BEP 方案和 EP 方案都是高致吐性方案，但通过使用地塞米松、5 - HT_3 受体拮抗剂、地西泮、神经激肽 1 受体拮抗剂（如阿瑞吡坦）可以较好地控制恶心和呕吐。5% ~25% 使用 EP 或 BEP 方案治疗的患者会出现中性粒细胞减少性发热，其中 BEP 方案发生率更高。在含异环磷酰胺的解救方案或大剂量化疗方案中，中性粒细胞减少性发热发生率≥50%，需要使用G - CSF 预防性升白细胞治疗。耳毒性通常表现为耳鸣或高频听力丧失，很少导致完全性失聪或需要助听器。雷诺氏现象几乎全部发生在使用博来霉素的患者中，使用4 个疗程 BEP 方案化疗的患者出现博来霉素所致的急性肺毒性的发生率约为 1% ~8%，其中 1% ~3% 可能是致命的。肺毒性可能表现在化疗期间，也可能会推迟或发生在开胸手术时。肺毒性的危险因素包括高累积量的博来霉素、有放疗史、肾功能不全、年龄超过 40 岁和吸烟史。

（二）慢性毒性

1. 肾毒性　可以急性发生，也可能为慢性毒性。顺铂或高剂量卡铂特别是联合环磷酰胺的方案对肾脏近曲小管的损害可能导致肾小球滤过率下降和血镁降低。

2. 神经病变、耳毒性　出现神经病变与耳毒性患者化疗后经过一段时间多数会有改善，但症状可能会持续下去。

3. 心脏毒性　经过化疗的患者心血管疾病的发病率超过普通人的 2 倍。这可能与化疗增加血管损伤，诱导更多的心血管危险因素有关。心肌内皮细胞损伤机制可包括直接的血管效应（例如，博来霉素导致雷诺现象）、睾酮缺乏、诱导炎症反应或氧化应激。已有研究证明经过化疗的精原细胞瘤患者发生高血压、高血脂、肥胖、代谢综合征的概率明显高于仅接受手术治疗的患者。

4. 不育　对于精原细胞瘤患者，不育是影响生活质量的重大问题。许多患者在诊断为精原细胞瘤前都没有生育。化疗和放疗都可能通过破坏睾丸内原始生殖细胞导致不育，手术（腹膜后淋巴结清扫术）可能导致逆行射精造成不育。经过化疗、放疗或手术治疗，多达 30% 的患者可能无法自然生育。因此，患者在进行任何影响生育能力的治疗前应考虑保存精子。

5. 第二肿瘤　精原细胞瘤治疗也会增加发生非生殖细胞肿瘤的风险。放射治疗导致患者发生第二肿瘤的概率是同年龄组仅接受手术治疗患者的 2 倍。化疗也会增加第二肿瘤的风险，相对危险度为 1.5 ~ 2.0，类似于吸烟在总人口中的相对风险。同时接受放化疗治疗的患者患第二肿瘤的风险更高。特别是白血病的发生已被证实与依托泊苷具有剂量相关性。频繁的CT复查接触辐射也会增加第二肿瘤的发生风险。

6. 结节病　生殖细胞肿瘤导致结节病的发病率升高，但目前原因还不明确。结节病可能发生在生殖细胞瘤之前，或者与之同时存在，或是在生殖细胞肿瘤发生后。结节病可以转移到纵隔、肺门淋巴结或肺部，并应被视为另一种诊断。活检时通常需要区分是转移灶还是结节病。

（胡志萍）

第二节　非精原细胞瘤

一、非精原细胞瘤的诊断与分期

生殖细胞瘤约占睾丸肿瘤的95%，其中非精原细胞瘤在睾丸生殖细胞瘤中所占比例大约为20%。根据病理分型，非精原细胞瘤可分为胚胎癌、绒毛膜上皮癌、卵黄囊肿瘤和畸胎瘤四种。其中畸胎瘤又分为成熟性、未成熟型及混合型。

（一）非精原细胞瘤的病理学分类及鉴别诊断

1. 胚胎癌（embryonal carcinoma，EC）　胚胎癌是睾丸混合性生殖细胞肿瘤中最常见的一种成分，约占87%。但单纯睾丸胚胎癌却不常见，只占3%～4%。胚胎癌最常发生于30岁年龄组，青春期前的儿童罕见。约2/3的患者在就诊时已发生了转移，但只有约40%的有转移症状。

胚胎癌是最小的睾丸生殖细胞肿瘤，40%的肿瘤直径小于2cm，且常接近睾丸网。切面呈多样性表现，呈白色、颗粒状或均匀肿胀，通常有出血、坏死性。肉眼看，胚胎癌境界不清楚，灰白色伴有明显的出血和坏死区域，可破坏睾丸白膜向周围浸润；显微镜下，肿瘤细胞像上皮细胞，在形态上明显为恶性和胚胎性，在细胞大小、形状及排列方面有相当大的变异。一般为大的多形性细胞，细胞边缘不清楚，胞质呈均一性的双染性或空泡状。细胞核为不规则椭圆形或圆形，核膜不规则，有不同程度的核空泡形成及一个或多个核仁。核仁经常相互重叠，常见有丝分裂相；高倍镜下，胚胎癌细胞胞质宽广，核大而不规则且呈泡状，核仁明显。与精原细胞瘤不同，胚胎癌细胞间界限不清。核间较拥挤，似有重叠。核分裂象易见。

鉴别诊断：①与精原细胞瘤相鉴别；②卵黄囊瘤。

纯的胚胎癌并无血AFP的升高，但有卵黄囊分化时则AFP升高明显，可能代表着一种向卵黄囊生物化学的转化。约有60%的胚胎癌因有合体滋养层细胞分化而使血HCG升高；86%～97%的胚胎癌表达PLAP，与精原细胞瘤比这种表达是小片状的而且较弱；此外，LDH也可升高。胚胎癌表达几种不同的细胞角蛋白，有CK8、CK18、CK19，偶尔也表达CK4和CK17，但不表达EMA。所以胚胎癌的免疫组织化学结果应该是：CK（+）、PLAP（+）、EMA（-）。胚胎癌DNA指数是正常的1.4～1.6倍，比精原细胞瘤低。它的遗传学改变是12p等臂染色体的出现［i（12p）］和拷贝数的增加，后者与胚胎癌的临床侵袭，性呈正相关。

治疗和预后：本病可发生于睾丸以外组织如纵隔、腹膜后、骶尾部、松果体及卵巢等处。预后很差，5年生存率仅为20%～30%。淋巴转移至腹膜后淋巴结，亦可血行转移至肺、肝、脑、肾或其他器官。治疗以睾丸切除加后腹膜淋巴结清扫加术后化疗为主要治疗方法。Ⅰ、Ⅱ期肿瘤治愈率为95%以上，Ⅲ期治愈率为70%～80%。

2. 畸胎瘤（teratoma）　约占成人睾丸肿瘤的6%，在儿童睾丸生殖细胞肿瘤中发病率位居第二，占14%～18%。儿童畸胎瘤多是一个独立的肿瘤，而成人畸胎瘤常常是混合型生殖细胞肿瘤的一种成分。畸胎瘤为恶性生殖或胚胎性全能细胞向胚层组织分化形成的肿瘤。由内、中、外三种胚层成分组成。根据分化程度可分为成熟型、未成熟型和恶性畸胎瘤三个亚型。在成年人成熟的和不成熟的畸胎瘤均有转移的可能，而在青春期前患者诊断及畸胎瘤多是良性的。

（1）成熟型畸胎瘤：亦称分化型畸胎瘤。由分化良好的外胚层、内胚层或中胚层组织组成。可见到正常形态的细胞、组织和器官，如软骨、胰腺、肝、肠组织、骨骼及平滑肌、横纹肌、神经及各种结缔组织等。外胚层成分以伴或不伴角化及神经组织的鳞状上皮为代表。内胚层结构以胃肠或呼吸道组织及其他黏液腺、胰腺组织等为代表。中胚层成分以软骨、骨及肌肉为代表。在成人，尽管成熟畸胎瘤多表现为良性改变，但仍有2%可发生血道或淋巴组织的侵袭和转移。

皮样囊肿很少见，但它代表了成熟畸胎瘤的一个亚类。皮样囊肿为单个囊，内充满角化物质、头发等。显微镜下，囊壁被覆鳞状上皮，其中含有毛囊、皮脂腺和其他附属结构。囊内充满着角化物质和毛发等。睾丸纯的皮样囊肿未见有转移的报告。

（2）未成熟畸胎瘤：由不成熟的三种胚胎组织构成。瘤组织从轻度分化不良至原始细胞不等。在同一肿瘤的不同区域分化程度可差别很大，瘤细胞核大、染色深、分裂活跃、形态异形明显。以未完全分化组织存在为特征，如原始神经外胚层成分、未成熟腺体及软骨。成人未成熟畸胎瘤也具有血管及淋巴侵袭转移能力。

（3）恶性畸胎瘤：除由各种分化良好和分化不良的组织外，还有胚胎性癌组织或灶性恶性上皮组织及间叶性组织，如肉瘤（特别是横纹肌肉瘤）、腺癌、神经母细胞瘤等组成。

肉眼所见，畸胎瘤可以有各种各样的表现。成熟畸胎瘤可以有多个囊，一般的直径在1cm以下，囊内有水或黏液。灰白色的软骨结节可见，软骨和囊间为纤维肌性间质。在其他区域，肿瘤可以是实性。鲜红色、脑样组织和出血常常是不成熟畸胎瘤的表现。显微镜下，成熟畸胎瘤由各种各样的体细胞来源的组织构成。包括软骨、平滑肌和骨骼肌、神经节、肠腺、鳞状上皮岛和囊、呼吸道上皮、泌尿道上皮岛。此外，偶见骨和色素性脉络膜上皮，罕见肝、肾、胰腺组织。这些组织被认为是成熟的，但细胞常有异型性，特别是青春期后的患者。这些细胞的异型性与成熟畸胎瘤的非整倍体DNA有关。细胞异型性的程度可通过核的大小、核染色质的多少和核分裂象的高低来判断。还没有证据表明细胞异型性的程度与预后有任何关系。

鉴别诊断：皮样囊肿、表皮样囊肿需与成熟畸胎瘤鉴别。表皮样囊肿的囊壁被覆角化的鳞状上皮，无皮肤附属器，而皮样囊肿的囊壁除被覆鳞状上皮外，还应有毛发、皮脂腺等皮肤附属器。两种病变均缺乏细胞的异型性，也无不成熟的成分存在，无远处转移的报道，属良性病变。

肠型或呼吸道上皮AFP可以阳性，所以纯的畸胎瘤血清AFP可中度升高。α_1-抗胰蛋白酶、CEA和铁蛋白可在上皮中表达。少数畸胎瘤的腺体可有PLAP的表达。

治疗和预后：畸胎瘤的恶性程度主要取决于细胞分化程度及并存的其他组织成分。成人和儿童的畸胎瘤的生物学特点、治疗方法和预后均不同。成人的畸胎瘤均为恶性，即使组织学上完全良性者仍可能发生转移并死亡。婴儿及儿童型者，如组织学成分是成熟的，原发病灶切除后可望获得良好预后。青春期前发生的纯的睾丸畸胎瘤只做睾丸切除即可治愈，无远处转移的报道。青春期后发生的睾丸畸胎瘤除行睾丸切除外，还应做后腹膜淋巴结清扫术。依据后腹膜淋巴结转移的成分再决定加做放疗或化疗。

3. 绒毛膜上皮癌（choriocarcinoma，CC）　绒毛膜癌有两种形式：一是单纯型，另一种是在其他类型中存在绒毛膜癌灶。睾丸单纯性绒毛膜癌极少见，有人报道在6 000例睾丸肿瘤中仅有8例，发病年龄主要在20~30岁，未见有青春期前发病的报告。多数患者就诊时以转移的症状为主诉。如肺、脑、消化道和后腹膜淋巴结等部位的转移。血清HCG水平总是超过1 000IU/L，血清HCG的升高，常常导致继发性的激素的变化，如女性征和甲状腺中毒征，后者是由于HCG与甲状腺刺激激素产生交叉反应的结果。

肉眼见睾丸小或正常，有或无结节。其可以由于不同程度出血而增大、坚硬。在单纯型中肿瘤像一血肿，边界清楚，切面呈灰白色。当绒癌与其他细胞类型同时出现时，则绒癌区域通常表现为大囊性或实质性肿瘤的出血灶。显微镜下绒毛膜癌有两种不同的细胞类型组成，即合体滋养层和细胞滋养层。前者为多核细胞，核染色质浓聚，胞质嗜酸性，细胞质内可有小的腔隙，其内可有红细胞及嗜酸性沉积物；后者细胞单核、胞质透明或轻度着染。出血是绒癌的一大特点，发生于肿瘤的周边或中心，且常伴有坏死。合体滋养层细胞可以包绕细胞滋养层细胞形成不成熟的胎盘绒毛结构。但有些情况，合体滋养层细胞可以变形而变得模糊，肿瘤以细胞滋养层细胞为主。

鉴别诊断：其他类型的生殖细胞肿瘤可以有滋养叶母细胞存在，但缺少绒癌的双向分化特征故不能诊断为绒癌。如精原细胞瘤中可以有分散的或小灶状的合体滋养层细胞，但无细胞滋养层细胞相伴行。尽管如此，这类精原细胞瘤患者血清 HCG 是增高的。胚胎癌变形的细胞很像绒癌的合体滋养层细胞，但无出血，也无 HCG 的升高。

HCG 染色阳性见于合体滋养层细胞和单核的滋养母细胞，后者可能是细胞滋养层细胞与合体滋养层细胞移行的中间类型。细胞滋养层细胞 HCG 染色阴性或弱阳性。约一半的病例 PLAP 染色阳性，约 25% 的病例 CEA 染色阳性。细胞角蛋白无论在合体滋养层细胞还是在细胞滋养层细胞均有表达，包括 7、8、18 和 19 型细胞角蛋白。一半的绒癌表达 EMA 且主要在合体滋养层细胞。

治疗和预后：绒毛膜癌易发生早期转移，患者多以转移性症状就诊，转移时常常跨越后腹膜而直接到达肺和肝，预后较差。在发现绒毛膜上皮癌转移灶时，应仔细检查睾丸，有怀疑时应切除并连续切片，可发现很小的原发灶。偶有原发灶完全消退，残留含铁血黄素瘢痕的病例。治疗除睾丸且除外，以综合化疗为主。

4. 卵黄囊瘤（yolk sac tumor，YST） 卵黄囊瘤是青春期前最常见的睾丸肿瘤，约占睾丸生殖细胞肿瘤的 82%。从刚出生的婴儿到 9 岁的儿童均可发病，平均发病年龄在 18 个月。婴幼儿 YST 与成人的不同，它是纯的卵黄囊瘤，无其他生殖细胞肿瘤的成分。青春期以后的 YST 发生于 15 ~ 45 岁的男性，一般在 25 ~ 30 岁发病。

卵黄囊瘤是由胚胎性全能细胞向胚外分化形成的卵黄囊内胚层样组织结构的肿瘤。肉眼下，儿童 YST 呈实性、灰白色、均质的结节，可伴有黏液变性和出血及囊性变。成人因 YST 经常是混合性生殖细胞瘤的一种组成成分，切面表现为不均质肿物，伴有出血、坏死和囊性变。显微镜下，可见不规则的腺泡状、管状或小囊状结构，并可见到典型的席勒 - 杜窝小体（Schiler - Duval 小体），血管周围可见菊花样结构。瘤细胞界限不清，可呈大小不等的空泡状。核大而不规则，可一个或多个。胞质内含脂质、黏液及糖原。细胞间质多少不等。YST 是睾丸肿瘤中类型最多的一种肿瘤，分 11 种类型，即微囊型、内胚窦型、乳头型、实性型、腺样/小泡型、黏液型、肉瘤样型、巨囊型、卵黄囊型、肝型和壁型，在此不一一赘述。

鉴别诊断：卵黄囊瘤的实性型需与精原细胞瘤认真鉴别。胚胎癌与卵黄囊瘤的鉴别依据后者的分型而进行，应注意胚胎癌可以向卵黄囊瘤转化。少年颗粒细胞瘤很像卵黄囊瘤，应仔细鉴别。

50% ~ 100% 的卵黄囊瘤 AFP 免疫组织化学染色阳性，阳性颗粒位于细胞质内。50% 的病例 α - 抗胰腺蛋白酶染色阳性。卵黄囊瘤的肠腺 CEA 染色阳性。细胞角蛋白在所有的病理均可然出，而波形蛋白只在黏液型和肉瘤样型的梭形细胞中有表达。39% ~ 85% 的卵黄囊瘤 PLAP 染色阳性。HCG、HPL、SPI 及 EMA 常常阴性。

治疗和预后：卵黄囊瘤虽然细胞分化较差，并且有血管浸润征象，但转移发生较晚，早期切除睾丸常可治愈，5 年生存率 70% 左右。2 周岁以下较 2 周岁以上患者预后更为满意。AFP 是本病的重要瘤标，还可观察肿瘤的治疗效果，判断有无肿瘤残留及术后复发，对肿瘤的预后也有一定的意义。治疗以睾丸肿瘤切除及术后化疗为主，治疗方法与胚胎癌的相似。

（二）非精原细胞瘤的分期

非精原细胞瘤并无独立分期，而是与精原细胞瘤一同归于睾丸癌进行分期。

二、非精原细胞瘤的综合治疗

非精原细胞瘤的危险因素分级可分为低危、中危和高危组。患者行睾丸切除术后依据分期来进行治疗选择，包括随访、化疗和改良腹膜后淋巴结清扫术（RPLND）。尽管进行 RPLND 的时间点不尽相同，无论是诊断还是治疗所需，大多数非精原细胞瘤患者在治疗过程中的某一时期都要接受 RPLND。开腹进行的 RPLND 与腹腔镜下进行的 RPLND 相比，当以治疗为目的时，首先推荐行开腹 RPLND。举例来说，腹腔镜下进行的 RPLND 可能因为取样不当而造成假阴性结果，而且目前还没有报道分析过腹腔镜下 RPLND 的有效性有多高。

（一）非精原细胞瘤ⅠA期

ⅠA期非精原细胞瘤患者接受睾丸切除后有两种选择：①随访观察；②开腹行保留神经的RPLND。两种治疗方法的治愈率都超过95%。需要注意的是，随访观察的高治愈率是建立在密切的定期随访检查以及对于复发患者（大约20%～30%的患者治疗后会复发）后续的化疗基础上的。

对于随访依从性较差的患者需接受开腹行RPLND。为了确保准确的术前分期，开腹保留神经的RPLND应在CT扫描后4周内以及血清肿瘤标志物检测后7～10天内进行。如果切除的淋巴结没有受累（PN_0），那么术后无须进行辅助化疗。然而，如果切除的淋巴结受到肿瘤侵犯，术后是否需要接受辅助化疗则取决于淋巴结受累的程度以及患者随访的依从性。接受化疗较单纯随访而言更适合PN_2和PN_3的患者。推荐的化疗方案可选EP或者BEP；对于PN_1和PN_2的患者，接受2个周期的化疗即可。对于PN_3的患者，推荐接受4个周期的EP方案或3个周期的BEP方案化疗。

对于那些选择随访观察的患者，NCCN指南推荐做腹盆部CT扫描，第1年每2～3个月一次，第2年每3～4个月一次；血清肿瘤标志物及胸片检查，第1年每1～2个月一次，第2年每2个月一次。

（二）非精原细胞瘤ⅠB期

开腹保留神经的RPLND或者2个疗程的BEP方案化疗都是ⅠB期非精原细胞瘤患者接受睾丸切除术后辅助治疗从而降低复发风险的选择。

一项Albers等人发起的临床研究将术后Ⅰ期的患者随机分为两组，一组接受RPLND（n＝191），另一组接受一个周期BEP方案化疗（n＝191）。中位随访时间达4.7年后在接受BEP方案化疗组191例患者中有2例复发，而在接受RPLND的191例患者中有13例患者复发（P＝0.001 1）。这一研究显示一个周期的BEP方案化疗对于患者也是可行的并且可以作为无法耐受治疗不良反应患者的一种选择。这一研究结果令人振奋，我们还需做更深入的研究。目前多数机构都推荐两个周期的BEP方案化疗作为标准治疗。

对于ⅠB期的患者如果初始选择了开腹保留神经的RPLND，那么他们的后续治疗与上面提到的ⅠA期患者是相似的；如果初始选择了化疗那后续的治疗可以选择开腹保留神经的RPLND，也可以选择随访观察（前提是患者的依从性良好）。

对于T_2期依从性良好的患者可单纯进行随访观察。因为睾丸切除后单纯接受随访观察的患者来说脉管浸润是一个容易复发的预后因素，所以T_2期并且伴有脉管癌栓的患者不建议接受单纯随访观察，其中50%面临复发风险。

（三）非精原细胞瘤ⅠS期

ⅠS期的患者通常表现出睾丸切除术后血清肿瘤标志物的持续性升高，但是影像学找不到肿瘤存在的证据。这些患者可以选择标准的4个周期的EP方案或者3个周期的BEP方案化疗。对于初始接受开腹保留神经的RPLND患者，都建议接受两种方案中的一种，因为几乎所有患者都存在散在癌细胞。而初始选择化疗的患者后续的治疗可以选择开腹保留神经的RPLND或者单纯随访观察。

（四）非精原细胞瘤ⅡA和ⅡB期

ⅡA期患者行睾丸切除术后的治疗主要依据术后血清肿瘤标志物的水平。当肿瘤标志物持续升高时，患者应接受4个周期的EP方案或3个周期的BEP方案化疗，随后接受开腹保留神经的RPLND或者单纯随访观察；当肿瘤标志物水平正常时，患者可有两种选择：一种选择是先接受4个周期的EP方案或3个周期BEP方案化疗，然后接受开腹保留神经的RPLND或随访观察，这种方法尤其适合于多发病灶的患者，另一种选择是先接受开腹保留神经的RPLND，然后接受辅助化疗（2个周期的EP或BEP方案）。

ⅡB期患者的治疗则既要依据睾丸切除术后血清瘤标的水平，也要依据影像学检查。当瘤标是阴性时，CT检查所见可决定治疗方案的选择。如果CT检查发现病灶仅仅局限于腹膜后的淋巴引流区内，那么有两种治疗方法可供选择：一种是前面提到的类似于ⅡA期患者的先接受开腹保留神经的RPLND，然后行辅助化疗；另一种选择是先接受4个周期的EP或3个周期的BEP方案化疗，然后再接受开腹保留神经的 RPLND 或单纯随访观察。如果病灶不仅仅局限于淋巴引流区，或者瘤标持续性升高，患者应先接受化疗（4 个周期 EP 或 3 个周期 BEP），而不应先接受开腹保留神经的 RPLND。

（五）非精原细胞瘤ⅡC 期和Ⅲ期

ⅡC 期和Ⅲ期的患者应该依据风险状态接受不同方案的化疗。对于原发肿瘤位于性腺外的，无论是后腹膜原发还是纵隔原发的患者，也应先接受化疗。

1. 依据风险状态分级及治疗　风险状态的分级是在探索高效低毒的化疗方案的过程中产生的。20 世纪 70 年代，含顺铂、依托泊苷和博来霉素的化疗方案在转移性生殖细胞瘤患者身上可以取得 70% ~ 80% 的完全缓解率，然而这些药物可以引起严重的不良反应，包括神经肌肉毒性、骨髓抑制导致的死亡、博来霉素引起的肺纤维化以及雷诺现象。这几种药物的高效性和严重的毒性促使了研究者根据风险分级来对不同患者选择不同治疗方案。依据风险分级，可将患者分为高危、中危和低危。

（1）低危型（ⅡC 期和ⅢA 期）非精原细胞瘤：预后良好型生殖细胞瘤的治疗应选择在维持最佳疗效的基础上尽量减少毒性的治疗方案。随机临床实验显示用依托泊苷代替长春新碱，以及去掉或者减少博来霉素的剂量可以取得这种效果。目前，在美国两种方案被作为预后良好的生殖细胞瘤的标准治疗方案：4 个疗程 EP 方案或者 3 个疗程 BEP 方案化疗。这两种方案患者都可耐受，并且接近 90% 的患者可被治愈。

（2）中危型（ⅢB 期）和高危型（ⅢC）非精原细胞瘤：在所有转移性生殖细胞瘤患者中，约 20% ~30% 患者用传统的顺铂治疗是无法治愈的。在非精原细胞瘤中可以用来预测这部分患者的不良预后因素包括肺外的内脏转移以及血清肿瘤标志物的高度浓聚或者原发肿瘤部位在纵隔的患者。对于有这些不良预后因素的患者，推荐参加临床实验。

对于中危患者，用标准治疗方案即 4 个疗程的 BEP 方案化疗可以达到约 70% 的治愈率。

对于高危患者，少于一半的患者可以接受 4 个疗程 BEP 方案化疗后可以达到完全缓解，因此推荐这些患者参加临床实验。专家组推荐那些不能耐受博来霉素不良反应的患者使用 4 个疗程的 VIP（依托泊苷、异环磷酰胺和顺铂）方案化疗。

对于有脑转移的患者，推荐使用以铂类为主的化疗联合放射治疗。如果有临床指征，亦可行手术治疗。对于一些有单个转移灶的患者，根据疾病的系统情况、肿瘤的组织类型以及转移的部位，可以选择手术治疗。

诱导化疗结束后，患者应接受腹部及盆部的 CT 检查以及血清肿瘤标志物的检查。若发现有残留病灶，可加做 PET 来判断其性质。若化疗后疗效评价达到完全缓解并且血清肿瘤标志物为阴性，后续治疗有两种选择：随访观察或者行开腹保留神经的 RPLND；如果影像学检查发现有残留病灶并且血清肿瘤标志物（AFP 和 β－HCG）已经正常，那么需要把所有残留病灶切除。如果切出来的残留病灶是一些坏死物或者成熟畸胎瘤，则不需要特殊处理，密切随访观察即可；如果切出来的残留灶是有活性的，则需要行 2 个疗程 EP、VeIP 或者 TIP 方案化疗。

如果患者达到了无瘤状态，则可以开始进入随访观察期；如果患者一线治疗未达到完全缓解或遇到手术无法切除的病灶残留时，需要接受二线治疗。

2. 转移性生殖细胞瘤的二线治疗　一线治疗后未达到完全缓解的患者依据预后因素可以分为预后良好及预后不良两种类型。标准的二线治疗包括传统剂量及大剂量化疗。预后因素可以用来决定二线治疗中哪些患者用传统剂量化疗即可，哪些患者需要用于细胞支持下的大剂量化疗。使用传统剂量化疗即可的预后良好因素包括：原发部位在睾丸、一线化疗达到完全缓解、睾丸切除后血清肿瘤标志物水平较低以及肿瘤负荷小。传统剂量化疗推荐用顺铂、异环磷酰胺联合长春新碱或者紫杉醇。如果患者二线治疗没有达到完全缓解或者再次复发，则建议行三线大剂量化疗及自体干细胞移植。不良预后因素包括：睾丸外病变，一线化疗未达到完全缓解、血清肿瘤标志物水平高及肿瘤负荷大。睾丸切除术后一线治疗过程中血清肿瘤标志物持续高表达的患者可考虑用大剂量化疗。预后不良型患者的化疗选择包括临床实验、传统剂量的二线化疗、大剂量化疗联合自体干细胞移植。如果患者的身体状况不允许化疗，则给予最佳支持治疗或挽救手术治疗。

大剂量化疗方案包括：①大剂量卡铂联合依托泊苷化疗后行自体干细胞移植；②紫杉醇、异环磷酰胺化疗后行干细胞支持下的大剂量卡铂联合依托泊苷化疗。对于二线治疗仍无法达到完全缓解的患者来说，疾病几乎都是不可治愈的，除外极少部分只有单个转移灶的患者可以行手术切除外，其余的患者建议参加临床试验或者接受支持治疗。

3. 复发转移性生殖细胞瘤的后续治疗　越晚期的生殖细胞瘤患者，复发的可能性越大。所有的肿瘤复发的患者都应考虑姑息的化疗或者放疗。对于之前用过强烈的化疗，对顺铂耐药的生殖细胞瘤可推荐患者使用吉西他滨联合奥沙利铂，这种推荐是基于Ⅱ期临床实验的证据。这些临床实验探索了吉西他滨联合奥沙利铂（GEMOX）方案在复发或者对顺铂耐药的生殖细胞瘤患者中的疗效及不良反应。研究结果显示 GEMOX 方案对于顺铂耐药的睾丸生殖细胞瘤患者来说是安全的，并且可能可以获得长期生存。GEMOX 方案的不良反应主要表现为血液学毒性，通常都是可以控制的。

三、非精原细胞瘤的化学治疗

以下介绍非精原细胞瘤常用的一线、二线及三线解救方案。

（一）一线方案

1. EP 方案

依托泊苷（VP－16）　100mg/m^2　iv d1～d5

顺铂（DDP）　20mg/m^2　iv d1～d5

每 3 周重复 1 次。

2. BEP 方案

依托泊苷（VP－16）　100mg/m^2　iv d1～d5

顺铂（DDP）　20mg/m^2　iv d1～d5

博来霉素（BLM）　30U　iv d1、d8、d15

每 3 周重复 1 次。

3. VIP 方案

托泊苷（VP－16）　75mg/m^2　iv d1～d5

异环磷酰胺（IFO）　1.2g/m^2　ivdrip d1～d5

美司钠　120mg/m^2　慢 iv 第 1 天使用 IFO 前

美司钠　1.2g/m^2　civ d1～d5

顺铂（DDP）　20mg/m^2　iv d1～d5

每 3 周重复 1 次。

（二）二线方案

传统剂量解救方案：

1. VeIP 方案

长春碱（VLB）　0.11mg/kg　iv d1～d2

异环磷酰胺（IFO）　1.2g/m^2　iv drip d1～d5

美司钠　400mg/m^2　iv d1～d5 每 8 小时 1 次

顺铂（DDP）　20mg/m^2　iv d1～d5

每 3 周重复 1 次。

2. TIP 方案

紫杉醇（PTX）　250mg/m^2　iv d1

异环磷酰胺（IFO）　1.5g/m^2　iv d2～d5

美司钠　500mg/m^2　iv d2～d5 IFO 前、IFO 使用后第 4、8 小时

顺铂（DDP）　25mg/m^2　iv d1～d5

每3周重复1次。

（三）三线方案

1. 大剂量解救方案

（1）HDCE 方案

卡铂（CBP）　700mg/m^2　iv

毛泊苷（VP－16）　750mg/m^2　iv

在外周血干细胞输注前第5、4、3天连用，重复2个周期

（2）HDCT 方案

紫杉醇（PTX）　200mg/m^2　civ 超过24小时

异环磷酰胺（IFO）　2g/m^2　civ 在美司钠解救下超过4小时

每2周重复1次，共2个周期；

卡铂（CBP）　AUC＝7或AUC＝8　iv 超过1小时 d1～d3

托泊苷（VP－16）　400mg/m^2　iv d1～d3

在外周血干细胞支持下，每14～21天进行1次，重复3个周期。

2. 姑息性化疗方案

GEMOX 方案：

吉西他滨　1g/m^2　iv d1、8

奥沙利铂　130mg/m^2　iv d1

每3周重复1次。

或

吉西他滨　1.25g/m^2　iv　d1、8

奥沙利铂　130mg/m^2　iv d1

每3周重复1次。

（刘　媛）

第三节　卵巢癌

卵巢恶性肿瘤的发病率占妇科恶性肿瘤的23%，占女性生殖道癌瘤的第三位，位于子宫颈癌和宫体癌之后。但在妇女生殖道肿瘤中，死亡率最高。卵巢恶性肿瘤分为上皮性癌、性索间质恶性肿瘤、恶性生殖细胞肿瘤、转移性肿瘤，其中以上皮性癌最为多见。

【病理分类】

（一）上皮－间质肿瘤

（1）浆液性肿瘤：①腺癌；②表面乳头状腺癌；③腺癌纤维瘤（恶性腺纤维瘤）。

（2）黏液性肿瘤：①腺癌；②腺癌纤维瘤（恶性腺纤维瘤）。

（3）子宫内膜样肿瘤（包括鳞状细胞分化的变异性）：①腺癌，非特殊类型；②腺癌纤维瘤（恶性腺纤维瘤）；③恶性 mullerian 混合瘤（癌肉瘤）；④腺肉瘤；⑤子宫内膜样间质肉瘤（低级别）；⑥未分化卵巢肉瘤。

（4）透明细胞肿瘤：①腺癌；②腺癌纤维瘤（恶性腺纤维瘤）。

（5）移行细胞肿瘤：①移行细胞癌（非 Brenner）；②恶性 Brenner 瘤。

（6）鳞状细胞肿瘤：鳞状细胞癌。

（7）混合性上皮肿瘤。

（8）未分化和未分类的肿瘤：①未分化癌；②腺癌，非特殊类型。

（二）生殖细胞肿瘤

（1）无性细胞瘤。

（2）卵黄囊瘤。
（3）胚胎性癌。
（4）多胚瘤。
（5）非妊娠绒癌。
（6）混合性生殖细胞肿瘤。
（7）两胚层或多胚层畸胎瘤：未成熟型畸胎瘤；成熟型畸胎瘤。
（8）单胚层和伴皮样囊肿的体细胞肿瘤：甲状腺肿瘤；类癌；神经外胚层肿瘤。

（三）性索－间质肿瘤

1. 颗粒细胞－间质细胞肿瘤　如下所述。
（1）颗粒细胞：①成人型颗粒细胞瘤；②幼年型颗粒细胞瘤。
（2）卵泡膜－纤维组织肿瘤：①经典型卵泡膜瘤；②黄素化型卵泡膜瘤。
（3）纤维瘤。
（4）富于细胞纤维瘤。
（5）纤维肉瘤。
（6）含有少量性索间质成分的间质细胞瘤。
（7）硬化性间质瘤。
（8）印戒细胞间质瘤。
（9）未分类。
2. 支持－间质细胞瘤　如下所述。
（1）支持－Leydig 细胞瘤（男性母细胞瘤）：①高分化；②中分化；③低分化；④网状型。
（2）支持细胞瘤。
（3）间质－Leydig 细胞瘤。
3. 混合型或未分类的性索－间质细胞瘤　环状小管性索瘤（SCTAT）；两性母细胞瘤；不能分类的性索－间质肿瘤。
4. 类固醇细胞肿瘤　间质黄体瘤；Leydig 细胞瘤；门细胞瘤；类固醇细胞肿瘤非特殊类型。

【临床分期】

卵巢癌（Ovarian Cancer）的手术－病理分期，须通过全面的体检及剖腹手术，包括对盆、腹腔全面探查，腹腔体液或冲洗液的细胞学检查，对盆腔以外可疑部位多处快速冰冻活检病理检查后，才能作出全面准确的分期。

国际妇产科联盟手术－病理分期系统。目前多采用 FIGO，2009 年手术－病理分期系统。

Ⅰ期　肿瘤局限于卵巢（单侧或双侧）。

ⅠA　肿瘤局限于单侧卵巢，包膜完整，卵巢表面无肿瘤，腹腔积液或腹腔冲洗液无癌细胞。

ⅠB　肿瘤局限于双侧卵巢，包膜完整，卵巢表面无肿瘤，腹腔积液或腹腔冲洗液无癌细胞。

ⅠC　肿瘤局限于单侧或双侧卵巢，并有以下情况之一：包膜破裂，卵巢表面有肿瘤，腹腔积液或腹腔冲洗液找到癌细胞。

Ⅱ期　肿瘤累及单侧或双侧卵巢，并伴盆腔播散和（或）转移。

ⅡA　肿瘤播散和（或）转移到子宫和（或）输卵管，腹腔积液或腹腔冲洗液无癌细胞。

ⅡB　肿瘤播散和（或）转移至其他盆腔组织，腹腔积液或腹腔冲洗液无癌细胞。

ⅡC　肿瘤盆腔播散（ⅡA 或ⅢB 期）腹腔积液或腹腔冲洗液中找到癌细胞。

Ⅲ期　肿瘤累及单侧或双侧卵巢，有镜下证实的盆腔外腹膜微转移。

ⅢA　盆腔外腹膜镜下微转移（无肉眼可见肿瘤）。

ⅢB　盆腔外腹膜肉眼可见转移，但转移灶最大径≤2cm。

ⅢC　盆腔外腹膜肉眼可见转移，但转移灶最大径＞2cm，伴或不伴腹膜后淋巴结转移。

Ⅳ期　远处转移（不包括腹膜转移）。

一、卵巢上皮性癌

（一）治疗原则

Ⅰ期：以手术切除为主。经过全面的手术病理分期后ⅠA、ⅠB期、分化1级的囊腺癌低危患者，预后好，辅助化疗不能提供更多的益处。因此，对于此类患者术后可密切随诊，无须进行术后辅助治疗，90%患者长期生存。对中～低分化的ⅠA～ⅠB期、ⅠC期及特殊组织类型的早期高危患者，术后应辅助以含铂类的基础化疗（疗程一般4～6个周期）。

Ⅱ期、Ⅲ期：多数卵巢癌患者诊断时已属于Ⅱ期或Ⅲ期。剖腹探查行肿瘤减灭术，术后进行辅助化疗，疗程一般6～8个周期。如果患者初次手术减瘤不理想，可以在全身化疗2～3个周期后，必要时行间歇性减瘤术，术后再给予3～6个周期化疗。

对晚期患者身体无法耐受手术或估计肿瘤难以切除时，也可经细针抽吸、穿刺、活检，病理学诊断后，可考虑行新辅助化疗，待机体好转或肿瘤有所消退后，再行肿瘤细胞减灭术。

Ⅳ期：以化疗为主，辅助手术治疗。

（二）综合治疗

1. 手术治疗　手术治疗目的：最终确定卵巢癌诊断，准确地判断病变范围，进行全面的手术病理学分期和最大限度地切除肿瘤，即施行卵巢癌肿瘤细胞减灭术。对早期卵巢癌来说，精确的手术-病理分期对选择术后治疗及评估具有重要的作用；对晚期肿瘤，手术目的在于满意地减瘤后，为术后辅助化疗创造条件。

（1）早期患者行全面手术-病理分期：手术-病理分期是根据国际妇产科联盟（International Federation of Gynecology and Obstetrics，FIGO）卵巢癌分期系统的要求，通过全面的手术探查、活检和病变切除等步骤对病变范围进行详细评估，适用于诊断明确的早期患者。手术范围通常包括患侧附件切除或全子宫双侧附件切除、大网膜切除、盆腹腔多点活检及腹膜后淋巴结切除术（淋巴结切除的范围上界至少达到肠系膜下动脉水平，最好达到肾血管水平）。黏液性癌应行阑尾切除，其他上皮性肿瘤怀疑有阑尾转移时也应同时切除阑尾。文献报道，进行详尽的分期术后，Ⅰ期卵巢癌（这里指ⅠA或ⅠB期）的5年生存率可提高30%～40%。全面的分期手术能够提供必要的预后评估。

（2）初次肿瘤细胞减灭术：初次手术除全面剖腹探查分期外，还包括留取腹腔积液或行腹腔冲洗进行细胞学检查，全子宫双附件切除、所有受累大网膜及一切肉眼可见病灶、肿大或可疑淋巴结。对于盆腔外肿瘤病灶≤2cm者（即ⅢB期）应切除双侧盆腔及腹主动脉旁淋巴结。对Ⅱ、Ⅲ、Ⅳ期患者，肿瘤细胞减灭术应尽最大努力切除一切肉眼可见的盆腔原发病灶和盆腹腔转移病灶，使残存瘤最大径为小于1cm。满意的细胞减灭术还可能包括盆腔脏器切除术、肠管、脾脏、部分肝脏、胆囊、部分胃、部分膀胱、胰尾、输尿管、横膈膈面剥除术。晚期患者如有必要可行以下辅助性手术：腹腔穿刺术、胸腔穿刺术、胸膜剥脱术、输尿管支架置入术、肾造瘘术、肠道梗阻解除术、胃造口术、血管内置管术、停留式腹膜腔或胸膜腔插管置管术、肠道支架植入术及胸腔镜检查术。

（3）中间型肿瘤细胞减灭术：也称间隔性肿瘤细胞减灭术。目前认为中间型肿瘤细胞减灭术主要是指在初次肿瘤细胞减灭术时未达到理想减瘤，经过2～3个疗程的化疗后，再行手术。中间型肿瘤细胞减灭术还包括以下两种情况，一种是患者一般情况差，无法耐受手术。另一种是经过临床和影像学检查，估计肿瘤难以切除。以上两种情况，先行化疗，再行减瘤。据统计，经先期化疗后，达到理想减灭的成功率为69%～77%。

（4）二探术：二探术是专指卵巢癌的患者在接受肿瘤细胞减灭术，并完成了规定疗程化疗后肿瘤完全缓解（临床没有肿瘤证据，各种影像学检查阴性，肿瘤标志物正常），此时为了准确的评估疗效而进行的一种详尽的手术探查步骤。二探术能够提供治疗后肿瘤是否存在的准确依据，从而成为判断卵巢癌初次治疗疗效的金标准。现有临床观察表明：即使经二探术病理完全阴性的患者仍有30%～60%在5年内复发，二探术不能改善卵巢癌的生存率。

（5）再次肿瘤细胞减灭术：一般包括以下 4 种情况：①如前所述特指的中间肿瘤细胞减灭术；②在二探术中发现肉眼可见病灶的病例；③经初次手术和化疗后复发的病例；④经初次手术和化疗，疾病进展的病例。再次肿瘤细胞减灭术为术后化疗创造条件。

（6）保留生育功能的问题：对于年轻有生育要求的上皮癌患者，生育功能的保留应限于经过全面分期手术的Ⅰ期低危患者。但肿瘤具有以下高危因素时需慎重考虑：①低分化；②透明细胞癌；③有外生乳头；④术前肿瘤破裂；⑤腹腔积液；⑥腹腔冲洗液找到瘤细胞；⑦有致密的粘连；⑧单倍体。

目前认为，保留生育功能最好限于高或中分化ⅠA 期的患者。对于有高危因素的而要求保留的患者则需充分知情。2009 年版 NCCN 指南指出某些明显为早期和（或）低危肿瘤（低度恶性潜能的卵巢肿瘤、早期浸润性上皮癌）如果希望保留生育功能可仅行单侧附件切除。但全面分期手术仍需进行，以排除可能存在的隐匿性晚期疾病。

2. 放射治疗　由于卵巢癌具有腹腔内种植的生物学特性，对化疗敏感，放疗在卵巢癌治疗中的应用具有较大局限性，目前也缺少相关循证医学的证据。卵巢癌的放射治疗方法主要有以下几种。

（1）全腹和盆腔体外照射：全腹照射一般肿瘤剂量 22 ~ 30Gy/6 ~ 8 周，为减少肝肾损伤，肝及肾应挡铅防护。由于卵巢肿瘤主要病灶位于盆腔，应增加盆腔照射，使总剂量达到 40 ~ 50Gy。全腹照射的急性并发症有恶心、呕吐、腹泻、大便次数增加和骨髓抑制。对症处理一般可控制。远期并发症主要是肠粘连和肠梗阻。

（2）腹腔放射性核素治疗：目前多采用放射性 ^{32}P 治疗，其半衰期为 14.3 天，最大穿透 4 ~ 5mm 的组织。因此，只能用于细小散在的病灶。一般于术后 2 周左右应用，先腹腔内注入 1 500 ~ 2 000mL 盐水，于 ^{32}P 核素灌注后嘱患者每 15 分钟更换体位一次，以使得药物均匀作用。

（3）局部放射治疗：如盆腔局灶性病变、腹主动脉旁转移淋巴结及锁骨上淋巴结的放疗。

（三）肿瘤内科治疗

卵巢癌对化疗比较敏感。化疗及其方案的选择取决于肿瘤的临床期别、分化程度等因素。近几十年来，卵巢上皮癌的化疗已取得长足的进展，至 20 世纪 80 年代出现顺铂联合化疗，疗效逐步提高。顺铂联合化疗已成为被全世界广泛接受的治疗上皮癌的术后常规化疗方法。20 世纪 80 年代后期顺铂的二代衍生物卡铂研制成功，具有与顺铂疗效相同，胃肠道毒性较小，用卡铂代替顺铂拓宽了铂类化疗的应用范围。用单药烷化剂、单药顺铂、顺铂联合化疗治疗Ⅲ期术后卵巢上皮癌的中位生存从 12 个月、18 个月提高到 24 个月。当时对顺铂耐药肿瘤，仅异环磷酰胺、六甲蜜胺等少数药有效，其有效率在 20% 左右。1989 年紫杉醇用于临床，改变了对顺铂联合化疗耐药肿瘤的疗效。国外Ⅲ期临床试验表明，紫杉醇用于铂类耐药患者（治疗中肿瘤进展或 6 个月内复发）的疗效达 30% ~40%，20 世纪 90 年代初广泛用于复发卵巢癌的治疗。

对卵巢癌有效的传统化疗药物，包括噻替派、马法兰、环磷酰胺、异环磷酰胺、苯丁酸氮芥、氟尿嘧啶、阿霉素、阿糖胞苷、米托蒽醌、足叶乙甙、顺铂、卡铂、六甲蜜胺等。近年来新的化疗药物不断问世，除紫杉醇外，拓扑替康、脂质体阿霉素、草酸铂（LOHP）、长春瑞滨（NVB）、吉西他滨、多西他赛。目前，紫杉醇与顺铂（卡铂）联合化疗成为初治卵巢癌术后辅助的一线标准化疗。

Ⅰ期患者，依据预后的相关因素又分为低危组和高危组。

1. 低危病例　主要为肿瘤高分化的ⅠA 和ⅠB 期患者。早在 20 世纪 80—90 年代多项临床研究发现经过全面的手术分期的、分化Ⅰ级的囊腺癌患者预后相当好，辅助化疗不能提供更多益处，故对于肿瘤高分化的ⅠA 和ⅠB 期的患者术后不需化疗。

2. 高危病例　包括肿瘤分化不良的ⅠA 期和Ⅰ及透明细胞癌等。已有多项随机临床研究证明，对于高危组早期病例术后辅助化疗可以延缓肿瘤复发，改善生存。EORTC 的一项 ACTION 研究，包括了欧洲 40 个医疗中心ⅡA 期以前的高危早期患者 448 例，随机分为化疗组和观察组，化疗选择铂类为主方案 4 ~ 6 个疗程。经平均 5.5 年随访，无进展生存期分别为 76% 和 68%。ICON 等研究收集来自欧洲 84 个医疗中心的 477 例Ⅰ、Ⅱ期病例，随机分为铂类为主组化疗 6 个疗程（87% 为卡铂单药）和观察组。结果表明，化疗组 5 年生存率为 73%，观察组为 62%，统计学有显著差别。早期病例化疗方案的选择，推荐紫杉醇+卡铂化疗3~6个疗程，对于体弱患者可以选择单药顺铂、单药卡铂或单药紫杉醇的短疗程化疗。近期，NCCN推荐的治疗是静脉应用紫杉醇与卡铂联合化疗3~6个周期。

Ⅱ、Ⅲ、Ⅳ期病例，对于残存肿瘤病灶<1cm的Ⅲ期病例可进行腹腔化疗。联合静脉全身化疗，推荐方案为紫杉醇联合卡铂，共6~8个疗程。对非理想肿瘤减灭术后有大块肿瘤残存者，可先用2~3个疗程新辅助化疗，再行间隔肿瘤减瘤术。晚期肿瘤切除困难或已有远处转移，或年老体衰不能手术者，在肿瘤诊断基本明确的条件下，先行1~3个疗程的新辅助化疗，再行减瘤手术。

(四) 化疗方案

联合化疗给患者带来显著生存获益。故现在除患者一般情况差、肿瘤极晚期无法耐受常规化疗的情况外，已不推荐单药化疗。初次化疗或首次辅助化疗所推荐的化疗方式为静脉化疗或静脉联合腹腔化疗。

1. 常用的化疗方案　如下所述。

(1) 单药化疗

1) 顺铂：顺铂是治疗卵巢癌最有效的药物之一，有效率达29%~35%。曾报道单药顺铂对卵巢上皮癌的治疗效果肯定，对初治患者的有效率达50%，完全缓解率达27.2%。

2) 卡铂：卡铂为顺铂的第二代衍生物。临床表明其疗效与顺铂相同，卡铂患者易耐受，用药方法简便，可门诊用药，因无积叠毒性而无总剂量的限制。卡铂的毒性特别是血小板减少症和药物的尿路清除有关，卡铂国外多采用AUC 5~7计算给药用量，国内则多采用AUC 4~6。

3) 紫杉醇：单药有效率可达25%~35%。主要的不良反应有过敏反应、神经毒性和心脏毒性。其中过敏反应为聚氧乙烯蓖麻油引起组织胺释放。神经毒性有蓄积作用，主要表现为手套或长袜状分布的麻木、刺痛、灼痛感觉神经病；暂时性较大关节痛及肌痛。

4) 紫杉醇酯质体：是以脂质为紫杉醇药物的载体，不含聚氧乙烯蓖麻油及无水乙醇混合溶媒，体内水溶性较好，从而避免了普通紫杉醇因助溶剂引起的超过敏反应，提高了肿瘤患者的安全性。药代动力学方面，紫杉醇酯质体具有缓释的特点，其半衰期较普通紫杉醇长，理论上能够增强抗肿瘤效果。另外，脂质体药物具有一定的肿瘤靶向性。近期有研究表明，紫杉醇酯质体与普通紫杉醇采用相同的剂量，其治疗卵巢癌的疗效相当，但过敏反应等不良反应较普通紫杉醇轻。

(2) 静脉联合化疗方案：目前首先推荐作为卵巢癌的治疗。

1) TC方案

紫杉醇135~175mg/m² 静脉滴注3小时，第1天；

卡铂AUC 4~6静脉滴注，第2天；

3周重复。

TC方案为目前卵巢癌化疗的标准一线方案，作为静脉化疗的首选方案。

2) DC方案

多西他赛60~75mg/m² 静脉滴注1小时，第1天；

卡铂AUC 4~6静脉滴注，第2天；

3周重复，6周期。

3) 紫杉醇周疗方案

紫杉醇80mg/m² 静脉滴注1小时，第1、8、15天；

卡铂AUC 4~6静脉滴注1小时，第1天；

3周重复。

4) TC+贝伐珠单抗方案

紫杉醇175mg/m² 静脉滴注3小时，第2天；

卡铂AUC 4~6静脉滴注1小时，第2天；

3周重复，5~6周期；

贝伐珠单抗7.5mg/kg静脉滴注30~90分钟，第1天；

3 周重复。

化疗结束后，贝伐珠单抗持续巩固应用 12 周期（3 类推荐）。

5）TC + 贝伐珠单抗方案

紫杉醇 175mg/m^2 静脉滴注 3 小时，第 1 天；

卡铂 AUC 4 ~ 6 静脉滴注 1 小时，第 2 天；

3 周重复，6 周期。

自第 2 周期起，贝伐珠单抗 15mg/kg 静脉滴注 30 ~ 90 分钟，第 1 天，3 周重复，共 22 周期（3 类推荐）。

（3）腹腔化疗（intraperitoneal chemotherapy）：卵巢上皮癌转移主要以腹腔内各脏器表面的弥漫性种植为主，较少发生远处血行转移，因此，腹腔内用药成为一个最好的治疗途径，其最大优势是腹腔内药物浓度高，有利于发挥抗瘤作用。而血浆药物浓度低，则减低全身不良反应。美国国立癌症研究所建议对于残存瘤体积 < 1cm 的患者采用腹腔化疗。

2012 年美国 NCCN 指南已将腹腔化疗作为Ⅱ期或残存肿瘤小于 1cm 的满意减瘤的Ⅲ期卵巢癌的术后标准化疗方案。用法为紫杉醇 135mg/m^2 静脉滴注 24 小时，第 1 天；顺铂 75 ~ 100mg/m^2，腹腔内注射，于紫杉醇静脉用药结束后（第 2 天）；紫杉醇 60mg/m^2（体表面积上限为 2.0m^2），腹腔内注射，第 8 天。每 3 周重复，化疗 6 个周期。但术后残存肿瘤 ≥2cm 者腹腔化疗疗效差；20% ~ 30% 患者术后因腹腔粘连而致药物分布不均匀；无论是插管还是采用腹腔化疗装置或腹腔穿刺的方法，都可引起感染、脏器损伤等并发症。研究报道仅 42% 的患者能够完成 6 个周期的化疗。未能完成腹腔化疗的原因包括导管并发症、恶心/呕吐、脱水和腹痛。不能完成腹腔化疗的患者必须完成静脉化疗。腹腔化疗目前仍存在争议。

2009 年美国临床肿瘤学会（ASCO）年会上，有数项与卵巢癌化疗相关的最新研究发布，涉及改善卵巢癌疗效。其中，蒽环类药物与铂类联合作为一线治疗方案引起关注。MITO - 2 是一项多中心、随机对照的Ⅲ期临床研究，共纳入 820 例卵巢癌，其中超过 80% 为Ⅲ ~ Ⅳ期。随机按 1 ∶ 1 的比例分组后，分别接受 PC（紫杉醇 175mg/m^2，第 1 天，卡铂 AUC 5，第 1 天，21 天重复）或卡铂 + 多柔比星脂质体 30mg/^{2}，第 1 天；卡铂 AUC 5，第 1 天，21 天重复作一线治疗，两组患者完成 6 周期化疗的比例差异无显著性，均为 80% 以上。但与标准的 PC 化疗相比，以蒽环类为基础的卡铂 + 多柔比星脂质体方案并未改善缓解率，且有较高的血液学不良反应。该研究初步数据并不支持卡铂 + 脂质体多柔比星方案作为 PC 标准一线化疗的替代选择。

另一项 AGO - OVAR - 9 研究共纳入 1 700 余例卵巢上皮癌患者，随机分组后给予 PC（紫杉醇 + 卡铂）或 PCG（紫杉醇 + 卡铂 + 吉西他滨）化疗，两组化疗均为每 3 周重复，并至少进行 6 周期。患者的疾病特征在两组中平衡良好。研究结果显示，FIGO Ⅰ ~ ⅡA 期的患者接受 PCG 化疗并未较 PC 改善 PFS 和 OS；而 FIGO ⅡB ~ Ⅳ期患者接受 PCG 三药方案治疗的 PFS 明显低于标准 PC 方案（14.7 个月和 16.0 个月，P = 0.006 5），且三药方案的血液学毒性较 PC 化疗明显增加。AGO - OVAR - 9 研究印证了 2006 年 GOG0182 - ICON5 研究结果，在标准的 PC 方案中加入第三种药物并不能提高对卵巢癌的疗效，且可能增加不良反应。目前，紫杉醇与铂类联合仍是卵巢癌一线化疗的金标准。

（4）其他化疗方案：既往在紫杉醇出现之前的常用方案为 PAC 或 PC 方案。

DDP 50 ~ 70mg/m^2 静脉滴注或腹腔注射，第 1 天（正规水化、利尿）；

CTX 500 ~ 700mg/m^2 静脉注射，第 1 天；

ADM 30 ~ 40mg/m^2 静脉注射（或表阿霉素 50 ~ 60mg/m^2），第 1 天；

每 21 天重复。

临床试验表明 CAP 方案不增加疗效，已被 PC 所替代，目前部分经济条件有限患者仍有使用。

2. 复发病例的化疗　大多数晚期卵巢癌初次治疗后复发。通常把卵巢癌复发分为 4 种。①化疗敏感型：是指对初期以铂类药物为基础的治疗有明确疗效，且已经达到临床缓解，停用化疗 6 个月以上，出现肿瘤复发（如 CA125 升高、影像学检查和盆腔检查出现可测量的病灶）。②化疗耐药型：是指患者对初期化疗有效，但在完成化疗6个月内复发为耐药型卵巢癌。③顽固型：是指在初期化疗时对化疗药物有疗效或明显疗效，在治疗过程中出现病灶或停止化疗后“二探”阳性者。④难治型：是指对化疗无效，包括在化疗期间，肿瘤稳定或肿瘤进展者，约发生于20%的患者。

（1）铂类敏感肿瘤：无疾病间隔越长，再次应用铂类时有效率越高。Markman报道：在超过24个月没有接受过治疗患者，接受DDP的有效率为77%，而无治疗间期在5～12个月的患者，有效率仅为27%。因此，复发患者如复发距初次治疗时间间隔长，可以选择原方案，且可获得较好的疗效。目前，对于铂类敏感性卵巢癌仍推荐采用铂类为基础的联合化疗。可供选择方案包括紫杉醇/卡铂方案或吉西他滨/卡铂联合方案。

（2）铂类耐药肿瘤：对铂耐药者有两种选择：①进行临床试验；②采用非铂类化疗，因为这些患者疗效差、生存期短。治疗前应全面权衡药物的疗效和毒性、患者的耐受性，特别要关注患者的生存质量等，做出较为合理的选择。首先鼓励患者进入临床研究；可选择脂质体阿霉素、多西他赛、VP－16、拓扑替康、吉西他滨、紫杉醇周疗、伊立替康等。不论是单药化疗还是联合应用，缓解率为10%～25%。到目前为止，由于缺乏挽救化疗对生活质量和姑息性治疗的具体评估，因此，很难推荐最好的化疗方案。

1）多柔比星脂质体（Doxil）：常用剂量为40～50mg/m² 静脉注射，每21天重复。Gordon AN等报道采用PLD治疗239例复发性卵巢上皮癌，ORR为19.7%。患者可能出现与剂量有关的手足综合征，特点是痛性红肿、掉皮、间断性水泡。Doxil明显减轻游离阿霉素的某些毒性，恶心呕吐、骨髓抑制、心脏毒性和脱发。

2）拓扑替康（TPT）：美国FDA于1996年批准拓扑替康单药用于卵巢癌二线治疗。用法为：拓扑替康每日1.25～1.5mg/m² 静脉滴注，连用5天，每21天重复。该药疗效已得到认可，但有较高的血液学毒性。目前，如何优化给药方案、降低毒性已成为临床需要解决的问题。

3）吉西他滨（GEM）：800～1 000mg/m²，静脉滴注，每周1次，连用3周。Hansen报道对曾治疗过的卵巢癌患者，吉西他滨的单药有效率为13%。ASCO年会上，Moura GL等报道吉西他滨联合顺铂治疗铂类耐药的卵巢癌35例，CR率为14.2%，PR率为34.3%，PFS 6.7个月，MST 13.2个月，毒性反应可以耐受，表明吉西他滨联合顺铂治疗铂类耐药者可行且有效。目前，单药疗法或与顺铂联合化疗是治疗复发性卵巢癌的适宜选择。

4）多西他赛：75～100mg/m² 静脉滴注，每21天重复；或25mg/m²，每周1次，连用3周，每4周重复。对复发性卵巢癌的有效率为20%～35%。Kaye报道200例患者总反应率为31.5%。

5）依托泊苷：50mg/m² 口服，每日1次，连用21天。有效率为6%～27%。

6）长春瑞滨（NVB）：25～30mg/m² 静脉注射，每周1次×2，或20mg/m² 每日1次，连用3天，每21天重复。有效率为29%。

7）六甲蜜胺（HMM）：250mg/m² 口服（分4次），连用14天，每4周重复。为部分耐药患者提供长期生存机会。在严格界定的难治性或耐药性卵巢癌中，缓解率为10%。

8）异环磷酰胺：在复发性卵巢癌患者中，有效率为10%～20%。

9）奥沙利铂（L－OHP）：130mg/m² 静脉滴注3小时，每21天重复。对顺铂耐药的上皮性卵巢癌有效率为26%左右。

（3）其他可选择的化疗方案

1）Doxil/Gem方案：多柔比星脂质体（DLP）联合吉西他滨。

Doxil 25mg/m² 静脉注射，第1天；

GEM 600mg/m² 静脉滴注，第1、8天；

每3周重复。

2）IFO/Taxol方案：异环磷酰胺联合紫杉醇（PTX）。

IFO 1.2g/m² 静脉滴注，每日1次，第1～3天（用美司钠解救）；

Taxol 175mg/m² 静脉滴注，第1天；

每3周重复。

3）IFO/L-OHP方案：异环磷酰胺联合奥沙利铂（OXA）。

IFO 1.2g/m² 静脉滴注，每日1次，第1~3天（用美司钠解救）；

L-OHP 130mg/m² 静脉滴注，第1天；

每3周重复。

4）Gem/L-OHP方案：吉西他滨联合奥沙利铂。

GEM 800mg/m² 静脉滴注，第1、8天；

L-OHP 130mg/m² 静脉滴注，第1天；

每3周重复。

5）IFO/VP-16方案：异环磷酰胺联合依托泊苷。

IFO 1.2g/m² 静脉注射，每日1次，第1~4天（用美司钠解救）；

VP-16 100mg 静脉滴注，每日1次，第1~4天；

每4周重复。

6）IFO/Doxil方案：异环磷酰胺联合多柔比星脂质体（DLP）。

IFO 1.2g/m² 静脉滴注，每日1次，第1~4天；

Doxil 25mg/m² 静脉注射，第1天；

每3周重复。

7）TPT/Taxol方案：拓扑替康联合紫杉醇（DTX）。

TPT 0.7~1.0mg/m² 静脉滴注，每日1次，第1~5天；

Taxol 135mg/m² 静脉滴注，第1天，每4周重复。

8）NDP/CPT-11方案：奈达铂联合伊立替康。

NDP 80~90mg/m² 静脉滴注，第1天，每4周重复。

CPT-11 60~80mg/m² 静脉滴注，第1、8天；

每3或4周重复。

2013年NCCN指南指出对于复发卵巢癌患者首选的药物包括：对于铂类敏感的肿瘤：卡铂/紫杉醇（1级证据）、卡铂/紫杉醇（周疗）、卡铂/多西他赛、卡铂/吉西他滨、卡铂/吉西他滨/贝伐珠单抗（2级证据）、卡铂/多柔比星脂质体、顺铂/吉西他滨联合方案。单药包括顺铂和卡铂。对于铂耐药可选非铂单药：多西他赛、依托泊苷（口服）、吉西他滨、脂质体多柔比星、紫杉醇（周疗）、托泊替康。其他可能有效的药物包括：六甲蜜胺、卡培他滨、环磷酰胺、异环磷酰胺、伊立替康、美法仑、奥沙利铂、紫杉醇、白蛋白结合性紫杉醇、培美曲塞、长春瑞滨。

对于顽固性卵巢癌患者，大剂量的积极化疗也许并不能取得疗效，此时应首先对患者的身体状况、心理和精神状况做出评估，给予恰当治疗，避免治疗影响患者生活质量。对于"停止化疗后完全缓解或停止6个月以上发生复发者"分为影像学/临床复发和生化复发（生化复发指仅有CA125升高但影像学未发现复发灶），对于生化复发可选择参加临床试验；或继续观察直至出现临床复发；或立即开始治疗（28级证据）。并强烈推荐患者参与新药疗效的临床试验。在复发肿瘤治疗中，让患者及家属参与制定治疗决策甚为重要。AGO-OVAR等多中心、随机对照临床试验，共纳入356例顺铂敏感型卵巢癌复发患者，随机按1:1的比例分组后，分别接受吉西他滨/卡铂（GEM 1 000mg/m²，第1、8天；卡铂AUC 4或5，第1天）治疗，两组平均化疗时间均为6个周期，平均随访时间为17个月。中位PFS在吉西他滨/卡铂组为8.6个月，单药卡铂组为5.8个月。RR在吉西他滨/卡铂组患者为47.2%，在单药卡铂组为30.9%。骨髓抑制毒性反应在联合化疗组更明显。

（4）内分泌治疗：2013年NCCN指南指出对复发卵巢癌患者无法耐受化疗时可能有效的药物，包括他莫昔芬、阿那曲唑、来曲唑、醋酸甲地孕酮、亮丙瑞林。对铂类耐药卵巢癌中，他莫昔芬有一定作用，客观缓解率为15%。其优点为毒性小、易接受。二线治疗失败或一般状态不允许使用化疗药物者，他莫昔芬可以作为一种灵活的治疗方法。来曲唑作为卵巢癌的二线药物，受到高度关注。对于雌激素受体阳性的卵巢癌患者的客观有效率为16%，但生物学和临床效果是否优于他莫昔芬尚不明确。

（5）靶向治疗：分子靶向治疗是近年出现的一种新的治疗方法。它以肿瘤细胞在分子遗传学水平的特征性改变为作用靶点，在发挥更强的抗肿瘤活性的同时，减少对正常细胞的不良反应。在卵巢癌的治疗中，先后用几种靶向药物进行尝试。研究表明，单药治疗中的获益主要表现为肿瘤稳定，没有进展，而不是获得缓解或肿瘤消失，但不良反应小，耐受性好，可长期应用。且分子靶向药物与化疗药物联合应用可提高疗效。自2012年起美国NCCN指南已将贝伐珠单抗（Bevacizumab）列入卵巢上皮性癌二线治疗的推荐方案（有效率为21%）。

1）血管内皮生长因子抑制剂：血管内皮生长因子（VEGF）在卵巢癌的发展和恶性腹腔积液的形成中扮演重要角色。VEGF水平升高及微血管密度增加是卵巢癌的不良预后因素。在人卵巢癌裸鼠移植瘤模型的临床前试验中，抗VEGF的抗体显示出预防甚至逆转恶性腹腔积液形成的作用。在该模型中，抗VEGF抗体与紫杉醇联合应用既能减少腹腔积液形成还可以促进肿瘤退缩。二者联合应用的机制在于VEGF能促进凋亡抑制因子survivin的生成，而后者有助于维持微管蛋白的功能，可见抗VEGF抗体与紫杉醇具有一定协同作用。另外，VEGF可能通过激活磷脂酰肌醇3激酶（PI3K）/AKT通路诱导耐药的产生，而PI3K抑制剂可以增强紫杉醇的疗效，因此，理论上，抗VEGF抗体联合紫杉醇的效果应该优于二者单药治疗的效果，且已在临床前实验中得到验证。

贝伐珠单抗（Bevacizumab）：2012年，ASCO报道GOG-0218探讨贝伐珠单抗在卵巢癌、原发腹膜癌和原发输卵管癌的术后一线治疗中的作用的研究结果。该研究评价在卵巢癌术后一线治疗中化疗同时联合贝伐珠单抗（R2）以及一线联合贝伐珠单抗后单药贝伐珠单抗作为维持治疗（R3）的作用。研究发现，与紫杉醇/卡铂联合安慰剂的对照组（R1）相比，紫杉醇/卡铂同时联合贝伐珠单抗以及贝伐珠单抗作为维持治疗的安全性较好，2度及以上的不良反应中，仅有高血压的发生率在三组间的差异存在统计学意义。大于3度的肠道不良反应（穿孔/瘘/坏死/渗出）的发生率在对照组、紫杉醇/卡铂联合贝伐珠单抗组以及紫杉醇/卡铂联合贝伐珠单抗+贝伐珠单抗维持治疗组中分别为0.8%、2.6%和2.3%，虽然加用贝伐珠单抗后肠道不良反应的发生率有升高的趋势，但三组间差异无统计学意义，研究结果提示贝伐珠单抗作为卵巢癌的一线治疗的安全性可能优于单用贝伐珠单抗治疗复发卵巢癌，尤其是既往多疗程多方案化疗者或肿瘤侵袭肠道者。疗效方面，三组PFS分别是10.3个月、11.2个月和14.1个月，其中R3与R1相比，差异有显著性，但R2与R1相比差异无显著性。结果表明紫杉醇/卡铂联合贝伐珠单抗+贝伐珠单抗维持治疗的疗效优于目前紫杉醇/卡铂的标准治疗。而仅在化疗同时联合贝伐珠单抗的疗效并未明显优于目前的标准治疗。另外，三组的总生存率差异并无显著性。

2）表皮生长因子受体抑制剂：有关卵巢癌的多数研究都聚焦于表皮生长因子受体（EGFR），它在30%~70%的卵巢癌中存在过表达，且与预后不良相关。EGFR是一种跨膜蛋白，作为细胞外信号向细胞内传导受体，在细胞的生长、增生、凋亡和分化等相关的一系列与肿瘤发生发展相关的分子过程中发挥重要作用。

在卵巢癌中，一项Ⅱ期研究表明EGFR的小分子酪氨酸激酶抑制剂厄洛替尼（Erlotinib）单药治疗EGFR阳性、既往接受过多种治疗的复发性卵巢癌的有效率为8.8%。同一类型的吉非替尼也进行类似的临床试验，在27例不明EGFR表达状况的复发性卵巢癌中，1例部分缓解，另外3例获得长期的疾病稳定（SD），临床受益率为14.8%（4/27）。这两种药物最常见的不良反应是轻到中度的痤疮样皮疹和腹泻。除了酪氨酸激酶抑制剂以外，已开展EGFR的单克隆抗体西妥昔单抗用于卵巢癌治疗的临床研究。将EGFR抑制剂作为复发或耐药者的补救治疗措施，这类药物是否能与化疗协同作用，在卵巢癌的一线化疗中发挥作用还尚未可知。苏格兰卵巢癌随机试验组（SCOTROC）正在进行一项Ⅲ期研究，将埃罗替尼作为一线治疗的一部分，用于紫杉醇/卡铂化疗后治疗晚期卵巢上皮癌。该研究将在一定程度上揭示EGFR的单克隆抗体治疗卵巢癌的前景。

3）多靶点的靶向治疗药物：索拉非尼（Sorafenib，多吉美）是目前世界上第一个被批准应用于临床的一个多靶点的靶向治疗药物。其用于卵巢癌治疗尚处于探索阶段。Ⅱ期临床研究表明Sorafenib联合吉西他滨作为二线治疗，60.4%的患者疾病处于稳定状态，然而仅4.7%患者取得临床部分缓解，中位 PFS 为 5.4 个月，中位 OS 为 13.3 个月，严重毒性反应发生率低。目前正在进行 Sorafenib 联合卡铂 + 紫杉醇用于复发性卵巢癌治疗的研究。同时，索拉非尼联合其他靶向制剂如贝伐珠单抗的疗效亦处于Ⅱ期临床研究阶段。

4）CA125 靶向抗体：奥戈伏单抗（Oregovomab，OvaRex）是靶向 CA125 的单克隆抗体。2004 年 Berek 报道一项 RCT 研究结果，145 例取得完全临床缓解的卵巢癌患者随机分组接受 OvaRex 巩固治疗或仅使用安慰剂对照，随访 5 年结果发现 OvaRex 治疗后患者 OS 延长近 10 个月（57.5 个月和 48.6 个月），5 年生存率分别为47% 和37%，目前正在进行两项Ⅲ期 RCT 研究以进一步确定其对卵巢癌的治疗价值。

二、生殖细胞肿瘤

（一）治疗原则

卵巢恶性生殖细胞瘤包括：卵黄囊瘤（YKS）、无性细胞瘤（DSG）、未成熟畸胎瘤（IMT）。手术治疗时应进行全面的分期，明确 FIGO 分期及病理分级。任何期别的患者如果希望保留生育功能，均可以考虑患侧附件切除，保留子宫及对侧附件，术后辅以化疗；无生育要求，可切除全子宫及双侧附件，进行全面的分期手术；对于Ⅱ～Ⅳ期的患者，分期手术同时应行肿瘤细胞减灭术。全面分期术后对于Ⅰ期的无性细胞瘤和Ⅰ期 G_1 级的未成熟畸胎瘤术后可行随诊观察。其他情况：包括内胚窦瘤、Ⅱ～Ⅳ期的无性细胞瘤、Ⅰ期 $G_{2\sim3}$ 或Ⅱ～Ⅳ期的未成熟畸胎瘤患者，术后应进行辅助化疗。

（二）综合治疗

1. 无性细胞瘤　如下所述。

（1）手术治疗：大多数卵巢无性细胞瘤患者的年龄为 10～30 岁，平均 21 岁，因此，手术范围的选择，应尽可能保留生理及生育功能，做单侧附件切除。

（2）联合化疗：近年来，由于联合化疗用于无性细胞瘤取得了一些很成功的经验，使化疗在无性细胞瘤治疗中占有至关重要的地位。联合化疗方案主要包括：VAC（长春新碱 + 更生霉素及环磷酰胺）、PVB（顺铂 + 长春新碱 + 博来霉素）及 BEP（博来霉素 + 依托泊苷 + 顺铂）方案，其中以 BEP 方案为主。术后化疗 3～4 个周期，并监测 β－HCG 变化。NCCN 指南 2013 版指出，对于部分ⅠB～Ⅲ期的无性细胞瘤患者，如采用 BEP 方案不良反应过重，可采用 EC 方案。

EC 方案：用于无性细胞瘤。

CBP 400mg/m^2 静脉滴注，第 1 天；

VP－16 120mg/m^2 静脉滴注，每日 1 次，第 1～3 天；

4 周重复。

2. 卵黄囊瘤（内胚窦瘤）　如下所述。

（1）手术治疗：是一种恶性程度极高、易早期转移、可用甲胎蛋白（AFP）监测的肿瘤。绝大部分为单侧性，且患者年轻，故手术范围选择单侧输卵巢卵管切除，对侧卵巢经仔细检查无异常者，保留对侧卵巢及子宫，以保留其生理生殖功能；对已有卵巢外转移的晚期肿瘤，应行肿瘤减灭术。

（2）术后辅助化疗：目前 BEP 方案是治疗卵黄囊瘤最为有效的一线化疗方案。NCCN 指南主张对卵黄囊瘤术后巩固化疗 3～4 周期，并监测 AFP 变化。如一线化疗后 AFP 升高，建议改用 TIP（紫杉醇 + 异环磷酰胺 + 顺铂）化疗。

3. 未成熟畸胎瘤　如下所述。

（1）手术治疗：手术时应首先详细探查，以进行正确的手术分期。由于肿瘤绝大多数为单侧性，且患者多很年轻，故多主张单侧附件切除。对于已有腹腔广泛种植转移的患者应行肿瘤细胞减灭术，尽可能切净转移肿瘤，手术减瘤的彻底性仍是治疗成功的关键。

（2）联合化疗：化疗是卵巢未成熟畸胎瘤必不可少的治疗方法。化疗方案与卵巢卵黄囊瘤基本相同。常用的联合化疗方案包括 PVB、BEP、VAC 方案。

（三）肿瘤内科治疗

恶性生殖细胞肿瘤过去被认为是预后最差的肿瘤，现已被认为是继子宫绒毛膜癌之后第二种可用化疗治愈的肿瘤。BEP 方案已成为国际上治疗各期卵巢恶性生殖细胞肿瘤的标准一线化疗方案。还有 VAC、PVB 方案。二线治疗或复发病例方案为：VIP（依托泊苷 + 异环磷酰胺 + 顺铂）、VeIP（长春新碱 + 异环磷酰胺 + 顺铂）、顺铂/依托泊苷、多西他赛/卡铂、紫杉醇/卡铂、紫杉醇/吉西他滨、紫杉醇/异环磷酰胺等方案。NCCN 指南主张对一线化疗后 AFP 和/β－HCG 持续升高的患者，推荐采用 TIP（紫杉醇 + 异环磷酰胺 + 顺铂）方案或干细胞移植支持下的大剂量化疗。对于某些无性细胞瘤患者，将化疗不良反应最小化至关重要，可考虑给予 3 个周期的 EP（依托泊苷/卡铂）化疗。

（四）化疗方案

1. BEP 方案　如下所述。

BLM 15mg 静脉滴注或肌内注射，每周 1 次；

VP－16 100mg/m^2 静脉滴注，每日 1 次，第 1～3 天；

DDP 30～35mg/m^2 静脉滴注，每日 1 次，第 1～3 天；

每 3 周重复，3～4 周期。

美国 GOG 曾进行 BEP 治疗恶性生殖细胞肿瘤的临床研究，他们对 93 例 Ⅰ、Ⅱ、Ⅲ 期病例在肿瘤切除后，仅用 BEP 3 个周期，其持续缓解率可达 96%。目前，BEP 方案已成为治疗恶性生殖细胞瘤的最为经典的方案。NCCN 指南主张对于内胚窦瘤、Ⅱ～Ⅳ期的无性细胞瘤、Ⅱ～Ⅳ期或Ⅰ期 $G_{2\sim3}$ 的未成熟畸胎瘤患者术后进行 3～4 周期的 BEP 方案化疗。注意 BLM 的终身限制剂量为 250mg/m^2，超过限制剂量需改用其他方案。

2. PVB 方案　如下所述。

BLM 15mg/m^2 肌内注射，第 2 天；

VCR 1～1.5mg/m^2 静脉冲入，每日 1 次，第 1、8 天；

DDP 20mg/m^2 静脉滴注，每日 1 次，第 1～5 天；

每 3 周重复，3～4 周期。

3. VAC 方案　如下所述。

CTX 200mg/m^2 静脉冲入，每日 1 次，第 1～5 天；

VCR 1.5mg/m^2 静脉冲入，第 1 天；

ACTD 200μg/m^2 静脉滴注，每日 1 次，第 1～5 天；

4 周重复，用 4 周期。

4. EIP 方案　如下所述。

IFO 1.0～1.5g/m^2 静脉滴注，每日 1 次，第 1～5 天；

Mesna 400mg 静脉滴注，于 0、4、8 小时各给 1 次解毒；

VP－16 60～80mg/m^2 静脉滴注，每日 1 次，第 1～5 天；

DDP 20mg/m^2 静脉滴注，每日 1 次，第 1～5 天；

4 周重复，用 4 周期。

目前认为异环磷酰胺为基础化疗作为挽救治疗，主要用于对铂类敏感的生殖细胞肿瘤复发（一线化疗达 CR，以后复发者）。约 50% 可达到无瘤状态，然而其中约一半仍将复发。

5. CE 方案　如下所述。

CBP 400mg/m^2 静脉滴注，第 1 天；

VP－16 120mg/m^2 静脉滴注，每日 1 次，第 1～3 天；

每 3～4 周重复，用 3～4 周期。

6. 高剂量化疗加自体骨髓移植　首次一线化疗未达 CR 的生殖细胞瘤，用常规剂量的顺铂挽救治疗，这些患者的治愈率 <10%，可考虑用高剂量化疗 + 自体骨髓移植。

7. 对于复发的恶性生殖细胞肿瘤，NCCN 指南推荐的治疗方案 ①大剂量化疗，包括：顺铂/依托泊苷、多西他赛、多西他赛/卡铂、紫杉醇、紫杉醇/异环磷酰胺、紫杉醇/卡铂、紫杉醇/吉西他滨、VIP（依托泊苷 + 异环磷酰胺 + 顺铂）、VeIP（长春新碱 + 放线菌素 D + 环磷酰胺）、TIP（紫杉醇 + 异环磷酰胺 + 顺铂）；②放射治疗；③支持治疗。

三、卵巢性索间质肿瘤

颗粒细胞瘤大约占性索间质肿瘤的 70%，占所有卵巢肿瘤的 3% ~5%。颗粒细胞瘤分两种类型：幼稚型和成人型。由于雌激素较高，幼稚型患者常伴有性早熟，成人型患者常伴有绝经后出血。由于肿瘤的症状明显，且生长缓慢，大多数患者诊断时处于临床Ⅰ期。发病高峰是绝经后第一个 10 年。诊断时的临床分期是影响预后的最重要因素。

（一）治疗原则

希望保留生育功能的ⅠA ~ ⅠC 期的卵巢间质肿瘤患者，应考虑行保留生育功能手术，其他患者均应做全面的分期手术。在完成系统分期手术或保留生育功能的系统分期手术后，对于Ⅰ期（低危）的患者应当予以观察。对高危的Ⅰ期（肿瘤破裂、分化差）或中危型患者（肿瘤含有异质性成分），处理建议包括：观察，或铂类为基础的化疗。对Ⅱ ~ Ⅳ期的患者推荐的处理包括对局限性病灶给予放疗或铂类为基础的化疗（BEP 或紫杉醇/卡铂方案首选）。对临床复发患者的治疗方法包括：参与临床试验、支持治疗、化疗。其他影响预后的因素包括：患者的年龄、肿瘤大小、组织学特征。如果有转移，彻底的细胞减灭术是治疗的主要方法。由于本病少见，且病程长，所以缺少该方面的前瞻性研究。

（二）综合治疗

1. 手术治疗 手术方式分单侧附件切除、全子宫双附件切除及肿瘤细胞减灭术。具体选择可根据肿瘤期别、组织类型、细胞分化程度、患者年龄及生育情况酌定。

2. 联合化疗 2013 年 NCCN 指南推荐对于Ⅰ期的高危或中危患者以及Ⅱ ~ Ⅳ期患者，术后可应用化疗作为辅助治疗。常用的化疗方案与恶性生殖细胞肿瘤相同，包括 PVB、PEB 方案等。对于复发的患者，可选择与生殖细胞肿瘤相同的方案也可采用紫杉醇/卡铂联合化疗方案。

3. 激素治疗 由于某些颗粒细胞瘤可分泌雌激素，而且不少学者发现颗粒细胞瘤中存在着孕激素受体，这为孕激素治疗颗粒细胞瘤提供了依据。Hardy RD 以甲地孕酮治疗复发的晚期患者，有病例获得完全缓解。近年来发现促性腺释放激素激动剂（GnRH）如抑纳通、戈舍瑞林等，在治疗激素依赖性恶性肿瘤方面有一定疗效，基础研究也表明，GnRH 可降低促性腺激素水平，抑制卵巢的活性。

（三）肿瘤内科治疗

对于Ⅰ期无高危因素的患者，治疗应以手术 + 随访为主。Pfleiderer 和 Malmstrom 等研究发现，对于 FIGOⅠ期的低危患者，手术后是否辅以化疗，5 年存活率相同（94% ~100%）。但是，对于有高危因素的Ⅰ期及Ⅱ ~ Ⅳ期患者选择顺铂为基础的化疗；临床复发患者，首选生殖细胞肿瘤的治疗方案化疗。PVB 方案为颗粒细胞瘤的首选治疗方案。如该方案化疗失败后也可采用紫杉醇/卡铂方案进行挽救治疗。

（四）化疗方案

单药治疗包括紫杉醇、多西他赛。联合化疗方案有 PVB、PEB、PI、VAC 及 TC 方案，具体参考卵巢生殖细胞瘤及卵巢癌的化疗方案。2013 年 NCCN 推荐复发性索间质细胞瘤可选择的化疗方案有：芳香化酶抑制剂（阿那曲唑，来曲唑）、贝伐珠单抗（限颗粒细胞瘤）、亮丙瑞林（颗粒细胞瘤）、多西他赛、紫杉醇、紫杉醇/异环磷酰胺、紫杉醇/卡铂、他莫昔芬、VAC，以及放射治疗、支持治疗。

（孙丽立）

第四节 绒毛膜癌

绒毛膜癌（Choriocarcinoma）简称绒癌，是一种高度恶性的滋养细胞肿瘤。绝大多数绒癌继发于正常或不正常的妊娠之后，称继发性绒癌或妊娠性绒癌，主要发生于育龄妇女，但也有少数发生于未婚女性，有时与卵巢恶性肿瘤同时存在。可能是患者在胚胎时部分滋养细胞异常发展的结果，又称原发性绒癌，或非妊娠性绒癌。目前是妇科第一个化疗可治愈肿瘤。

一、病理分类

绒癌的病理特点是细胞滋养细胞和合体滋养细胞大片增生和分化不良的滋养细胞侵犯子宫肌层和血管，但仔细检查无绒毛或葡萄胎样结构，并常伴有远处转移，最常见的转移部位是肺。妊娠性绒癌均发于子宫，大体观子宫不规则增大，柔软，表面可见数目不等的紫蓝色结节，癌组织呈暗红色，质脆，常伴出血、坏死及感染，镜下特点为滋养细胞不形成绒毛或水泡结构，成片高度增生，并广泛侵入子宫肌层和破坏血管，造成出血坏死。侵蚀性葡萄胎镜下可见肌层的水泡状组织与葡萄胎相似，可见绒毛结构及滋养细胞增生和异型性，但绒毛也可退化，仅见到绒毛阴影。大体上检查可见子宫肌壁内有大小不等的水泡状组织，宫腔内可有原发病灶，也可无原发病灶。

二、临床分期

滋养细胞肿瘤 FIGO 解剖分期标准，见表 7 - 1。

Ⅰ期　病变局限于子宫体；

Ⅱ期　病变扩散，但仍局限于生殖器官（阔韧带、附件及阴道）；

Ⅲ期　病变转移至肺，伴或不伴有生殖系统受累；

Ⅳ期　病变转移至脑肝肠肾等其他部位。

表 7 - 1　滋养细胞肿瘤改良 FIGO 预后评分标准

预后因素评分	0	1	2	4
年龄（岁）	<40	≥40		
前次妊娠	葡萄胎	流产	足月产	
妊娠终止至化疗开始的间隔（月）	<4	4 ~ <7	7 ~ <13	≥13
HCG（U/L）	$<10^3$	$10^3 \sim <10^4$	$10^4 \sim <10^5$	$\geq 10^5$
肿瘤最大径（cm）	<3	3 ~ <5	≥5	
转移部位	肺	脾、肾	胃肠道	脑、肝
转移瘤数目	1 ~ 4	5 ~ 8	>8	
治疗失败史			单药	2 药及以上联合化疗
总分			0 ~ 6 低危	≥7 高危

三、治疗原则

绒癌治疗是以化疗为主要手段，即使晚期广泛转移，经化疗后仍有可能获得痊愈，手术及放疗为辅助治疗的综合治疗原则。在制订方案前，须在明确临床诊断基础上，根据病史、体征及辅助检查结果，进行正确临床分期，并根据预后评分将患者评定为低危无转移、低危转移或高危转移，再结合骨髓功能及肝肾等全身情况，制订合适的、个体化的治疗方案。

四、综合治疗

1. 手术治疗　手术适应证如下。①当原发病灶或转移瘤大出血（如子宫穿孔、肝脾转移瘤破裂出血等），如其他措施无效，常需立即手术切除出血器官；②对年龄较大且无生育要求的患者，为缩短治疗时间，经几个疗程化疗，病情稳定后，可考虑进行子宫切除；③对于子宫或肺部病灶较大，经多疗程化疗后，血 HCG 已正常，而病变消退不满意者，亦可考虑手术切除；④对于一些耐药病灶，如果病灶局限（如局限于子宫或局限于一叶肺内）亦可考虑在化疗的同时辅以手术治疗。常进行的术式包括子宫切除术、肺切除术和开颅手术等。

2. 放射治疗　随着化疗药物治疗的长足进展，放射治疗对该肿瘤的应用价值已日渐局限。但在某些情况下，放射治疗仍有一定的作用，特别是对顽固性耐药病灶的治疗、预防转移灶出血及减轻疼痛等方面效果尚可。有文献报道，对脑转移及肝转移的患者，采用全脑及全肝照射，约 50% 患者获得痊愈。

3. 选择性动脉介入治疗　选择性动脉栓塞术可用于治疗滋养细胞肿瘤导致的腹腔内出血或子宫出血。动脉造影能很快明确出血部位，选择性动脉栓塞术可准确地阻断出血部位血供达到止血的目的。对绒癌子宫出血的患者在非手术治疗无效时，可考虑进行子宫动脉栓塞术而达到保留生育功能的目的。

五、肿瘤内科治疗

绒癌曾被认为是人类恶性程度最高的实体瘤之一，在应用有效的化疗药物之前，死亡率高达 90% 以上。随着大剂量药物化疗的开展，使得绒癌成为第一个通过化疗可治愈的肿瘤。国外最早使用成功的药物是甲氨蝶呤（MTX），治疗绒癌取得较好的疗效。继而又发现放线菌素 D（Act－D），单药有效，与 MTX 联合使用，效果更好，其他有效药物还包括长春花碱（VLB）、长春新碱（VCR）、环磷酰胺（CTX）、六巯基嘌呤（6－MP）、5－氟尿嘧啶（5－FU）、更生霉素（Kengshengmycin，KSM）、溶癌呤（Sulfomercaprine Sodium，AT1438）、抗瘤新芥（Ocaphane，AT581）和消瘤芥（Nitrocaphane，AT1258）等药物。其中 6－MP、AT1458、AT581 因毒性较大目前已很少应用。

单药化疗方案：MTX、Act－D、VP－16、VCR、CTX、DDP。5－FU、MTX 和 Act－D 已成为治疗无转移和有转移低危患者首选的和标准的单一化疗药物；其完全缓解率分别为 70%～100% 和 50%～70%。

联合化疗方案：多用于高危患者，EMA/CO、EMA/EP、5－FU/KSM、MAC（MTX＋CF、Act－D、CTX），EA（VP－16＋Act－D）、PVB、PEA、5－FU/KSM/MTX＋CF、5－FU/AT1258、VP16/KSM、VCR/5－FU/KSM/VP16、VCR/5－FU/KSM/AT1258、ACM（Act－D＋CTX＋MTX）方案。

六、化疗方案

（一）国外单一药物化疗

低危（FIGO/WHO 评分≤6）患者的单药化疗方案如下。

（1）MTX0.4mg/kg 肌内注射，每日 1 次，连用 5 天，间隔 14 天。

（2）MTX＋CF 解救方案：此方案在英国和美国广为应用，但其首次化疗失败率为 20%～25%。

MTX 每天 1mg/kg 肌内注射，第 1、3、5、7 天，间隔 14 天。

CF 每天 0.1mg/kg 肌内注射，第 2、4、6、8 天。

（3）MTX50mg/m^2 肌内注射，每周 1 次，首次治疗失败率为 30%。失败后可改用 MTX 每日 0.4mg/kg 肌内注射，连用 5 天或 Act－D 每天 12μg/kg 静脉注射每天 1 次，连用 5 天。

（4）Act－D10～12μg/kg，每天 1 次，连用 5 天，疗程间隔 2 周。MTX 5 天给药化疗方案失败后可改用此方案。且可在肝功能不全患者中使用，首次失败率为 8%。

（5）Act－D1.25mg/m^2，2 周 1 次（ACTD 脉冲疗法）首次失败率为 20%。当 MTX 脉冲性周疗化疗失败时，可改用此方案。

（6）MTX250mg，不小于 12 小时滴注完。此同 EMA－CO 方案中 MTX 的使用方法。首次失败率为 30%。

MTX＋CF 是目前较受关注的方案，美国新英格兰滋养细胞疾病中心报道应用 MTX＋CF 治疗 185 例低危病例案，获得 87.6%（162/185）完全缓解。MTX 和 Act－D 已成为治疗无转移和有转移低危患者首选的和标准的单一化疗药物，其完全缓解率分别为70% ~100%和50% ~70%。Arb - aroon MD 等报道 Act - D 发生黏膜炎和脱发的毒性反应较 MTX - FA 更明显。

（二）国内常用单药化疗

1. 5 - FU　28 ~30mg/kg 静脉滴注，每日 1 次，用药 10 天，间隔 2 周。一般病情均适用，特别是盆腔阴道转移，溶于 5% GS 500mL，8 小时均匀点滴。

2. 更生霉素（KSM）　8 ~10μg/kg 静脉滴注，每天 1 次，疗程 8 ~10 天，间隔 2 周，一般病情均适用，适用于肺转移，溶于 5% GS 200mL，2 小时滴完，日总量 300 ~400μg。

3. MTX + CF

（1）MTX 300mg/m^2，静脉滴注，第 1 天，间隔 2 周，一般病情均适用。溶于 NS 1 000mL，静脉滴注 6 小时，滴完 MTX 6 小时后开始用 CF 5mg 每 12 小时 1 次，第 1 ~3 天，小苏打 1g，每日 2 次，保持尿量大于 2 500mL/d，测尿 pH 值每日 2 次，pH >6. 5。

（2）MTX 1. 0 ~2. 0mg/kg 肌内注射，隔日 1 次（1、3、5、7 日），CF 0. 1 ~0. 2mg/kg，肌内注射，隔日 1 次（第 2、4、6、8 天），疗程间隔 2 周，一般病情均适用，化疗期间，小苏打 1g，每日 4 次，保持尿量大于 2 500mL/d，测尿 pH 值，每日 2 次，pH >6. 5。

低危（FIGO/WHO 评分≤6）首次单药化疗失败后的建议：若为单药脉冲化疗，不管是 MTX 50mg/m^2、Act - D 1. 25mg/m^2 还是 MTX + CF 解救化疗，均可改为原单药的 5 天化疗方案。譬如，MTX 每日 0. 4mg/kg，每日 1 次，连用 5 天，Act - D 每日 12μg/kg，每日 1 次，再无效者，可改为另一种单药化疗。目前认为脉冲化疗失败与血中化疗药物有效浓度维持时间过短有关。以上方案可避免半数以上患者（>50%）接受联合化疗。

（三）国外联合化疗方案

高危（FIGO/WHO 评分≥7）患者采用多药联合化疗方案。

1. EMA/CO 方案　如下所述。

EMA 部分：

Act - D 0. 5mg +5% GS 200mL 静脉滴注，第 1 天；

VP - 16 100mg/m^2 + NS 300mL 静脉滴注 1 小时，第 1 天；

MTX 100mg/m^2 + NS 30mL 静脉注射，第 1 天；

MTX 200mg/m^2 + NS 1 000mL 静脉滴注 12 小时，第 1 天；

需水化，尿量需 >2 500mL/d，pH >7；

Act - D 0. 5mg +5% GS 200mL 静脉滴注，第 1 天、第 2 天；

VP - 16 100mg/m^2 + NS 300mL 静脉滴注 1 小时，第 2 天；

CF 15mg 肌内注射（自开始静脉注射 MTX 后 24 小时起，每 12 小时 1 次，共 4 次）。

CO 部分：

VCR 1mg/m^2 + NS 30mL 静脉冲入，第 8 天；

CTX 600mg/m^2 + NS 100mL 静脉滴注，第 1 天、第 8 天；

第 15 天开始新疗程。

此方案目前已成为国内外治疗高危转移病例的首选方案。Newlands 等报道英国滋养细胞疾病诊疗中心，用该方案治疗高危转移病例优于其他各种方案，其完全缓解率和长期生存率可达 80%。

2. EP - EMA 方案　EMA - CO 方案治疗失败者可改用 EP - EMA 化疗方案。

EMA 部分：同前。

EP 部分：

VP - 16 150mg/m^2 + NS 500mL 静脉滴注，第 8 天；

DDP 75mg/m^2 + NS 500mL 静脉滴注，第 8 天（正规水化、利尿）；

第 15 天开始新疗程。

3. 伴有脑转移患者的联合化疗——含大剂量 MTX 的 EMA - CO 方案　此类患者的 EMA - CO 方案需做修改，即 MTX 剂量增至 1 000mg/m²，24 小时内给药完毕，同时静脉输注碳酸氢钠碱化尿液（pH > 7.5），密切监测尿量和尿 pH。持续至 MTX 停药 3 天为止。若需用粒细胞集落刺激因子，则在化疗药结束 24 小时后开始使用，在下一次化疗给药前的 24 小时结束。

4. BEP 方案　该方案用于对 PVB 方案耐药或肺功能差者。但为防止引起肺纤维化，博来霉素总量一般不超过 250mg/m²。用药前应注意肺功能和胸部 X 线检查。

BLM 15 ~ 20mg/m² 静脉滴注 30 分钟，以后每周 1 次；

VP - 16 100mg/m² 静脉滴注，每日 1 次，第 1 ~ 3 天，或 VP - 16 60 ~ 80mg/m² 静脉滴注，每日 1 次，第 1 ~ 5 天；

DDP 20mg/m² + 3% NS 300mL 静脉滴注，每日 1 次，第 1 ~ 5 天，或 100mg/m² 静脉滴注，第 1 天（使用前 1 日需水化，保持尿量 2 500mL/d 以上）；

疗程间隔 21 天。

5. EA 方案　适用于伴有肺转移的患者。

VP - 16 100mg/m² 静脉滴注，每日 1 次，第 1 ~ 5 天；

Act - D 0.5mg 静脉滴注，每日 1 次，第 3 ~ 5 天；

疗程间隔 10 天。

6. PVB 方案　如下所述。

BLM 30mg + NS 4mL，肌内注射（静脉用 DDP 前一天用，此后每周 1 次，终生剂量 250mg/m²）；

VCR 2mg + NS 30mL 静脉注射，每日 1 次，第 1 ~ 2 天；

DDP 20mg/m² + NS 300mL 静脉滴注，每日 1 次，第 1 ~ 5 天（尿量 100mL/h 开始用药，尿量需 > 2 500mL/d）；

间隔 21 ~ 28 天。

7. PEA 方案　如下所述。

DDP 100mg/m² 静脉注射，第 1 天（正规水化、利尿）；

VP - 16 100mg/m²　静脉滴注，第 1、3、5 天；

Act - D 500μg/m² 静脉滴注，第 1、3、5 天；

疗程间隔 21 天。

（四）国内联合化疗方案

首选以 5 - FU 为基础的联合化疗方案，其次为 EMA - CO 方案。主要用于临床Ⅱ ~ Ⅲ期低评分的患者。EMA - CO 方案初次治疗高危转移 GTN 的完全缓解率及远期生存率均在 80% 以上。

EMA - CO 最常见的不良反应为骨髓抑制，其次为肝肾毒性。由于粒细胞集落刺激因子（G - CSF）骨髓支持和预防性抗吐治疗的应用，EMA - CO 方案的计划化疗剂量强度已能保证。使用 5 - FU 时应注意预防和及时治疗严重胃肠道不良反应及其并发症的发生。

1. 5 - FU + KSM 方案　如下所述。

5 - FU 每次 24 ~ 26mg/kg + 5% GS 500mL 匀速静脉滴注 8 小时，每日 1 次，第 1 ~ 8 天；

KSM（更生霉素）每次 5 ~ 6μg/kg + 5% GS 200mL 静脉滴注 1 小时，每日 1 次，第 1 ~ 8 天；

间隔 21 天为 1 个疗程。

对疗效差，也可于第 1 天化疗时，提前 3 小时加用 VCR 2mg + NS 30mL 静脉推注（需床旁化药），以起同步化作用。

2. VCR + 5 - FU + AT1258 方案　如下所述。

VCR 2mg + NS 30mL，化疗前 3 小时，静脉推注（床旁化药），第 1 天化疗前 3 小时；

5 - FU 每次 24 ~ 26mg/kg + 5% GS 500mL 8 小时匀速静脉滴注；

AT1258 每次 0.4 ~ 0.6mg/kg + NS 30mL，静脉推注；

6 ~ 8 天为 1 个疗程，间隔 17 ~ 21 天。

3. VP－16＋KSM 方案　如下所述。

VP－16　100mg/m^2＋NS 300mL　静脉滴注，每日1次，第1～5天；

KSM 500μg/d＋5% GS 200mL　静脉滴注，每日1次，第3～5天。

骨髓抑制严重者，可免除第1～2天的 VP－16，疗程间隔9天。

（五）多种药物联合化疗方案

主要用于临床Ⅲ期以上高危或耐药及复发患者。

1. VCR＋5－FU＋KSM＋VP－16 方案　如下所述。

VCR 2mg＋NS 30mL，静脉推注（床旁化药），第1天化疗前3小时；

KSM 每次4～6μg/kg＋5% GS 200mL 静脉滴注，每日1次，第1～5天；

VP－16 每次 100mg/m^2＋NS 300mL 静脉滴注，每日1次，第1～5天；

5－FU 800～900mg/m^2＋5% GS 500mL 静脉滴注（匀速8小时）或 FUDR 750～800mg/m^2＋5% GS 500mL；静脉滴注（匀速8小时），第1～5天，疗程间隔17～21天。

一般病情均适用，特别是盆腔阴道转移。注意大便次数＞4次/天，应停化疗；脑转移者用10% GS；并在全身化疗的同时，进行 MTX 鞘内注射，每次10～15mg 共4次，每2～3天1次，总量50mg 每个疗程。

2. VCR＋5－FU＋KSM＋AT1258 方案　如下所述。

VCR 2mg＋NS 30mL，化疗前3小时，静脉推注（床旁化药），第1天化疗前3小时；

KSM 每次 200μg/m^2＋5% GS 200mL 静脉滴注；

5－FU 每次24～26mg/kg＋5% GS 500mL 静脉滴注（匀速8小时）；

或 FUDR 750～800mg/m^2＋5% GS 500mL 静脉滴注（匀速8小时）；

AT1258 每次0.4～0.6/kg＋5% GS 500mL，静脉滴注1小时；

间隔17～21天。

3. ACM 三联序贯化疗方案　如下所述。

Act－D 400μg＋5% GS 500mL 静脉滴注；

CTX 400mg＋NS 20mL 静脉推注；

MTX 20mg＋NS 20mL 静脉注射；

以上抗生素类、烷化剂和抗代谢类3种药物，每日用1种，每3天重复，各用5次，4周为1个疗程。

（六）疗效评估和巩固化疗

FIGO 妇科肿瘤委员会推荐的停药指征：初治规范治疗的低危患者血 HCG 连续3次阴性后，至少给予1个疗程的巩固化疗，适用于有良好依从性和充分知情的患者。对于化疗过程中 HCG 下降缓慢和病变广泛者可给予2～3个疗程的化疗。而高危患者用 FIGO 妇科肿瘤委员会推荐 HCG 连续3次阴性后，继续巩固化疗3个疗程，其中第一疗程必须为联合化疗。国内对于高危 GTN 患者停止化疗的指征，还采用传统的指征：即化疗持续到症状体征消失、原发和转移灶消失，连续3次阴性后即治愈，巩固2～3个疗程化疗后停药。HCG 阴性提示体内的肿瘤细胞数目$<1\times10^5$，而不是说滋养细胞已完全清除。

（七）某些特定部位转移灶需特殊治疗

伴有脑转移患者 EMA－CO 方案中的 MTX 用量需增至1g/m^2，大剂量 MTX 治疗同时应碱化尿液；根据脑转移灶的大小和数目，可做头部放疗（25～30Gy）或手术切除；伴有肝转移的患者可行肝区放疗（20Gy）或肝动脉灌注治疗。并发肺、肝、脑等脏器转移的晚期妊娠滋养细胞肿瘤患者，为预防化疗可能导致的致命性并发症如脏器水肿或出血等，可考虑开始减量化疗。有研究表明，在开始标准化疗之前，先用 VP－16 100mg/m^2＋DDP 20mg/m^2（第1、2天）化疗，必要时1周后重复使用，可有效降低化疗所致的病死率。

EMA－EP（EP－EMA）可用于耐 EMA－CO 或联合化疗后复发的妊娠滋养细胞肿瘤患者，此方案中的 VP16－213、顺铂与 EMA 轮流交替使用，有时也可采用 EMA 与顺铂、阿霉素交替化疗方案。

耐 EMA－EP 者，可试用泰素＋顺铂与泰素＋足叶乙苷（VP－16）或泰素＋5－FU 或异环磷酰胺＋顺铂＋足叶乙苷（ICE）或博来霉素＋足叶乙苷＋顺铂（BEP）交替使用。

（石　磊）

第八章

骨肿瘤

第一节　尤文肉瘤

一、概述

尤文肉瘤（Ewing sarcoma，ES）因由 Ewing 于 1921 年首先报道而得名。尤文肉瘤是骨最常见的未分化肿瘤，也可发生在软组织，称为骨外尤文肉瘤。传统观念中，尤文肉瘤起源于骨髓间充质结缔组织，现在认为它是起源于神经外胚层的骨或软组织小圆细胞肿瘤。近年来逐渐将起源于原始神经组织的包括骨尤文肉瘤、骨外尤文肉、瘤、周围原始神经外胚层肿瘤（peripheral primitive neuroectodermal tumor，PNET）以及 Askin 瘤统称为尤文肉瘤家族（tumour of the Ewing sarcoma family of tumors，ESFT）。这些肿瘤均属于低分化的小圆细胞肿瘤，与大多数其他恶性骨肿瘤的区别在于此类肿瘤为纯细胞的生长而不产生肿瘤基质。

尤文肉瘤临床较为常见，WHO 统计，其发生率占原发骨肿瘤的 5.0%，占恶性骨肿瘤的 9.17%。尤文肉瘤多发于男性，男女之比为（1.5～2）：1。儿童和青少年多见，约 90% 的患者在 5～25 岁发病；以 10～20 岁发病率最高，约占所有患者的 60%。尤文肉瘤的发病年龄较其他骨肿瘤患者更为年轻。白种人多见，西方国家发病率略高于东方。

二、分子生物学

95% 的尤文家族肿瘤具有 t（11：22）或 t（21：22）的易位。基因的重组包含了 22 号染色体上 EWS 基因的 N 端区和 11 号染色体或 21 号染色体上两个密切相关的基因（FLII 和职 G）中的一个基因的 C 端区。FLJ1 和 ERG 都是转录活化因子 Ets 的家族成员。大部分这些易位都涉及 EWS、FLJ1 和 t（11：22），进而影响到细胞的生长和转化。目前，EWS－FLI1 引起肿瘤发生的机制还不清楚，但已认为 EWS－FLI1 融合基因是尤文肉瘤家族诊断、治疗及预后的标志物。在关于 EWS－FLI1 的研究中证实，在重排基因中存在多种基因断裂点。融合转录的差异被认为导致了尤文肉瘤临床表现的不同。最常见的是Ⅰ型重排，是 EWS 的前 7 个外显子和 FLI1 的第 6 到 9 个外显子的融合，这种融合基因约占所有病例的 2/3。另外，Ⅱ型重排是 EWS 与 FLI1 的外显子 5 融合，Ⅱ型重排所产生的融合产物似乎与预后差相关。

三、病理

（一）大体病理学特征

肿瘤源自管状骨的髓腔，并向周围浸润。肉眼观初期为髓腔灰色的肿瘤结节病灶，以后结节灶逐渐融合成片。肿瘤组织富于细胞而极少间质，因此质地极柔软，呈典型的脑髓样、灰白色。以后随着髓腔扩大，侵蚀骨皮质并穿破之，进一步侵及软组织，从而形成肿块。肿瘤内常可见出血、坏死，在其出血区域组织呈灰紫色。肿瘤周围可有不完整的假膜。

（二）组织病理学特征

尤文肉瘤的组织病理学以其具有相当多的细胞，非常少的基质为特征。光镜下典型的尤文肉瘤细胞为小圆细胞，呈卵圆形，致密而弥漫；大小约为淋巴细胞的 2 ~ 3 倍，排列成假菊花团状。瘤细胞包膜界限不清，细胞质少、淡染；细胞核圆形或卵圆形，核染色质成簇，核仁不明显，常见有丝分裂。瘤细胞富含糖原，PAS 染色阳性。在光镜下尤文肉瘤细胞需要与神经母细胞瘤、横纹肌肉瘤和非霍奇金淋巴瘤等鉴别。应用荧光原位杂交法可以迅速发现冷冻切片组织的 EWS 基因重排，从而鉴别尤文肉瘤与其他小圆细胞肿瘤。免疫组化方面，尤文肉瘤细胞突触素、神经元特异性烯醇化酶、S－100 蛋白等神经标记多为阴性，但细胞膜上高表达 CD99（MIC2 基因产物）。

四、临床特点

（一）好发部位

一般来说任何部位骨骼均可发病，管状骨较为常见，管状骨中好发于股骨、胫骨、肱骨、腓骨，其中股骨是尤文肉瘤最常见的原发部位，占所有病例的 20% ~25%。在管状骨，肿瘤最好发的部位在骨的干骺端或骨干，很少累及骨骺部。盆腔是尤文肉瘤第 2 常见的原发部位，占新发病例的 20% 盆腔尤文肉瘤可以发生在髂骨、坐骨、耻骨或骶骨。另外，尤文肉瘤还可发生于椎骨、肩胛骨、肋骨、锁骨、下颌骨和颅骨等。文献报道，有约 67% 的尤文肉瘤发生在下肢或骨盆。

（二）症状与体征

疼痛和肿胀是主要的临床症状，其中局限性骨痛是最常见的首发症状，可见于 90% 的患者。开始时疼痛常呈间歇性，活动时加剧，病程中症状逐渐加重变为持续性疼痛。约有 60% 患者的局部可发现肿胀，肿胀部位有一定张力和弹性，病变处有压痛及皮温升高，局部血管怒张，肢体活动受限。严重时全身情况较差，常伴有发热、贫血、白细胞计数增高、血沉加快、体重下降等，这些症状的出现提示患者预后不佳。

根据肿瘤所在部位的不同，患者还可以出现相关的临床表现。发生在脊柱者常伴有剧烈的神经根性疼痛，可以出现脊髓压迫症状甚至截瘫；发生在骨盆者有腹股沟、腰骶部疼痛和神经源性膀胱症状。

（三）转移方式

尤文肉瘤的转移大多为血行转移，早期即可发生全身广泛转移，诊断时即有 20% ~25% 的患者出现远地转移。最常见的转移部位是双肺和骨，软组织、内脏和中枢神经系统转移少见。淋巴结转移不常见。

五、辅助检查

（一）实验室检查

实验室检查包括全血细胞计数、血沉、肝肾功能和骨髓检查等。白细胞增多提示肿瘤负荷大或者病变广泛。另外，白细胞增多时肿瘤复发的危险性可能增加。治疗前基线水平的血清乳酸脱氢酶（LDH）是判断预后的指标之一，LDH 的升高程度与肿瘤负荷有关。在影像学检查没有发现骨转移的尤文肉瘤患者中仍有可能出现骨髓的侵犯，因此需进行骨髓检查。

（二）影像学检查

1. X 线平片　尤文肉瘤在 X 线平片上表现差异很大，最常见的 X 线表现为受累骨的溶骨性改变，边界欠清。发生在长骨者可在骨干、干骺端，或两者同时受累。发生在长骨干骺端者，早期受侵的干骺端松质骨中有小斑点状密度减低区，骨小梁不清晰，骨皮质的髓腔面模糊，呈虫蚀样或筛孔样破坏。继之骨皮质出现同样改变，边缘模糊不清，骨皮质不同程度变薄。骨质破坏的同时，骨膜新生骨越加明显广泛，可见葱皮样或放射状骨膜新生骨或增生骨膜被突破后形成的 Codman 三角，并可在肿瘤突破骨皮质处出现梭形软组织肿胀或软组织肿块。发生在扁骨的尤文肉瘤的 X 线表现以溶骨性破坏、不规则骨硬化或骨破坏和硬化混合存在为特点，有时也可出现放射状骨针。发生在椎体的尤文肉瘤，其特征性的变化是发生病理性骨折所致的楔形变形。椎体的破坏常不对称，进展迅速，可侵及附件和邻近椎体，但椎间隙正常，可出现椎旁软组织影。

2. CT 与 MRI　CT、MRI 检查可以清晰地显示原发肿瘤的特征、周围软组织肿物的范围以及肿瘤与周围血管、神经和器官的关系。因此，CT 或 MRI 检查对于大多数患者是必需的。CT 扫描可显示骨髓腔或骨松质内灶性的骨破坏伴有软组织肿瘤形成，髓腔内脂肪密度被肿瘤取代，软组织肿瘤的密度和肌肉差不多，造影呈中等密度，无钙化。病变部位的骨髓呈均一性，比脂肪密度高。CT 也可以清晰地显示早期的骨皮质断裂或侵蚀。MRI 可明确显示肿瘤对骨内和骨外侵犯的范围，其显示髓内浸润的范围明显优于 X 线平片。在 X 线平片出现皮质破坏、骨膜反应之前 MRI 即可出现异常。另外，MRI 有助于显示尤文肉瘤中的跳跃性转移，在骨髓内跳跃性转移的信号强度与原发病灶相同。

3. 放射性核素检查　放射性核素 ^{99m}Tc－MDP 扫描显示：反应性成骨和病理性骨折一般显示出中等、轻度不规则浓聚；病变骨骼周围软组织肿瘤常无核素浓聚；骨膜反应区可显示核素浓聚。另外，还可显示骨内多发病灶或骨转移。

六、诊断与鉴别诊断

（一）诊断

尤文肉瘤早期诊断比较困难，需要在临床症状、体征，以及影像学表现的基础上，结合活组织检查、免疫组织化学、分子病理、电镜等方法，才能明确诊断。有时因活组织检查取材不准确或不足，可能导致误诊或漏诊。免疫组化检查可见多数瘤细胞 PAS 染色呈阳性。在基因诊断方面，应用反转录聚合酶链反应、荧光原位杂交等方法可检测出 90% 的尤文肉瘤有 EWS－FLI1 融合基因，这对诊断有重要意义。

（二）鉴别诊断

尤文肉瘤需与多种良性病变，以及恶性肿瘤进行鉴别。若从临床和影像学方面考虑，其诊断需排除骨关节结核、骨髓炎、嗜酸性肉芽肿、骨肉瘤等疾病；若仅根据组织病理学结果进行诊断，则需与神经母细胞瘤、小细胞骨肉瘤、间充质软骨肉瘤，转移性成神经细胞瘤以及转移性胚胎性横纹肌肉瘤等进行鉴别。

七、治疗

尤文肉瘤是一种全身性疾病，恶性程度高，病程短，转移快。其治疗目标是提高生存率和局部控制率，尽可能保全功能和减少治疗相关并发症。既往单纯手术、放疗和化疗疗效均很不理想，5 年生存率低于 10%。近年来，化疗药物、方案的改进以及综合治疗原则在临床的广泛应用，使局限期的尤文肉'瘤的 5 年无瘤生存率超过了 75%。临床实践证实，全身化疗与局部手术或放疗相结合的综合治疗是目前最佳的治疗选择。

（一）放射治疗

尤文氏肉瘤对放射线极为敏感，因此既往放射治疗曾一度作为治疗本病的唯一手段。小剂量照射就能使肿瘤迅速缩小，局部疼痛症状明显减轻或消失，但单独应用放疗的远期疗效很差。尤文氏肉瘤的单纯放疗局部控制率为 50% ~73%，远期生存率仅有 9%，治疗失败的主要原因是肺和骨转移。目前放射治疗的适应证是：手术不能切除的肿瘤，手术切除不彻底、切缘阳性或近切缘的肿瘤。

既往的临床实践提示，靶区范围要包括受累骨的全部骨髓腔以及肿瘤邻近的软组织，且在此基础上再对原发肿瘤局部进行缩野加量。为了降低放疗引起的并发症，小儿肿瘤组前瞻性地比较了全骨照射和受累野照射的疗效，结果两种射野放疗后的无疾病生存率没有差异。因此，不再考虑全骨照射。根据现有的文献，放疗靶区的确定原则是：手术或化疗前 MRI 中所见的肿瘤病灶与软组织肿块作为大体肿瘤靶区（gross tumor volume，GTV），外放 1.5 ~2.0cm 包括亚临床病灶形成临床靶区（clinical tumor volume，CTV），再根据摆位误差和患者的移动度进一步确定计划靶区（planning target volume，PTV）。术后外放疗放射范围包括瘤床并外放足够的边界。肿瘤切除不彻底者射野包括整个手术切口是必要的。

早期的放射治疗采用缩野的方式进行，全骨照射45Gy后缩野到肿瘤（包括软组织肿块，）外放5cm和1cm各加量5Gy，总量给予55Gy。目前，根据现在的研究结果，推荐的处方剂量：肉眼可见肿瘤55Gy，显微镜下残留病灶50Gy，常规分割1.8～2.0Gy/d。即使对于体积较小的肿瘤病灶也不推荐降低放疗剂量。

放疗技术的应用原则是，根据原发肿瘤所在部位和大小选择不同的治疗技术，要求在最大限度地控制肿瘤的同时尽量减少与治疗相关的并发症。对于肿瘤位于四肢者，常采用前后对穿照射，必要时也可以采用斜野对穿或应用楔形板补偿技术。射野设计时注意保护肢体的皮肤，避免全周性照射，以便淋巴回流，否则会出现严重的肢体水肿和功能障碍。如果肿瘤位于长骨骨端或接近骨端时，另一端的干骺板应受到保护而在照射野外，目的是减少放疗对骨生长的抑制。对于原发于表浅部位的肿瘤，如手足部肿瘤，可采用高能X线和电子线混合照射。对于原发于盆腔的肿瘤，可采用适形调强放疗技术，以保护直肠、膀胱等正常组织。对于原发于椎体的肿瘤，则需着重保护脊髓。此外，还需要应用适形或调强技术使整个椎体的照射剂量尽可能均匀，以减少畸形的发生。

应用术中置管术后放疗的方法进行治疗，步骤和骨肉瘤一样，但是治疗的剂量需要减少一些，单纯应用近距离放疗的总量给予30～35Gy。联合外放疗时，近距离放疗的剂量需要相应地降低。

（二）手术治疗

尤文肉瘤的局部控制通过放疗或手术切除来达到。既往的多数临床研究结果显示手术的局部控制率优于放疗，但均为回顾性分析，至今没有前瞻性的随机对照临床试验来比较两者的优劣性。过去的观点认为手术治疗尤文肉瘤的指征是手术不会导致严重的功能障碍以及术后不需特别的重建者。在功能保护方面手术与放疗似时，对于较小的、发生在四肢便于手术的、腓骨、肋骨等非重要部位的，以及患者年龄较小的，局部治疗手段推荐手术。目前认为肿瘤能够切除的均应实施手术。其原因首先是手术技术的进步以及化学治疗的介入，尤其是化疗的进展，使保留肢体和器官的功能成为可能；其次，放射治疗后的局部失败率介于9%～25%，而且放疗还可引起生长时期肢体短缩、关节僵硬畸形、第二原发恶性肿瘤等不良反应。

（三）化学治疗

多数尤文肉瘤患者最终的死亡原因是远地转移，这提示在尤文肉瘤的治疗中应包括全身化疗。临床实践也证实，由于全身化疗的介入，尤文肉瘤的疗效有了显著地提高。单药化疗最早出现在20世纪60年代，单药有效率较高的药物包括：环磷酰胺、异环磷酰胺、依托泊苷、大剂量的美法仑等。文献报道，大剂量美法仑单药有效率可达80%。肿瘤的异质性和耐药性的存在，使单药化疗疗效低于联合化疗。因此，目前临床常用联合化疗方案。早期常用联合化疗方案为VAC方案（长春新碱、放线菌素D、环磷酰胺）；而后在此方案基础上加上阿霉素构成VACA方案。IESS－1临床试验证实VACA方案将VAC方案24%的5年无瘤生存率提升到60%，其总生存率达到75%。因此，VACA方案成为目前最常用的方案。近年，有研究证实在VACA基础上加入异环磷酰胺可进一步提高疗效。

（四）综合治疗模式

1. 术前新辅助化疗　新辅助化疗可通过使原发肿瘤体积缩小；杀灭亚临床转移灶；减少处于增殖期的肿瘤细胞数目，降低术中播散概率，从而使减少局部放疗的面积和剂量，或手术保留患肢成为可能。主要应用依托泊苷（VP16）和异环磷酰胺。

2. 手术加术后辅助放化疗　手术切除原发肿瘤后，给予原发肿瘤所在骨的放疗，再辅以化疗。但出于尤文肉瘤早期就可能出现转移这一临床特性的考虑，以及保留患肢功能的要求，目前有学者主张术前给予新辅助化疗，待肿瘤明显缩小后给予保留患肢功能的手术，而后再行放化疗。

3. 放疗加化疗　主要用于晚期患者或并发症多且重，不能耐受手术的患者。根据患者的一般情况，以及肿瘤负荷大小，放化疗可同步或序贯进行。对于已播散的患者，可在支持治疗的同时，给予原发灶和转移灶进行放化疗。肺部单发转移灶多采用手术方式，放射治疗也有一定的疗效。

八、预后因素

尤文肉瘤预后与多种因素有关。目前认为，患者年龄 >14 岁、肿瘤体积较大（直径 >8cm 或体积 >100mL）、原发肿瘤位于盆腔、原发肿瘤周围软组织受累以及确诊时即有远地转移和血清乳酸脱氢酶增高的均是预后不良因素；发热、失血性贫血等全身情况越差者，预后也越差。有研究证实，肿瘤对术前新辅助化疗的反应能够预测患者预后。肿瘤完全缓解或接近完全缓解者的预后明显好于部分缓解者，其 5 年无瘤生存率可达 84% ~95%。

（刘淑娥）

第二节　骨肉瘤

一、概述

骨肉瘤（osteosarcoma）又称成骨肉瘤（osteogenic sarcoma），是来源于间叶组织，瘤细胞具有形成骨质或肿瘤样类骨质能力的恶性肿瘤。2002 年，WHO 骨与软组织肿瘤分类中经典骨肉瘤被定义为高度恶性的梭形细胞肉瘤并可产生骨样基质。骨肉瘤组织中常可见肿瘤细胞向纤维或软骨方向分化，或两者兼有。但只要见到肉瘤基质细胞直接产生类骨样组织，无论数量多少，就决定了肿瘤的性质为骨肉瘤。

由于骨肉瘤发生部位的不同，瘤细胞分化的多样性及其形成骨或骨样组织在形态和数量上的差异，骨肉瘤的临床表现、影像学表现和生物学行为呈明显的异质性。因此，骨肉瘤的分型也是较为复杂的。既往临床上有多种分型标准，如基于细胞和组织的分化程度不同，或基于细胞和组织的分化方向不同，或基于病灶的多少等。这些分型方法均未能完整反映各个亚型间肿瘤性质、生物学行为的差异。目前，绝大多数学者均认为 WH01993 年对于骨肉瘤的分型是比较合理的。这个分类系统首先是根据起源部位的不同将骨肉瘤分为中心性和表面两种。前者起源于骨髓腔，瘤体位于骨内；后者起源于皮质旁成骨性结缔组织或骨膜，瘤体位于骨旁。而后按照临床病理特征将中心性骨肉瘤分为普通型骨肉瘤、低度恶性中央型骨肉瘤、小圆细胞骨肉瘤和毛细血管扩张性骨肉瘤；将表面骨肉瘤分为骨旁骨肉瘤、骨膜骨肉瘤和高度恶性表面型骨肉瘤。这种分类方法，既能够反映临床病理的特点，将各种亚型从低度到高度不同的恶性性质区分开来又与临床治疗和预后有着密切的关系。

骨肉瘤多为原发性，是指没有先前的病变直接发生者；少部分为继发性，是指继发于其他已经存在的病变或放射治疗后。骨母细胞瘤、骨软骨瘤、软骨瘤、动脉瘤样骨囊肿以及慢性骨髓炎、骨 Paget 病等均可继发骨肉瘤；多种骨肿瘤放射治疗后也可继发骨肉瘤。

骨肉瘤的发病率约为 3/1 000 000，是最常见的非造血系统的原发性骨肿瘤。我国骨肉瘤的好发年龄为 11 ~20 岁，30 岁以后发病率逐渐下降，与此期骨骼生长发育旺盛有关。从性别上看，男性与女性发病率之比为 1. 6 ∶ 1。

本节主要介绍普通型骨肉瘤。普通型骨肉瘤占所有骨肉瘤的 75% ~85%，是骨肉瘤中最常见的类型。

二、病理

（一）大体病理学检查

一般骨肉瘤体积常较大，其外观表现不一，取决于肿瘤发生的部位、大小和成分。一般致密的肿瘤组织呈灰白色，实质性，质地软；在新生骨样组织和骨骼存在区域，则质地坚硬，其颜色由于骨化增加，血液供应减少而呈灰白色，此硬化区以象牙质样硬固为特征。肉眼直视下常见起源于肿瘤骨的骨小梁结构呈现带状、束状或厚密的网状；肿瘤组织穿透骨皮质；有时可见肿瘤被骨膜所包容，或可见骨膜受累。肿瘤组织中常可见出血区、黄色干燥坏死区及囊腔。部分病理标本可由于其含有软骨肉瘤成分而见到白色透明区或黏液区。

（二）镜下特征

骨肉瘤由产生骨质和类骨质的肉瘤组织细胞组成。在病理切片中首先要查究肉瘤组织的特性，而后确定其肿瘤性成骨现象。肿瘤细胞外形不规则，大小不一；胞质丰富；细胞核大小与形状各异，染色深，常可见多形性核、巨核、多核与核分裂，部分细胞可见粗大核仁。在肿瘤细胞间可见呈片状或条索状、灰红色而均匀的骨样组织或编织骨，基质钙化不均。部分病例可见新生骨肿瘤组织长人残存的正常骨小梁之间。肿瘤组织中常可见出血、坏死。

（三）特殊检查

骨肉瘤的碱性磷酸酶呈强阳性反应，尤以肿瘤外围生长区活性最高。免疫组化染色中，vimentln 强阳性，在软骨分化区内 S－100 蛋白阳性。骨形态形成蛋白（BMP）、骨桥蛋白、骨黏蛋白等可呈阳性。在染色体水平上，骨肉瘤多存在明显的多发染色体结构异常和多倍体数目异常。骨肉瘤中常见的染色体畸变是 13p14 和 17p13 的杂合性缺失，它们分别是抑癌基因 Rb 和 p53 的相近位点。

分子生物学检查中，骨肉瘤中既存在多个原癌基因的不同程度的过表达，又可见抑癌基因的缺失。现有的文献资料证实，骨肉瘤中抑癌基因 Rb 的缺失率为43% ~67%，P53 蛋白的阳性率为 58% ~72%。

三、临床特点

（一）好发部位

骨肉瘤虽无固定的发病部位，但也有很高的好发部位。其好发部位依次为：股骨远端、胫骨近端、肱骨近端，其次为股骨近端、股骨干和骨盆。脊柱、肩胛骨、锁骨、肋骨、胸骨等也可发生骨肉瘤，但发生率很低。资料统计，小于 20 岁患者，原发病灶有约 80% 位于四肢长骨。随着年龄的增长，肢带骨发病率呈下降倾向，60 岁以上患者只有 50% 发生于四肢，而骨盆和头面部各占 20%。长骨的干骺端是骨肉瘤的主要起源部，其次是骨干。

（二）症状与体征

最常见的临床症状是疼痛和局部软组织肿块。病程早期多无典型的症状，仅有间歇性和不规则性的疼痛，中等程度，活动后加重，病情进展后转为持续性剧痛，疼痛常难以忍受，尤以夜间和休息时为甚，一般止痛剂无效。因原发肿瘤所在部位的深浅以及肿瘤侵及软组织范围不同，局部软组织肿块体积差别很大。患肢活动明显受限。肿瘤局部常有明显的压痛，其硬度根据肿瘤组织内所含的骨组织多少而不同，一般呈中等度的硬度，质韧。局部皮温升高，皮肤发红，瘤体较大时可出现皮肤表面静脉充盈或怒张；后期皮肤紧张发亮，体表红肿，色泽变为紫铜色。部分病例可出现病理性骨折。

就诊时多数患者全身情况良好，但病情进展迅速，病程短，病期进展到后期常常有低热、全身不适、精神萎靡、贫血以及进行性消瘦等全身症状，如出现肺转移，可出现咯血、气促等症状。

四、辅助检查

（一）影像学检查

1. X 线平片　普通型骨肉瘤 X 线平片的表现为：①溶骨性骨质破坏。早期骨松质和骨皮质内出现斑片状或虫蚀样骨质破坏，边界不清，随病变进展可融合成大片的骨质破坏区。②肿瘤骨形成。肿瘤细胞形成的类骨组织，多呈云絮状、斑片状或针状，边界模糊，见于骨质破坏区或软组织肿块内，是 X 线诊断骨肉瘤的主要依据。临床上 X 线平片检查常可见高密度的成骨区与低密度的溶骨区混合存在。③病理性骨膜反应。骨肉瘤可见多种骨膜反应，如“Codman 三角”、“葱皮样改变”、“日光放线征”等。肿瘤向骨皮质外生长，骨外膜被掀起，并因受刺激而形成新骨，新生骨质在肿瘤的上、下端堆积，形成三角形突起即“Codman 三角”，这是骨肉瘤的特征性 X 线表现。“日光放线征”是指随着骨外膜被掀起，原来由骨外膜供应骨皮质的血管受到牵拉而延伸，其与骨表面垂直，X 线平片上呈放射状的横纹影。这也是骨肉瘤的特征性 X 线表现。而“葱皮样改变”则还可在其他骨疾病中见到。它是和骨纵轴平行的分层状骨膜反应。④软组织肿块。一边界清楚或模糊，范围较大，肿块可见不同程度的瘤骨和钙化。此外，还可能出现骨内跳跃性病灶和病理性骨折等征象。

根据X线平片上骨质破坏的程度和肿瘤骨形成的数量比例不同，可分为成骨型、溶骨型和混合型3种。成骨型以肿瘤新生骨为主，骨质破坏很少；溶骨型以骨质破坏为主，瘤骨较少；混合型则介于两型之间，成骨型与溶骨型的X线征象并存。

2. CT和MRI　CT图像常显示骨肉瘤瘤内密度不均，可见各种形态的瘤骨、钙化及坏死囊变区。CT在骨肉瘤早期诊断方面较X线平片更敏感，因它可以发现微小的骨质破坏和瘤骨；三维重建技术的应用可清楚地显示肿瘤侵犯范围，有时可见与骨干表面平行的骨膜反应；而增强扫描还可显示瘤体和重要血管神经束的关系，虽然这方面它不如MRI。

MRI也可早期发现微小的骨质破坏和瘤骨，明确肿瘤的边界和血供，以及显示骨髓腔内跳跃性病灶、邻近关节的受累情况、肿瘤与重要血管神经的关系。大多数骨肉瘤组织在T_1WI上呈以低信号为主的混杂信号，T_2WI上呈以高信号为主的混杂信号，常伴有肿瘤内灶状长T_1、长T_2坏死信号和（或）囊变信号。在T_2WI上，骨肉瘤瘤骨、病理性骨膜反应和瘤软骨钙化呈低信号，与肿瘤实质有明显差异。

（二）实验室检查

患者治疗前应作全面的实验室检查以作为诊断和治疗的参考。这包括血常规、碱性磷酸酶、乳酸脱氢酶、血沉、C－反应蛋白、肝肾功能和心电图检查等，尤其是碱性磷酸酶和乳酸脱氢酶的检测。前者主要有体内成骨细胞产生，骨肉瘤患者肿瘤样类骨形成时，血清碱性磷酸酶增高。经过大剂量化疗或手术后，大部分患者的碱性磷酸酶可能出现降低，而如果肿瘤复发或转移，则碱性磷酸酶会再度升高。因此临床常将碱性磷酸酶作为化疗和手术前后的动态观察指标。乳酸脱氢酶是机体内糖酵解的限速酶，肿瘤组织的活力增强导致血液内乳酸脱氢酶的异常升高。在近年的文献研究中，乳酸脱氢酶被认为与骨肉瘤患者预后相关，且作为预后指标的特异性要高于碱性磷酸酶。骨肉瘤患者的血沉和C反应蛋白会出现不同程度的升高，但都是非特异性的。

五、诊断与鉴别诊断

（一）诊断

骨肉瘤的诊断要遵循临床表现与体征、影像学和病理学资料三者相结合的原则。既要重视病理检查，又不能忽视临床和影像学所见，这样才能有效减少误诊与漏诊。对于部分分化程度差、恶性程度高而又无肿瘤性骨样组织的骨肉瘤，单纯组织活检也难以明确诊断，此时就需结合患者的临床特点和影像学资料来综合考虑。另外，要着重保证取材的准确和充分。

（二）鉴别诊断

骨肉瘤主要需与慢性化脓性骨髓炎、骨关节结核、尤文肉瘤等相鉴别。慢性化脓性骨髓炎X线平片表现与骨肉瘤相似，但骨髓炎的X线表现有一定的时间规律：早期骨破坏模糊，新生骨密度低，骨膜反应轻微；晚期骨质破坏清楚，新生骨密度高，骨膜反应广泛。而且骨髓炎无软组织肿块形成，即使在炎症早期局部可能出现肿胀，骨质破坏后其肿胀反而消退。骨关节结核疼痛不剧烈，局部肿胀显著，多数患者有邻近关节的破坏；而骨肉瘤相反。尤文肉瘤的瘤细胞没有直接生成骨质或类骨质的能力，这是与骨肉瘤最重要的差别。免疫组化vimentin和CD99阳性也是尤文肉瘤的特点。

六、治疗

（一）手术及手术与化疗

1970年以前，骨肉瘤的主要治疗手段是单纯手术，手术方式为截肢术，但其治疗效果却很差。文献报道，较为彻底的截肢术后5年生存率仅为19.7%，几乎所有患者在接受手术后2年内出现远地转移，其中，80%～90%的患者出现肺转移。1970年以后，为改善骨肉瘤的远期生存，出现多个关于截肢术后给予辅助化疗的临床研究。研究结果令人欣喜，患者 5 年生存率提高至 48% ~52%，甚至有报道 12 年生存率达到 42%。1979 年，Rosen 等鉴于术前化疗的良好效果，以及保留患者肢体的考虑，正式提出了“新辅助化疗”的概念，即手术之前采用有效的化疗可以达到降低临床分期的目的，使原本不能保肢的手术得以进行；而且还可能杀死微小的转移灶，降低远地转移的风险。随着新辅助化疗的广泛应用，现已成为骨肉瘤的标准治疗方案。

最常用的化疗药物是甲氨蝶呤、阿霉素、顺铂、异环磷酰胺及长春新碱。其中，大剂量甲氨蝶呤被认为是单药有效率最高的抗骨肉瘤药物。它属于细胞周期特异性药物，主要作用于 S 期。阿霉素属于细胞周期非特异性药物，主要作用于 S 早期和 M 期。

目前临床已不提倡单药化疗。常用的联合化疗方案包括 GPO - COSS86、GPO - COSS 96 等。GPO - COSS 86 的具体方案为：大剂量 MTX（$12g/m^2$）+ ADM（$90mg/m^2$）+ IFO（$6g/m^2$）+ CDDP（$120mg/m^2$）。文献报道，GPO - COSS 86 的 6 年无转移生存率可达 66%。GPO - COSS96 则是在 GPO - COSS 86 方案的基本药物加用卡铂和依托泊苷。此方案根据患者复发转移的风险度不同而选用不同的药物组合。

（二）放射治疗

骨肉瘤一般对放射治疗不敏感，单纯放射治疗的疗效很差，必须和其他治疗手段结合进行才会有较好的疗效。骨肉瘤根治手术中可能遇到肿瘤组织与重要血管和神经，或重要结构、器官关系密切，这可导致肿瘤残留或手术切缘阳性。此类患者术后复发、转移的风险极高，必须给予瘤床区域局部放疗。对于不能手术或拒绝手术的患者，放疗可作为姑息治疗手段，以达到止痛、缩小肿瘤、延长生存期的目的。

术中放置施源器，术后进行近距离放射治疗是较为常用的方法。它可将手术瘤床残留的肿瘤细胞杀死，从而达到保肢又保存生命的目的。手术中放置施源器有一定要求：①不能离皮肤太近，一般置于皮下 1.5cm 以上；②离开血管和神经也要有一定的距离，一般要有 1cm 的间隔；③为遵循剂量学原则，管与管之间的放置要尽量平行，而且间距不要超过 1.5cm。术后 3 ~5 天开始进行近距离放疗，每天 1 ~2 次，每次 5 ~10Gy。如果联合外放疗，近距离放疗总量给予 30Gy，近距离放疗后给予外照射 50Gy。如果单独近距离放疗，则给予 45 ~50Gy。

肺部转移是骨肉瘤最常见的转移部位。明确诊断时有 80% 以上患者已经存在肺部微小转移。对于肺部转移单发病灶可考虑手术治疗或放射治疗。有报道采用大剂量甲氨蝶呤（MTX）和放射治疗对肺部转移灶进行治疗，肺部病灶一般给予 15Gy 即可使病灶消失。

七、预后

普通型骨肉瘤的病程短，病情进展快，其自然病程很少超过 10 个月，肿瘤甚至可在数日内明显增大膨出。单纯截肢手术的 5 年生存率仅为 10% ~20%；以手术为主的综合治疗已能达到 60% ~70%。文献资料显示，发病年龄小、血清碱性磷酸酶高、肿瘤体积大、组织学类型差、对化疗反应差、术前存在远地转移、术后肿瘤残留或切缘阳性均是骨肉瘤预后不佳的因素。多数研究者认为最重要的预后因素在于肿瘤对化疗的反应如何。

（孙银银）

第三节 骨巨细胞瘤

一、概述

骨巨细胞瘤（giant cell tumor，GCT）传统上是骨的良性肿瘤，但具有明显的局部侵袭性。由于此疾病病理切片常见肿瘤细胞含有多核巨细胞及瘤样改变，因而被称为骨巨细胞瘤或破骨细胞瘤。1940 年，Jaffe 等使用光学显微镜将这些富含巨细胞的肿瘤或者瘤样病变明确分类，其中包括真正良性的骨巨细胞瘤、成骨细胞瘤、成软骨细胞瘤和动脉瘤样骨囊肿。1961 年，Schajowicz 应用组织化学染色法来区分所有的巨细胞病变，包括肿瘤和非瘤性病变。经过 100 多年的研究，目前对骨巨细胞瘤的病理学特点已有了相当的了解，其临床表现与病理组织学形态之间有同一般肿瘤很不一样的关系。多数学者认为本疾病有潜在恶性，手术切除后局部复发率高，并有远地转移的恶性行为。

二、病理

（一）大体病理

骨巨细胞瘤常在骨干骺端的中心见到，并可侵袭穿透周围的骨皮质；它常常会掀起周围的骨膜。它总是与相邻关节的软骨下骨联系密切，常导致关节内骨折。因常伴有出血性囊性变，骨巨细胞瘤大体标本常常呈质地松软的灰红色或红褐色外观；在一些侵袭能力较弱的肿瘤中，常有纤维结构组织和胆固醇沉积，这时肿瘤大体观为黄色的斑块状。

（二）镜下特征

显微镜下显示肿瘤由一群稠密的、大小不一的单核基质细胞组成，大量的多核巨细胞散布其中。单核基质细胞呈圆形、卵圆形或梭形，大小不一。细胞核呈圆形、卵圆形，核染色质少，可见 1 ~ 2 个核仁。多核巨细胞含有丰富的胞质，边缘不规则，内含空泡。大量的细胞核聚集在细胞中央，常常有 50 ~ 100 个细胞核。在肿瘤组织中，可以看见小的骨样组织形成，特别是在发生病理性骨折和进行穿刺活检后，当肿瘤累及软组织或者转移到肺时，其组织学特征与原发病灶类似，肿瘤周围常常存在反应骨。在大约 1/3 的患者标本中，可以看到肿瘤累及血管，特别是在肿瘤周围。肿瘤中存在坏死病变组织很常见，特别是在大的病灶中。

三、临床特点

骨巨细胞瘤是临床常见骨肿瘤，发病率较高。大多数患者的发病年龄在 20 ~ 45 岁之间，10% ~ 15% 的病例发生在 10 ~ 20 岁之间，10 岁以下的儿童罕见，约有 10% 的患者超过 65 岁以上。国内统计资料显示男性患者略多于女性患者，国外资料则是女性多于男性。

骨巨细胞瘤以四肢长骨为最常见的发生部位，依次是股骨远端、胫骨近端、股骨近端，桡骨远端。此外，腓骨近端、骨盆也常发生。脊柱骨巨细胞瘤临床少见，一般见于椎体。多中心骨巨细胞瘤常出现在手部和足部。

在骨巨细胞瘤的早期，疼痛是常见症状。病程数月后则可观察到受累关节的肿胀、活动受限。浅表部位患者局部触诊可有捏乒乓球感。如果没有早期诊断，邻近关节的病理性骨折常不可避免。

四、影像学和分期

X 线平片对于骨巨细胞瘤的诊断非常有用，X 线常表现为在长骨骨骺端的一个偏心性溶骨性病变。病灶常是纯粹的溶骨性改变。在松质骨中表现为“肥皂泡样”改变，或呈多房状改变；没有钙化、骨化的表现，没有不规则的骨膜反应；肿瘤穿透周围骨皮质后可形成软组织肿块。

Campanacci 根据 X 线表现，将骨巨细胞瘤分为 3 型。Ⅰ型（静止型）：表现为一个静息的病灶，常发生在松质骨中，边界清楚，边界有一薄层硬化带，保持皮质完整。这一型很少见，可以无任何临床症状，预后好。Ⅱ型（活动型）：表现为一个活跃的病灶，其相邻皮质骨变薄、膨胀，边界清楚，边界硬化带缺乏，以骨膜为界。临床最常见。Ⅲ型（侵袭型）：相邻骨皮质消失，肿瘤侵及软组织，边界不清楚，常伴有骨皮质破坏和软组织肿块。

骨巨细胞瘤 CT 扫描可提供比 X 线平片更加精确的骨皮质变薄和侵袭情况。MRI 扫描对确定肿瘤的骨外扩张、软组织和关节受累范围非常有用。

五、诊断与鉴别诊断

临床表现与放射线检查对骨巨细胞瘤的诊断具有重要意义，尤其是患者的发病年龄和肿瘤所在部位。虽然如此，明确诊断仍需结合组织病理学检查。

如果对骨巨细胞瘤仅进行影像学诊断时，需与多种溶骨性病变相鉴别。如成软骨细胞瘤、软骨肉瘤、溶骨性骨肉瘤、慢性骨脓肿、纤维肉瘤等。鉴别方法多依靠组织病理学检查和临床特点的差异。组织病理学诊断时需注意与甲状旁腺功能亢进症所致的棕色瘤相鉴别，后者的 X 线平片常可见在肿瘤周围的骨骼表现为典型的腔隙性骨质疏松。

六、治疗

骨巨细胞瘤治疗应以彻底手术为主或病灶广泛刮除与术后放疗。肿瘤在髓腔内可蔓延 1 ~ 5cm，清除应达到这个范围。另外，被侵犯的软组织也应彻底清除。1989 年之前，骨巨细胞瘤的手术治疗主要采取病灶刮除和植骨。随着骨水泥和苯酚、过氧化氢等辅助治疗因素的使用，其局部复发率大大降低。目前，广泛性病灶刮除和骨水泥的应用已成为骨巨细胞瘤治疗的标准治疗手段。也有一些研究者在病灶刮除后局部应用液氮进行冷冻治疗，取得了一定的临床效果。病灶刮除加局部化疗药物的具体方式则还有待进一步完善，其疗效还有待长期随访。

单纯的瘤段切除主要应用于那些手术影响功能轻微部位的肿瘤．如髂骨翼、腓骨等。整块截除术主要应用于局部破坏广泛，侵及关节、韧带、关节腔等结构者或有局部软组织复发者。它可显著降低局部复发率，但必须施行复杂的重建术，以修复严重的功能缺陷。若肿瘤累及主要神经、血管时，应考虑截肢术的可能。

放射治疗对骨巨细胞瘤可产生抑制作用，具有中度敏感性。既往侵袭性骨巨细胞瘤的治疗主要依靠放射治疗，但有 15% 的患者出现局部继发性肿瘤或恶性变。因此，现在放疗主要应用于因解剖位置复杂，肿瘤切除不彻底或不能手术者，以及手术后复发患者。照射范围应包括肿瘤外 2cm 与邻近肿胀的软组织、皮肤以及经皮闭合的穿刺点。照射总量 45 ~ 55Gy，疗效评价以症状缓解及肿瘤消退为主。目前，临床不提倡常规应用外照射作为骨巨细胞瘤的辅助治疗方法。

化疗对于骨巨细胞瘤的疗效不理想。

七、预后

骨巨细胞瘤具有显著的局部侵袭性，并且偶尔会发生远地转移。在对病灶进行刮除术后，复发率可达 40%。在手术的基础上辅以骨水泥、骨移植、局部冷冻等疗法，局部复发率在 25% 左右。复发多在术后 3 年内，很少在 3 年以上。文献报道约 2% 患者中可见肺转移，一般在原发灶诊断明确后 3 ~ 4 年出现。转移灶可以是单发的，也可以是多发的，转移瘤的组织学表现和原发肿瘤相似。转移瘤一般进展很慢，部分还会自发地消退，很少一部分会侵袭性发展并最终致患者死亡。

（孙银银）

第四节 骨原发性恶性淋巴瘤

一、概述

骨恶性淋巴瘤可分为原发性和继发性两种。骨原发性恶性淋巴瘤源自骨髓淋巴细胞，属于结外淋巴瘤。绝大多数骨原发性恶性淋巴瘤为非霍奇金淋巴瘤，霍奇金淋巴瘤极为罕见。

骨原发性恶性淋巴瘤临床少见，占恶性骨肿瘤的 3% ~6%。骨原发性恶性淋巴瘤好发于男性，男女比例约为 3 ∶ 1。各年龄段均可发病，大多数病例在 25 ~ 30 岁以后发病，20 岁前少见。

二、病理

（一）大体病理

骨原发性恶性淋巴瘤的组织学形态因肿瘤的大小和破坏骨皮质的程度不同有明显的差异。肿瘤组织多呈脑髓样组织，常局限于骨髓腔内，伴有骨皮质破坏。肿瘤进展穿破骨皮质，可致骨旁软组织受累，形成较大的肿块，同时可发生病理性骨折。肿瘤切面呈灰红色，质软，常伴有点状出血、坏死灶和液化。

（二）镜下特征

大多数骨原发恶性淋巴瘤细胞弥漫性生长，侵犯局部骨髓腔，破坏骨小梁和骨皮质。肿瘤组织内没有淋巴滤泡样结构，常散布众多的成淋巴细胞和淋巴细胞。肿瘤细胞有丰富的胞质，细胞核呈多形性，大小不一，多呈囊皮包状，常有一个或多个核仁，核仁和染色质非常明显。嗜银染色时瘤细胞间可见有微细的网状纤维。骨原发性霍奇金淋巴瘤镜下可见典型的RS细胞，背景则是各种炎症细胞，且可见肿瘤有明显的坏死。

（三）免疫组化染色

免疫组化对骨原发性恶性淋巴瘤的诊断有很重要的意义。骨原发性恶性淋巴瘤与原发于淋巴结的恶性淋巴瘤的表型相同，CD45均为阳性，MAC387均为阴性。B细胞来源者CD20阳性，T细胞来源者UCHL－1阳性。

三、临床特点

（一）好发部位

骨原发性恶性淋巴瘤的好发部位主要在躯干和颅骨、颜面骨（约占病例总数的1/2），其次是长骨，长骨中主要是股骨、胫骨和肱骨。在长骨发病时骨干和骨干骺端发病的机会大致相等。恶性淋巴瘤累及两个或更多邻近或远处骨骼的情况并不少见。

（二）症状与体征

骨原发性恶性淋巴瘤的主要症状为长期存在的轻微和间断的局部疼痛，另一些可能的症状为局部肿胀，病理性骨折。一般情况下，无发热、贫血、体重下降、血沉增快等全身症状，局部骨质破坏明显而全身症状轻是骨恶性淋巴瘤的重要临床特征，其出现区域淋巴结增大的情况并不少见。继发性骨恶性淋巴瘤则表现为多骨发病，伴有全身多处淋巴结增大，且全身症状明显。尽管有相当大的变异，但淋巴瘤通常生长缓慢，一般从出现首发症状到确诊时间在6个月至1年以上，甚至可达数年之久。病程总是经常变化不定而难以预知。

（三）转移方式

多数病例局限于骨，部分病例可能出现局部淋巴结转移，但经治疗可能痊愈；还有很少部分病例可侵犯全身淋巴结、肝、脾和其他内脏器官，但肺转移少见。

四、影像学检查

（一）X线平片

骨原发性恶性淋巴瘤各期的X线表现如下。

1. 骨髓浸润期　处于早期阶段，肿瘤组织爬行在骨小梁间隙内，吸收侵蚀骨小梁使之变细、模糊。X线平片无异常表现。

2. 骨质破坏期　处于进展期阶段，X线平片上表现为虫蚀样骨质破坏，继而出现骨质缺损区。原发于四肢长骨的肿瘤可通过哈氏管沿骨纵轴蔓延，也可通过佛氏管横穿出骨皮质，在皮质内形成筛孔状骨质破坏。原发于脊柱的恶性淋巴瘤主要表现为单一椎体呈“融冰状”改变，边界不清。椎体楔形改变，椎弓根可受累，相邻椎间隙正常，

3. 软组织肿块形成期　处于晚期阶段，X线平片上可见软组织肿块影，也可能见到骨膜新生骨，甚至可见病理性骨折。

（二）MRI

MRI 对骨髓浸润十分敏感。在 T_1WI 上肿瘤浸润表现为对称性的、均匀的、弥漫性低信号；在 T_2WI 上表现为高信号，与脂肪的信号相似；在脂肪抑制 T_2WI 和 STIR 序列时，病变呈广泛的高信号。

五、诊断与鉴别诊断

（一）诊断标准

Cooley 等于 1950 年提出骨原发性恶性淋巴瘤的诊断标准。标准规定应同时符合以下条件：首发部位或症状单必须在骨骼；病理学确诊为恶性淋巴瘤；无淋巴结、内脏转移或转移仅限于区域淋巴结，或发现骨质破坏后至少 6 个月后才出现其他部位恶性淋巴瘤的症状和体征。

（二）分型与分期

1986 年，Ostrowski 将骨原发性恶性淋巴瘤进行分型。单一骨受累的淋巴瘤为Ⅰ型；多骨受累且无淋巴结侵犯为Ⅱ型；多骨受累伴有淋巴结受累为Ⅲ型；出现内，脏侵犯则为Ⅳ型。目前，根据病程进展可将骨原发性恶性淋巴瘤大致分为 3 期：骨髓浸润期，骨质破坏期和软组织肿块形成期。

（三）鉴别诊断

骨原发性恶性淋巴瘤首先需与骨外淋巴瘤累及骨髓象鉴别。骨原发性恶性淋巴瘤极少转移到淋巴结，因此当骨出现单个病灶，伴有内脏或多部位多个淋巴结受累时，或多部位骨受累时，临床多认为骨外淋巴瘤扩散至骨。其次，骨原发性恶性淋巴瘤还需与骨尤文肉瘤、骨嗜酸性肉芽肿、骨纤维肉瘤等相鉴别，这主要依靠各自的特征性组织学表现和免疫组化染色的差异。如尤文肉瘤糖原染色可见瘤细胞内有糖原颗粒，骨原发性恶性淋巴瘤则无；免疫组化染色 LCA、CD20 或 CD45RO 骨原发性恶性淋巴瘤呈阳性，而尤文肉瘤为阴性。

六、治疗

目前推荐的治疗骨原发恶性淋巴瘤的方法是采用广泛性根治手术与放疗或化疗相结合的综合治疗。手术适应证：发生病理性骨折者，放化疗不敏感者，局部复发且病灶易于切除者。一线化疗的标准方案根据原发恶性淋巴瘤的病理类型不同分别为非霍奇金淋巴瘤的 CHOP（环磷酰胺、阿霉素、泼尼松、长春新碱）以及霍奇金淋巴瘤的 ABVD（阿霉素、博来霉素、长春新碱、达卡巴嗪）。

骨原发性恶性淋巴瘤对放射线敏感。对于临床Ⅰ、Ⅱ患者，放射治疗是优先选择的治疗方法。照射方法：选用高能 X 线，照射范围包括受累骨在内的整块骨与邻近软组织。肿瘤总量 55～60Gy，采用 2 次缩野法，全骨照射 45Gy 后缩野至肿瘤（包括软组织肿块）外放 5cm 和外放 1cm 各加量 5Gy，区域淋巴结常规行预防性照射 45Gy。

七、预后

骨原发性恶性淋巴瘤具有多变，进展缓慢和病程隐蔽的特点。因此，对其预后难以肯定。文献报道，本病单纯放射治疗后 5 年生存率可达 45%～50%，但 10 年生存率仅为 30%。联合化疗后 10 年生存率可上升达 60%～80%。导致预后不佳的因素有：骨骼的淋巴瘤广泛播散，骨盆及躯干骨发病，以及放射治疗后的治疗区域复发。

（刘淑娥）

第九章

肿瘤的中西医结合治疗

第一节　胃癌

胃癌是发生在胃部的恶性肿瘤。是一种严重威胁健康的疾病。我国的胃癌发病率以西北最高，东北及内蒙古次之，华东及沿海又次之，中南及西南最低。胃癌可发生于任何年龄，但以40～60岁多见，男多于女，约为2∶1。胃癌的病理类型主要是腺癌，其他类型的胃癌有鳞状细胞癌、腺鳞癌、类癌、小细胞癌等，后几种类型较少见。早期胃癌多无症状或仅有轻微症状。当临床症状明显时，病变已属晚期。因此，要十分警惕胃癌的早期症状，做到早发现、早诊断、早治疗。

胃癌由于生长部位及病程长短不一，临床上可出现相应的不同症状和体征；早期症状往往不明显或仅有轻度胃脘不适，进展期如生长在胃体部的肿瘤可出现胃脘疼痛、进食减少、消瘦等症。生长在贲门的肿瘤可出现进食发噎，饮食难下。生长在幽门区的肿瘤可出现幽门梗阻症状：朝食暮吐、暮食朝吐。胃癌晚期肿瘤增大，上腹部可能触及肿块。

胃癌分属于中医的"胃脘痛""反胃""噎膈""心下痞""伏梁""癥积"等范围。

一、病因病理

胃癌的病因较为复杂，中医认为是饮食不洁、忧思伤脾，饮食不化精微而生浊痰，气滞痰凝则血行阻滞，形成瘀血。浊痰、瘀血互阻互结，加之内外之因侵袭，血分蕴毒，与痰瘀互结，痰火毒瘀不散，人体正虚之际壅积结聚而成肿瘤。肿瘤一旦形成，病邪随血流、经络播散，可侵害全身多个组织器官，进一步耗伤正气，邪愈盛，正愈耗，终至气血阴津匮乏，病邪难以遏制，毒瘀蕴结愈盛，以致危及生命。

二、诊断

胃癌早期诊断比较困难，其主要原因是患者在早期多无明显的异常感觉，如果患者能在最初有轻微症状时就引起重视并进行进一步检查和治疗，则基本上可达到满意效果。

（一）临床表现

（1）早期表现：临床上常被忽视，有的在普查中发现早期胃癌可无任何症状和体征，早期胃癌主要症状为上腹胀痛，有少量出血，多数为大便潜血阳性，内科治疗不易转阴，或即使转阴，以后又呈阳性反应。

（2）中期表现：较为明显，上腹部疼痛，腹胀，时有呕吐，大便潜血持续阳性。

（3）晚期表现：病情严重时表现为上腹部疼痛，顽固持续，不易为制酸剂所缓解，并出现顽固的恶心呕吐和脱水征，乏力，贫血，恶病质等症状。如果出现肝、卵巢、腹腔转移，可产生相应的临床表现。

（二）实验室检查

半数以上大便潜血持续阳性，大便潜血检查对胃癌诊断有一定的帮助。血常规检查，胃癌发展期可产生贫血，多为低血色素性，不明原因贫血伴胃脘不适者应想到胃癌的可能。胃液分析，多数患者胃酸低下或缺乏，用五肽胃泌素刺激仍无胃酸分泌，考虑胃癌可能。胃液检查也可检测是否存在出血。

（三）X线钡餐造影

X线上消化道钡餐造影有较高的诊断价值，特别是气钡双重造影，可清楚显示胃轮廓、蠕动情况、黏膜形态、排空时间、有无充盈缺损龛影等，检查准确率近80%。

（四）纤维内镜检查

纤维内镜检查是诊断胃癌最直接准确有效的诊断方法，可以直接观察病灶大小、部位、形态、范围，可取活组织进行病理诊断。

（五）组织细胞检查

组织细胞检查是胃癌确诊的最主要方法，除胃镜活检以外，还有胃脱落细胞检查，晚期胃癌出现锁骨上淋巴结肿大，可行淋巴结活检。如有腹膜转移及卵巢转移出现腹水，可抽腹水找癌细胞以明确诊断。

（六）早期胃癌诊断要点

用纤维胃镜可直接观察胃内形态变化，并能取病变组织行活检，是诊断早期胃癌的首选方法。胃镜检查加病变组织活检能使早期胃癌的诊断率达90%以上。提高早期胃癌检出率的关键在于，提高临床检查技能及医患双方对胃癌的警觉性。对40岁以上出现不明原因上腹部症状者，可常规行内镜检查，对慢性胃病患者应定期复查胃镜。胃镜下活检病理报告为中重度不典型增生的患者，应重复多次胃镜及活检，以免延误诊断。积极开展普查是发现早期胃癌的关键。

三、鉴别诊断

胃癌与胃部其他疾病相鉴别，如萎缩性胃炎、胃溃疡、胃息肉、胃部其他良恶性肿瘤、平滑肌瘤及平滑肌肉瘤、胃的恶性淋巴瘤等相鉴别。

胃癌肝转移应与原发性肝癌相鉴别，肝脏出现多发性转移应与肝囊肿相鉴别，与其他部位肿瘤肝转移相鉴别。

胃癌出现卵巢转移和腹膜转移出现腹水要与卵巢癌相鉴别。

胃癌腹膜转移出现癌性腹膜炎与感染性腹膜炎相鉴别。

四、并发症

（一）出血

消化道出血表现为呕血和（或）黑粪，偶为首发症状。约5%患者可发生大出血，表现为呕血和（或）黑便，偶为首发症状。可出现头晕、心悸、柏油样大便、呕吐咖啡色物。

（二）梗阻

决定于胃癌的部位。邻近幽门的肿瘤易致幽门梗阻。可出现呕吐，上腹部见扩张之胃型、闻及震水声。

（三）胃穿孔

比良性溃疡少见，可见于溃疡型胃癌，多发生于幽门前区的溃疡型胃癌，穿孔无粘连覆盖时，可引起腹膜炎，出现腹肌板样僵硬、腹部压痛等腹膜刺激征。

（四）继发性贫血

由于胃癌细胞可分泌一种贫血因子，部分患者虽然没有出血，但表现为贫血貌，

五、临证要点

胃癌的基本病机是正气虚损，邪气内实。正气虚是指脾胃虚弱，故扶正治疗的重点是健脾和胃。邪

气实主要是指痰瘀内结和毒热蕴结，故祛痰化瘀，清热解毒亦是本病的重要治疗法则，常需要相互兼顾。

本病初期正虚而邪不盛，仅显示脾胃功能不足，治疗当以祛邪为主，适当扶助脾气。晚期则正不胜邪，邪毒内窜，病变可累及肺、肾、肝等诸脏器。而邪毒久羁又使机体阴阳气血进一步亏损，呈现出一派正虚邪实之象，临床上常用扶正为主兼以祛邪的治疗法则。在灵活运用温补脾肾、大补气血的基础上适当给予解毒散结、活血化瘀之品，力求恢复正气，稳中求效。

六、辨证施治

（一）痰湿凝结

主症：胃脘闷胀，或隐隐作痛，呕吐痰涎，面黄虚胖，腹胀便溏，纳呆食少。舌淡，苔白腻，脉细濡或滑。

治法：燥湿化痰，健脾和胃。

处方：宽中消积汤。

柴胡10g，香附10g，枳壳10g，法半夏10g，陈皮10g，党参15g，白术10g，砂仁3g，瓜蒌15g，白屈菜15g，茯苓10g，老刀豆30g，八月札15g，藤梨根15g。

此证多见于生长在贲门胃底等部位的早期患者，由于脾胃虚弱，而致痰湿凝滞，阻碍气机。方中党参、白术、茯苓益气健脾；陈皮、半夏、柴胡、香附、枳壳等理气化痰散结；白屈菜、八月札缓急止痛，行气散结；老刀豆具有扩张食管贲门的作用。若呕吐较重可加旋覆花、代赭石以降逆止呕；胃脘疼痛较重者加杭芍、元胡以缓急止痛。若脾胃功能尚可，方中可辨证加2~3味抗癌的中草药。

（二）气滞血瘀

主症：胃脘部刺痛或拒按，痛有定处，或可扪及肿块，腹胀满不欲食，呕吐宿食或如赤豆汁，或见柏油样大便。舌紫黯或有瘀斑、瘀点，脉涩细。

治法：行气活血，化瘀止痛。

处方：膈下逐瘀汤加减。

生蒲黄10g，五灵脂10g，三棱10g，莪术10g，桃仁10g，红花10g，白花蛇舌草30g，半枝莲30g，元胡15g，大黄10g，沙参30g，玉竹10g，赤茯苓15g，龙葵15g，黄精10g。

此证表现血瘀毒热并存，多属于胃癌进展期，正气盛而邪气实，治疗以祛邪为主。方中半枝莲、白花蛇舌草、龙葵有清热解毒作用，又是用于胃癌的常用抗肿瘤药物，选用于本证最为合适。桃仁、红花、三棱、莪术化瘀以止痛，其中三棱、莪术具有一定的抗肿瘤作用。本证病情进展迅速而多变，临床上应注意。由于肿瘤侵及大血管可引起大出血，出现休克，危及生命，此时应及时采取中西医措施给予止血，停用活血化瘀药物。

（三）脾胃虚寒

主症：面色㿠白，神倦无力，胃脘部隐痛，喜温喜按，呕吐清水，或朝食暮吐、暮食朝吐，四肢欠温，浮肿便溏。舌淡胖，有齿印，苔白润，脉沉缓或细弱。

治法：温中散寒，健脾和胃。

处方：附子理中汤加减。

党参15g，白术10g，茯苓10g，良姜10g，陈皮10g，附片10g，半夏10g，荜茇10g，紫蔻10g，娑罗子15g。

本证主要特征为脾胃虚寒，运化迟缓。多见于肿瘤晚期或久有脾胃虚寒者。以温中散寒，健脾温胃为主法。方中党参、白术、茯苓、陈皮、半夏健脾和胃；良姜、附片、紫蔻温中散寒。其中荜茇，具有温中同时又有抗肿瘤作用，用于此证最宜。其他用于抗肿瘤药物，一般性味偏凉，于此证应少用或不用，以免加重患者症状。

（四）胃热伤阴

主症：胃脘灼热，时有隐痛，口干欲饮，喜冷饮，或胃脘嘈杂，饥不欲食，食欲缺乏，五心烦热，大便干燥。舌质红或绛，或舌见裂纹，舌苔少或花剥，脉细数。

治法：养阴清热解毒。

处方：养胃汤加减。

沙参30g，玉竹15g，黄精10g，白术10g，白芍10g，茯苓10g，姜半夏10g，生地15g，玄参15g，陈皮10g，神曲15g，麦冬15g，藤梨根15g，肿节风15g。

本证为胃热伤阴，方中沙参、玉竹、黄精以养胃阴，白术、茯苓、陈皮、半夏和胃醒脾，生地、麦冬、玄参可增液润便，藤梨根、肿节风清热解毒，并有抗癌的作用，陈皮、神曲和胃助消化。

（五）气血双亏

主症：神疲乏力，面色无华，唇甲色淡，自汗盗汗，或见低热，纳呆食少，胃脘疼痛或有肿块，食后胃胀，形体消瘦。舌淡白，苔薄白，脉细弱无力。

治法：益气补血，健脾和胃。

处方：八珍汤加减。

潞党参15g，生黄芪30g，生白术15g，生薏米15g，仙鹤草30g，白英15g，白花蛇舌草30g，七叶一枝花15g，石见穿15g，陈皮10g，姜半夏9g，内金10g。

此证特征为正虚邪实，虚多实多，体弱难以攻邪，攻邪又虑伤正。治疗时应注意侧重于用扶正之品。方中党参、黄芪、薏米、白术益气健脾，如患者出现元气大伤之象，可重用黄芪30～60g，并以人参易党参；白花蛇舌草、七叶一枝花、石见穿、白英、仙鹤草均具有抗癌散结的作用。此类药物不宜多用重用，否则肿瘤未消，而正气徒伤，反而可促使肿瘤进一步恶化，以重补缓攻，缓缓图治为要。

七、西医治疗

（一）手术治疗

手术是目前治疗胃癌的主要方法，其中包括：

1. 胃癌根治术　胃癌根治术指除了切除肿瘤病灶，还要清扫淋巴结。

2. 姑息性手术　患者病期较晚，已无法清扫淋巴结，只能单纯切除肿瘤病灶。

3. 短路术　胃癌晚期，肿瘤巨大或出现转移，并有梗阻时所采取的一种手术方式，如幽门梗阻出现呕吐无法进食，病程很晚又不能切除病灶，也不能清扫淋巴结，只能行胃空肠吻合术，此种手术可以缓解患者症状，使消化道重新开通，暂时解决患者进食问题和改善患者营养状况，有利于争取下一步治疗机会。

（二）化学药物治疗

胃癌对化疗药物有一定的敏感性，近年来新的抗癌药物不断涌现，使得不少新的联合化疗方案在临床应用。单一化疗药物疗效低，临床上多采用联合化疗。胃癌化疗广泛运用于术后的辅助性治疗，术后复发转移及晚期不能切除病灶的病例的姑息性治疗，也有用于术前化疗，以提高手术切除肿瘤的成功率。

胃癌常用的化疗药物：多西他赛（TAT）、5-氟尿嘧啶（5-FU）、顺铂（PDD）、伊立替康（CPT-11）。胃癌有不少常用化疗方案，现提供以下方案，供参考。

1. DF方案　多西他赛（docetaxel），175mg/m^2，静滴（3h），第1天。5-氟尿嘧啶（5-FU），750mg/m^2，静滴（24h连续输注），第1～5天。每3周重复。

2. ECF方案　表柔比星（Epi-ADM），50mg/m^2，静滴（3h输注），第1天。卡铂（CBP），300mg/m^2，静滴，第1天。5-氟尿嘧啶（5-FU），200mg/m^2，静滴，第1～5天。每21天重复。

3. PF方案　顺铂（PDD），30mg/m^2，静滴3h，第1天。5-氟尿嘧啶（5-FU），500mg/m^2，静滴，第1天。本方案顺铂可以改用卡铂或奥沙利铂，5-氟尿嘧啶改用希罗达口服，不良反应相对减少，适用于身体弱和年纪较大的患者。4周后重复。

4. ELF 依托泊苷（VP-16），20mg/m^2，静滴（50min 输注），第1~3天。四氢叶酸（CF），300mg/m^2，静滴（10min 输注），第1~3天。5-氟尿嘧啶（5-FU），500mg/m^2，静滴（10min 输注），第1~3天。每3~4周重复。

5. CP 方案 伊立替康（CPT-11），350mg/m^2，静滴，第1天。顺铂（PDD），30mg/m^2，静滴3h，第1天。每3周重复。本方案为胃癌的二线治疗用药，对5-氟尿嘧啶耐药的胃癌患者有效。

（三）胃癌术后化疗的中西医治疗

治疗方法：西药：优福啶，0.3g，口服，3次/d。中药：丹参30g，黄芪30g，党参20g，白术12g，当归12g，白芍12g，山药20g，海螵蛸20g，陈皮12g，白花蛇舌草30g，蟾蜍3g，斑蝥2g，壁虎2g，薏苡仁30g，甘草12g，水煎服，日一剂，早晚分服。病情好转者，每月可用上药10剂研末冲服，每次30g，3次/d。

疗程：该中西药物每年服用3~4个月，或常年服用。

运用中药黄芪、党参、白术、山药、陈皮，这些健脾益气和胃的药物，是因为其对胃肠功能有调节作用，更主要的是因为这类药物有直接调节免疫功能杀死癌细胞、消除氧自由基的作用。如黄芪，益气健脾，能显著提高机体非特异性免疫、体液免疫、细胞免疫，提高自然杀伤细胞的活性，促进诱生干扰素，能降低红细胞免疫黏附抑制因子的活性，提高红细胞表面的C3b受体，清除致病性循环免疫复合物的能力，黄芪增强机体免疫力的功能可与丙种胎盘球蛋白相媲美，同时黄芪还具有抗衰老，清除氧自由基的作用。经动物研究证实，黄芪还具有直接抗癌作用，并能降低癌症发生率，延长存活期，口服黄芪多甙，能加速人体内肿瘤细胞的死亡。党参益气升阳，提高机体应激能力，增强机体免疫功能，并有延缓衰老的作用。其能提高人血中超氧化物歧化酶（SOD）的活性，增强清除氧自由基的能力，并能抑制胃蛋白酶的活性，增强胃黏膜屏障保护作用。另外，研究证实，党参有一定的抗肿瘤作用，能抑制肿瘤体积和重量的增加，并减少转移。白术健脾益气和胃，能延长淋巴细胞的寿命，并增加网状内皮系统的吞噬功能，还能提高淋巴细胞转化率和自然玫瑰花结形成率，促进细胞免疫功能，且明显提高免疫球蛋白（IgG）的含量。白术还有明显的抗氧化作用，能有效减少脂质过氧化作用，降低了LPO含量，能避免有害物质对组织细胞结构和功能的破坏作用，并能增强机体对氧自由基的清除能力，减少氧自由基对机体的损伤。白术挥发油能增强癌细胞的抗原性抗体的特异性主动免疫，其抗癌机理同降低瘤细胞的增殖率，减低瘤细胞的侵袭性，提高机体抗肿瘤反应能力及对癌细胞的细胞免疫作用等有关。白芍敛阴止痛，疏肝，在体内和体外均能促进巨噬细胞的吞噬功能，对细胞免疫和体液免疫均有增强作用。山药健脾益气和胃，可增强机体免疫功能。当归补血活血，化瘀，生物研究对机体特异性和非特异性免疫功能都有增强作用，并能抑制某些肿瘤株生长。海螵蛸经药理研究证实，有明显的抗肿瘤作用。白花蛇舌草可增加脾抗体分泌细胞数目，增强细胞毒性T淋巴细胞的杀伤能力，对多种癌细胞有抑制作用。蟾蜍解毒散结，消积利水，生物界研究证实，其具有增高小鼠脾脏血小板形成细胞（PEC）活性率，促进巨噬细胞功能，对免疫系统有增强作用。斑蝥破血散结抗肿瘤，斑蝥抗肿瘤的作用，古往今来都被中医列为抗癌专药，在这里不必赘述。生物界研究证实有显著地提高机体免疫功能的作用。壁虎解毒散结，善治噎嗝反胃，对食管癌，胃癌，肝癌都有明显的治疗作用，此作用古往今来一直被中医学沿用，这里不必赘述。但大壁虎有明显提高机体免疫功能的作用。薏苡仁健脾益气，生物界研究有较好的抗癌作用，早期认为薏苡仁酯为抗癌的有效成分，现分析证实不饱和脂肪酸（亚油酸）为主要的抗癌成分。同时薏苡仁还是有效的抗癌促进剂，且证实其具有增强机体体液免疫作用。丹参活血化瘀，生物界研究证实能提高机体内巨噬细胞的吞噬功能，提高血中淋巴细胞转化率，并有促进体液免疫功能的作用。更主要的是丹参对艾氏腹水瘤有明显抑制作用，可延长艾氏腹水瘤小鼠的存活时间，能改善机体血循环，增加局部血流，使抗肿瘤药物易于深入瘤体而充分发挥抗癌作用。丹参改善微循环，促进侧支循环的开放，提高耐缺氧能力，清除自由基。西药氟尿嘧啶是消化道肿瘤较为有效的抗癌剂，其机理众所周知，不必再论。

胃癌病因甚多，笔者在此只述与免疫功能紊乱和机体氧自由基大量释放有关的部分。介于此类状况，笔者选择在手术治疗前提下实行化疗后的病例，分为未服中西药物与服用中西药物作为观察对象，发现服中西药组患者，不论在生活质量，五年生存率还是继续生存方面均有明显的区别，从而得出肤浅的认识，认为中西医药物，尤其是中药具有调节机体免疫功能，抗氧化，抗衰老，抗癌的作用，因此，可以提高患者生存质量，延长患者寿命。且这些药物价格低廉，患者可根据自身情况选择连续服用，或阶段服用，无论何种情况都会收到良好的效果。

（四）胃癌的其他治疗

1. 胃癌的放射治疗　胃癌对放疗不敏感，胃癌的术前放疗、术中放疗可降低局部肿瘤的复发率，提高生存期。

2. 胃癌的免疫治疗　目前尚未见成功的免疫制剂。临床上常用的免疫药物有香菇多糖、胸腺素、白细胞介素等。生物免疫治疗，有的单位已经开展。具体是把手术的癌细胞在体外培养与免疫细胞结合产生“抗体”。把这种抗体再注射到患者体内。确切疗效未见文献报道。

3. 晚期患者的支持治疗和对症治疗

（1）补液：胃癌患者出现高烧或进食困难，摄入量不足者，必须静脉补液及补充营养，其中包括输鲜血及血液制品、氨基酸、脂肪乳、葡萄糖、维生素、电解质等。出现梗阻或根本不能进食的患者可以考虑胃肠外营养治疗。

（2）止血：胃癌出血，可用氨甲苯酸、酚磺乙胺加入静脉滴入。局部止血可用冰水加入肾上腺素或孟氏液局部止血。亦可通过内镜下进行电凝止血。

（3）止痛：胃癌晚期出现脏器转移可出现疼痛，药物可选择阿托品、布桂嗪、曲马朵等，后期疼痛剧烈可考虑用吗啡类强止痛药物。

八、饮食调护

注意饮食卫生，少食烟熏、腌制、油炸食物，戒烟酒，宜多吃高营养食物，平时应以新鲜的瓜果蔬菜、粗粮为主食，肉类少吃，做到饮食搭配合理，防止体液偏酸，摄入的饮食应该做到“二酸八碱”，使体液达到弱碱性。食品中的许多食物对癌细胞都有抑制作用，如山药、扁豆、薏米、菱角、金针菜、香菇、蘑菇、葵花籽、猕猴桃、无花果、苹果等。胃癌患者有气虚者可喝参粥：党参30g、茯苓20g、生姜6g，水煎去渣留汁，加粳米120g煮粥，临熟时加鸡蛋1枚及少许盐，继续煮粥至熟而成。常吃此粥能健脾益气。脾虚有湿，可吃薏米粥：生薏米50g煮粥服。常服此粥健脾祛湿，生薏米还有抗病毒和抗癌的作用。血虚失眠者可用莲子汤：莲子30g、大枣15枚，加水煮，可放少量糖。久食可健脾生血安神。化疗血象降低可用猪骨髓、牛骨髓、鹿胎盘、人胎盘等。

（石　磊）

第二节　大肠癌

大肠癌（carcinoma of large intestine）包括结肠癌和直肠癌（colorectal carcinoma），是临床上常见的恶性肿瘤。其发病呈现明显的地区差异。北美、西欧等发达国家发病率最高，可达35/10万～50/10万人。亚非地区发病率较低，香港12/10万～15/10万，印度为3/10万。我国是大肠癌发病率相对较低的国家，发病率为15.7/10万人，在恶性肿瘤中居第四位，且以长江下游、东南沿海的江苏、浙江、上海、福建等地较高。近20年来，大肠癌的发病率在世界各地呈上升趋势，可能与生活水平改善、饮食结构变化有关。我国大肠癌患者70%集中在54～81岁，男女之比为1.65∶1。

本病在中医学中没有确切称谓，近似大肠癌的记载有“积聚”“肠覃”“锁肛痔”“脏毒”等。

一、病因病理

（一）西医病因病理

1. 病因及发病机制　如下所述。

（1）生活方式：长期高脂、高磷和低纤维、低钙饮食是大肠癌发病的危险因素，可促使人类大肠细胞处于极度增生状态，导致腺瘤样息肉形成，并可最终蜕变为恶性肿瘤。

（2）遗传因素：近年来对大肠癌的遗传因素研究表明，大肠癌可分为遗传性（家族性）和非遗传性（散发性），前者如家族性腺瘤性息肉病和遗传性非息肉病性大肠癌。

（3）其他高危因素

1）大肠息肉（腺瘤性息肉）：一般认为腺瘤样息肉系癌前病变，腺瘤越大，形态越不规则、绒毛含量越高、上皮异型增生越重，则癌变概率越大。从正常肠上皮至增生改变、形成腺瘤而最终成为大肠癌的演化过程，即是癌基因和抑癌基因复合突变的积累过程，亦是大肠癌发生的分子生物学基础。基因的突变则是环境因素与遗传因素综合作用的结果。

2）炎症性肠病：溃疡性结肠炎大肠癌的发生率为普通人群的5～10倍，且多见于幼年起病、病变范围广而病程长者。其癌变特点是发生在扁平黏膜，恶性程度高。Crohn病有结肠、直肠受累者也可发生癌变。

3）亚硝胺类化合物及放射性损害，可能是大肠癌的致病因素。

4）有报道胆囊切除术后大肠癌发病率增高，可能与次级胆酸进入大肠增加有关。另外，近年来有关化学物质的致癌作用已引起人们的关注。

2. 病理　如下所述。

（1）病变部位：据我国资料分析，75%～80%的大肠癌病变部位为直肠与乙状结肠，其余依次为盲肠、升结肠、结肠肝曲、降结肠、横结肠及结肠脾曲。

（2）病理形态

1）早期大肠癌：是指肿瘤局限于大肠黏膜及黏膜下层。①息肉隆起型（Ⅰ型）：肿瘤向肠黏膜表面突出形成有蒂、广基型之隆起。②扁平隆起型（Ⅱ型）：大体呈分币状微隆起于表面。③扁平隆起伴溃疡型（Ⅲ型）：肉眼观如小盘状，中央微凹形成溃疡，边缘略隆。

2）进展期大肠癌：指肿瘤已侵入固有肌层者。①隆起型：肿瘤主体向肠腔突入，呈结节状、息肉状或菜花状隆起，表面糜烂或小溃疡，境界清楚，有蒂或广基。②溃疡型：肿瘤表面形成较深的溃疡，底部深达肌层或浆膜层，边缘呈堤围状隆起与周围肠黏膜境界较清者称单纯溃疡型，而边缘呈浸润生长者称浸润溃疡型。③浸润型：肿瘤向肠壁内弥漫浸润，常累及大肠壁大部或全周，肠壁局部增厚但表面无明显溃疡或隆起，因纤维组织增生收缩，肠管形成环形狭窄。④胶样型：肿瘤外观呈半透明胶冻状，质软，肿瘤界限不清，镜下多为黏液腺癌或印戒细胞癌。

（3）组织学分类：绝大部分是腺癌，包括管状腺癌、黏液腺癌、乳头状腺癌等，以管状腺癌多见。其余尚有未分化癌、腺鳞癌、鳞状细胞癌等。

（4）临床病理分期：临床上习惯使用简明实用的Dukes大肠癌临床病理分期法：A期：大肠癌病灶局限于黏膜或黏膜下层。B1期：病变侵及固有肌层，无淋巴结转移。B2期：病变穿透固有肌层，累及浆膜层，无淋巴结转移。C1期：有区域淋巴结转移，但肠系膜血管旁淋巴结尚无转移。C2期：肠系膜血管旁淋巴结有转移。D期：有远处转移或腹腔转移，或广泛浸润无法切除者。

（5）转移途径：包括直接浸润、淋巴转移、血行转移和种植四种。

（二）中医病因病机

本病的发生，是七情内伤、饮食不节、脾肾亏虚以致外邪乘虚而入或毒邪聚而内生的结果。

1. 七情内伤　因忧思伤脾，脾失健运，水湿内停，郁而化热，湿热下迫，阻于肠道；或恼怒伤肝，肝郁气滞，气滞血瘀，气血不通，瘀结肠道，结而成块。

2. 饮食不节　如恣食肥甘醇酒厚味等，损伤脾胃，运化失司，大肠传导功能失常，湿热内生，热毒蕴结，流注大肠，瘀毒结于脏腑，火热注于肛门，结而为癌肿，日久变生大肠癌。《医宗金鉴》："发于外者，由醇酒厚味，勤劳辛苦，蕴注于肛门。"

3. 脾肾亏虚　久病年老，五脏亏虚，正气内虚，脾肾受损，复感湿热，邪毒留滞，浸淫肠道，结聚成块，渐成本病。

总之，本病的病位在大肠，与肝、脾、肾密切相关。病性有寒热之分、虚实之别，早期以邪实为主，渐至虚实夹杂，终而邪盛正衰。

二、临床表现

大肠癌起病隐匿，早期特殊症状、体征常缺如，仅见粪便隐血阳性，随后出现下列临床表现。

1. 排便习惯与粪便性状改变　常以血便为突出表现，或有痢疾样脓血便，里急后重，系因结肠下段或直肠癌糜烂坏死造成。有的表现为顽固性便秘，大便形状变细，可由大肠远段癌引起的肠腔狭窄所致。也可表现为腹泻与糊状大便，或腹泻与便秘交替，粪质无明显黏液脓血，多系结肠上段癌表面糜烂、炎症导致肠功能紊乱所致。

2. 腹痛　右侧大肠癌者，一般表现为同侧腹钝痛，或同时涉及右上腹、中上腹，因病变常使胃-结肠反射加强，故可出现餐后腹痛。左侧大肠癌则常并发肠梗阻，故有腹绞痛，伴有腹胀、肠鸣音亢进及肠型。晚期患者发生腹膜后转移者，因浸润腰骶神经丛，常有腰骶部持续性疼痛。

3. 腹部肿块　多见于右腹，是右侧结肠癌的表现之一，提示癌体积较大，已有肠壁外局部转移；至中晚期，则肿块质坚，大小不等，表面有结节感，一般可以推动（至后期则固定）。合并感染者可有压痛。

4. 直肠肿块　多数直肠癌患者经直肠指检可以发现直肠肿块，质地坚硬，表面呈结节状，有肠腔狭窄。直肠指检后的指套上常有血性黏液。

5. 全身表现　因出血而呈现进行性贫血，继发感染者可出现低热，晚期患者则表现为进行性消瘦、恶病质、黄疸和腹水等。

三、实验室及其他检查

1. 粪便检查　粪便隐血检查对大肠癌的诊断虽无特异性，但因方法简便易行，可作为普查筛检或早期诊断的线索。

2. 肠镜检查　是大肠癌确诊的最好方法。通过结肠镜能直接观察全结肠的肠壁、肠腔改变，并可确定肿瘤部位、大小及浸润范围，取活检可确诊。

3. 影像学检查　X线钡剂灌肠最好采用气钡双重造影。可发现充盈缺损、肠腔狭窄、黏膜皱襞破坏等征象，可显示癌的部位和范围。对结肠镜检查因肠腔狭窄等原因未能继续进镜者，钡剂灌肠检查尤为重要。但对小的病变则较易漏诊，故应与结肠镜检查互补为用。其他影像学检查如CT及MRI主要用于了解大肠癌肠外浸润及转移情况，有助于进行临床病理分期，对术后随访亦有价值。近年来应用超声结肠镜，可观察大肠癌在肠壁的浸润深度及淋巴结的转移情况，对术前肿瘤的分期颇有帮助。

4. 直肠指诊　我国下段直肠癌远比国外多见，75%以上的直肠癌可在直肠指诊时触及，是早期发现直肠癌的重要检查方法，但常被忽视。

5. 其他检查　血清癌胚抗原（CEA）及肠癌相关抗原（CCA）对大肠癌的诊断虽不具有特异性，但定量动态观察，对术后效果的判断与术后复发的监视均有价值。CA242、CA19-9、CA50等对大肠癌诊断的特异性和敏感性均较低，联合测定可提高诊断的敏感性和阳性预测值。

四、诊断与鉴别诊断

（一）诊断

大肠癌要求做到早期诊断。首先对有症状者谨防漏诊，认识大肠癌的有关症状如排便习惯与粪便性状改变、腹痛、贫血等，提高对大肠癌的警惕性，及时进行相关检查，是早期诊断的关键。其次对有高危因素者（大肠腺瘤、有家族性病史如大肠息肉综合征或家族遗传性非息肉大肠癌或第一血缘亲属中有大肠癌、血吸虫病、溃疡性结肠炎等）应进行长期随访，定期肠镜检查。

（二）鉴别诊断

右侧大肠癌应注意和阿米巴病、肠结核、血吸虫病、阑尾病变、Crohn 病等鉴别。左侧大肠癌则需和痔、功能性便秘、慢性细菌性痢疾、血吸虫病、溃疡性结肠炎、Crohn 病、直肠结肠息肉、憩室炎等鉴别。结肠镜检查可资鉴别。此外还要注意年龄较大者近期出现的症状或症状改变，高度警惕，以免漏诊。

五、治疗

（一）治疗思路

西医治疗大肠癌，不论早晚均宜手术切除根治，再辅以化学药物治疗。手术治疗固然重要，但对于中期、晚期患者，特别是经过了手术以及化疗、放疗后的患者，生存质量每况愈下，则应运用中医药辨证论治，对改善全身症状，减轻放化疗毒副作用，增强其敏感性，改善生存质量，有所裨益。

（二）西医治疗

1. 手术治疗　早期切除是大肠癌唯一的根治方法。如发现癌已转移，但病变肠曲尚可游离时，原则上仍应将癌灶切除，以免日后发生肠梗阻。因癌灶多有糜烂、渗血或继发感染，故切除后全身情况即能得到改善。对有广泛转移者，如病变肠段不能切除，则应进行捷径、造瘘等姑息手术。

2. 经结肠镜治疗　结肠腺瘤病变和黏膜内的早期癌可经结肠镜用高频电凝切除，切除后的息肉做病理检查，如癌未累及基底部则可认为治疗完成；如果累及根部，需追加手术，彻底切除有癌组织的部分。

对晚期结肠、直肠癌形成肠梗阻，患者一般情况差不能手术者，可用激光打通肿瘤组织，作为一种姑息疗法。

3. 化学药物治疗　大肠癌手术根治后一般不需化疗，而对于晚期不能切除或已有远处转移的大肠癌，化疗则可作为姑息治疗。至于术前、术中以及术后化疗者，则主要是为了便于肿瘤的切除并防止癌灶扩散，清除未尽癌灶。化疗用药、剂量与疗程可根据肿瘤类型、病期、个体情况及疗效反应而定。氟尿嘧啶（5 – FU）至今仍是大肠癌化疗的首选药物，常与其他化疗药物联合应用（如 MOF 方案，5 – FU 加长春新碱加司莫司汀），亦可联合细胞毒或非细胞毒药物通过系列化调节以提高其抗肿瘤活性（如甲氨蝶呤、5 – FU 序贯给药），亦可与生物反应调节剂联合应用化学 – 免疫疗法（如 5 – FU 与左旋咪唑合并使用）。

4. 放射治疗　多用于直肠癌有局部淋巴结转移或肿瘤体积较大，与盆腔器官粘连者。术前放疗有助于肿瘤的切除，并防止扩散，术后放疗或联合化疗可减少复发。对晚期直肠癌患者可作为止痛、止血等姑息治疗。但放疗有发生放射性直肠炎的可能。

5. 术后的结肠镜随访　因大肠癌存在多原发灶，术后可发生第二处原发大肠癌（异时癌），术中也可能漏掉同时存在的第二处癌，故主张在术后 3 ~ 6 个月即行首次结肠镜检查。

（三）中医治疗

1. 湿热毒蕴证

（1）症状：腹痛腹胀，疼痛拒按，便中夹血，里急后重，或有发热，胸闷纳呆，肛门灼热，舌质红绛，舌苔黄腻，脉弦数或弦滑。

（2）治法：清热利湿，解毒攻坚。

（3）方药：槐角地榆汤加减。

2. 气滞血瘀证

（1）症状：腹痛固定，状如锥刺，有形可扪，胁胀易怒，压痛，拒按，便下脓血，发热或不发热，舌质紫暗有瘀点、瘀斑，舌苔薄黄，脉涩或细数。

（2）治法：活血化瘀，解毒散结。

（3）方药：膈下逐瘀汤加减。若便脓血甚者，加白头翁、马齿苋、三七、仙鹤草、地榆。

3. 脾肾亏虚证

（1）症状：腹痛隐隐，腹部肿物渐大，久泻久痢，便下脓血，形体消瘦，面色苍白，声低气怯，纳呆，腰膝酸软，畏寒肢冷，舌质淡胖晦暗，苔白，脉沉细。

（2）治法：健脾固肾，消聚散积。

（3）方药：参苓白术散合四神丸加减。

六、预后

大肠癌的预后取决于早期诊断与手术根治。若失去早期诊断的机会，则有很多影响预后的因素，其中癌组织分化程度和临床病理分期（癌浸润范围及转移情况）最为关键。

七、预防与调护

（一）预防

应积极防治大肠癌的前期病变。对结肠腺瘤性息肉，特别是家族性多发性肠息肉病，必须及早切除病灶。积极治疗炎症性肠病及其他原因引起的结肠炎，对本病的预防有一定意义。另外，普通人群应避免高脂肪饮食，多进富含纤维的食物，注意保持排便通畅。患病期间应注意调节情绪，增强战胜疾病的信心，合理饮食，慎起居，劳逸结合。

（二）肠造口患者的心理护理

肠造口术是治疗直肠癌、结肠癌的一种常用手术。由于肠造口改变了患者原有的排便方式，从隐蔽的会阴部移到腹部，且不能随意控制。通过对40例肠造口患者的心理状况调查，患者均存在不同程度的心理异常，根据患者出现的心理异常给予不同的心理干预，效果满意。对患者生理和心理以及社会活动都有很大影响。肠造口后正确的康复治疗和心理护理，有助于提高患者的术后生存率及改善生活质量。

1. 肠造口患者的心理变化　一般分为手术前和手术后两种心理变化。

（1）术前心理分析：96%的患者出现不同程度的焦虑抑郁心理，许多患者在得知自己被诊断为直、结肠癌后，其精神上的压力和打击是可想而知的。一般患者会出现恐惧、绝望。由于对手术不了解，害怕手术及手术时的疼痛，担心手术的安全性、预后及经济上的压力而产生焦虑心理。怀疑与否认：50%的患者极力否认自己患病，对诊断表示怀疑，不相信自己得病，会出现喜怒无常的表现。

（2）术后心理分析：患者手术后的一段时期内，由于排便方式的改变及身体的变化，患者在心理上也会有所变化。悲观失望：50%的患者会感到前途一片黑暗，常暗暗流泪、闷闷不乐。不配合治疗及护理，沉浸在悲伤中不能自拔。烦躁、焦虑：患者初次看到肠造口外翻的黏膜，可能会害怕、不安，甚至厌恶自己。依赖：30%的患者术后会依赖医生、护士及家属，希望得到更多的照顾及帮助。特别是永久性肠造口的患者，对自己身体结构的改变及排便方式的变化，会产生自卑、自闭的情绪。

2. 心理护理　如下所述。

（1）手术前心理护理：良好的护患关系，能减轻患者对疾病及陌生环境的恐惧，为战胜疾病树立信心。护理人员应耐心倾听他们内心的痛苦，鼓励其倾诉。对患者产生的绝望情绪，给予安慰。向患者解释癌症并不是不治之症，讲解肿瘤治疗的新进展，并强调手术的重要性，并简单介绍手术的过程，使患者有个客观的认识。使其认识到肠造口术只是个正常的排便渠道由肛门移至腹部，对消化功能影响不大。也可将患者带至术后恢复良好的病友旁进行交流，增强其手术前的信心。

（2）手术后心理护理：手术后的一段时间，患者经历了躯体和精神上的双重痛苦，自身的情绪会波动较大。患者术后一清醒就应及时告知手术成功的消息，使其内心得到宽慰。患者在随后恢复的期间会出现悲观失望的情绪，护理人员应鼓励其倾诉，巧妙引导其发泄，待其平静后再适当给予解释，鼓励其面对现实。术后加强照顾与护理的同时，应适时引导患者参与肠造口的护理。使其学会如何正确选择适合自己的造口器材及造口皮肤的护理。使患者轻松应对，消除心理上的压力，提高生活自理能力，重返社会。

通过正视结直肠造口术患者的心理问题，经医护人员、家属、患者的共同努力，使其面对现实，消除负性心理，保持良好的心理状态，更有信心重返家庭和社会。

（孙丽立）

参考文献

［1］万德森．临床肿瘤学．北京：科学出版社，2016.
［2］郑和艳，吕翠红，边兴花．肿瘤科疾病临床诊疗技术．北京：中国医药科技出版社，2016.
［3］张贺龙，刘文超．临床肿瘤学．西安：第四军医大学出版社，2016.
［4］周彩存．肺部肿瘤学．北京：科学出版社，2016.
［5］李少林，吴永忠．肿瘤放射治疗学．北京：科学出版社，2016.
［6］张一心，孙礼侠，火旭东．临床肿瘤外科学．北京：科学出版社，2016.
［7］刘连科．实用食管肿瘤诊疗学．北京：科学出版社，2015.
［8］吴凯南．实用乳腺肿瘤学．北京：科学出版社，2016.
［9］高社干，冯笑山．肿瘤分子靶向治疗新进展．北京：科学出版社，2016.
［10］张霄岳，赵娟，杜亚林．消化系统肿瘤新治．北京：中医古籍出版社，2016.
［11］韩俊庆．临床肿瘤学指南．济南：山东科学技术出版社，2016.
［12］于世英，胡国清．肿瘤临床诊疗指南．北京：科学出版社，2017.
［13］赫捷．临床肿瘤学．北京：人民卫生出版社，2016.
［14］林桐榆．恶性肿瘤靶向治疗．北京：人民卫生出版社，2016.
［15］王天宝，尉秀清，崔言刚．实用胃肠恶性肿瘤诊疗学．广州：广东科学技术出版社，2016.
［16］曹军．常见恶性肿瘤并发症的介入治疗．上海：上海交通大学出版社，2016.
［17］李少林，周琦．实用临床肿瘤学．北京：科学出版社，2016.
［18］李进．肿瘤内科诊治策略．上海：上海科学技术出版社，2016.
［19］马丁，沈铿，崔恒．常见妇科恶性肿瘤诊治指南．北京：人民卫生出版社，2016.
［20］张玉泉，王华．临床肿瘤妇科学．北京：科学出版社，2016.
［21］周瑾．新编肿瘤微创治疗与护理．北京：化学工业出版社，2016.
［22］魏少忠．结直肠癌多学科综合诊疗．北京：人民卫生出版社，2016.